DE L'ARSENIC

DANS LA

PATHOLOGIE DU SYSTÈME NERVEUX

SON ACTION

DANS L'ÉTAT NERVEUX; LA CHLOROSE; LES NÉVRALGIES ET LES NÉVROSES PARTICULIÈRES ;
L'ADYNAMIE ET L'ATAXIE LIÉES AUX MALADIES AIGUES ;
LA CACHEXIE DES MALADIES CHRONIQUES.

ÉTUDE

SUR LA MÉDICATION ARSENICALE

PAR

LE DOCTEUR CHARLES ISNARD

(DE MARSEILLE).

PARIS
VICTOR MASSON ET FILS
PLACE DE L'ÉCOLE-DE-MÉDECINE.

1865.

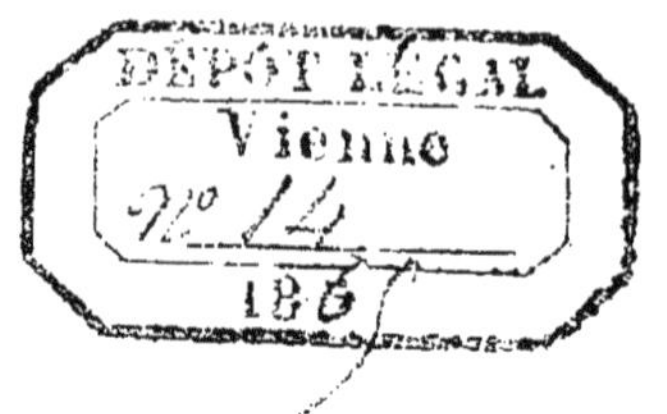

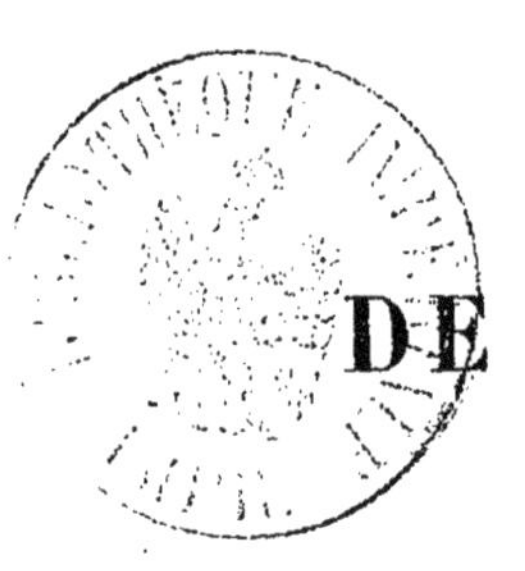

DE L'ARSENIC

DANS LA

PATHOLOGIE DU SYSTÈME NERVEUX.

MÉMOIRES DE L'AUTEUR

Publiés dans l'*Union médicale.*

1860. — **Étude sur l'emploi thérapeutique de l'arsenic.** (19, 21 et 23 juin.)

1861. — **De l'alcoolature d'aconit dans l'infection purulente.** (2, 5, 7 et 9 novembre.)

1862. — **De l'emploi de l'acide arsénieux dans les fièvres intermittentes. Action générale de l'arsenic.** (1er février.)

— **De l'acide arsénieux dans les fièvres pernicieuses.** (1er, 5, 10 et 19 juillet.)

— **Ataxie locomotrice progressive. Observation. Considérations sur la maladie, son traitement et sa nature.** (6, 13, 15, 20, 29 novembre et 2 décembre.)

1863. — **Céphalématome du nouveau-né. Traitement par la ponction avec le trocart explorateur.** (4 juillet.)

Poitiers — Typ. de A. Dupré.

DE L'ARSENIC

DANS LA

PATHOLOGIE DU SYSTÈME NERVEUX

SON ACTION

DANS L'ÉTAT NERVEUX; LA CHLOROSE; LES NÉVRALGIES ET LES NÉVROSES PARTICULIÈRES;
L'ADYNAMIE ET L'ATAXIE LIÉES AUX MALADIES AIGUES;
LA CACHEXIE DES MALADIES CHRONIQUES.

ÉTUDE

SUR LA MÉDICATION ARSENICALE

PAR

LE DOCTEUR CHARLES ISNARD

(DE MARSEILLE).

PARIS

VICTOR MASSON ET FILS

PLACE DE L'ÉCOLE-DE-MÉDECINE.

1865.

INTRODUCTION.

I.

RÔLE DU SYSTÈME NERVEUX.

De tous les systèmes de l'organisme humain, à l'état dynamique, nul n'est doué d'une puissance aussi grande, nul ne possède des attributions à la fois aussi multipliées et aussi élevées que le système nerveux.

Il tient sous sa dépendance tous les phénomènes de la vie, toutes les fonctions de la végétalité et de l'animalité. Il préside à la nutrition, à la calorification, à la motricité, à la sensibilité, aux facultés d'ordre supérieur, à la volonté et à l'intelligence.

Il résume toutes ces attributions dans l'encéphale, sommet de la hiérarchie fonctionnelle, « centre et représentation suprêmes de tout l'organisme, au moyen de l'élément nerveux répandu partout (1). » C'est là qu'il marque, en quelque sorte, la limite extrême de notre organisation, la limite entre notre vie matérielle et notre vie immatérielle, et c'est sur cette limite même qu'il devient le siége des phénomènes psychiques. Aussi a-t-on pu dire avec raison, en parlant du cerveau qui en est l'expression la plus éminente : « Il rem-

(1) Pidoux, Union médicale, 1862, t. XIII, p. 536.

plit, dans l'économie, le rôle le plus élevé qu'il ait été donné d'atteindre à un agent animé du souffle de vie, et il devient ainsi, pour l'homme, entre tous ses organes, celui par lequel il traduit sa supériorité de la manière la plus éclatante (1). »

En somme, l'appareil de l'innervation domine à la fois notre vie organique et notre vie psychique. Il est le centre des influences réciproques de l'esprit sur la matière vivante, et de la matière vivante sur l'esprit, le lien étroit qui les unit et les rend sans cesse solidaires l'un de l'autre.

C'est lui qui est le point de départ ou l'aboutissant de toutes les réactions naturelles, physiologiques ou pathologiques, constituant la santé ou la maladie, de toutes les réactions artificielles provoquées par le médecin, dans le but d'exciter, contenir, régler, modifier. C'est lui qui est le foyer de toutes les sympathies ; lui qui mesure exactement le degré de résistance vitale dont est susceptible notre organisme ; lui qui fournit les principales sources de pronostic et d'indications thérapeutiques. C'est lui enfin qui résume les traits les plus saillants de notre individualité saine ou morbide, de notre idiosyncrasie, de notre caractère, de nos facultés, de notre activité et de nos aptitudes organiques, intellectuelles et morales.

Il faut nécessairement se placer à ce point de vue pour saisir dans toute son étendue le rôle du système nerveux et avoir une idée complète de sa pathologie. Il faut se le figurer toujours en jeu dans la maladie, qu'il soit atteint d'une manière primitive ou consécu-

(1) Sappey, Anatomie, t. II, p. 59.

tive, immédiate ou sympathique, que ses perturbations se manifestent à titre d'élément morbide principal ou de complications.

Mais je touche ici à un grand écueil; l'étude de l'innervation y conduit aisément; sachons l'éviter. Dans l'esquisse rapide que je viens de tracer, j'ai voulu simplement marquer l'importance de cette grande fonction. Ayant à m'occuper spécialement de sa pathologie et de sa thérapeutique, je devais établir l'universalité et la supériorité incontestable de ses attributions. Cela fait, je ne prétends nullement lui assigner une indépendance exclusive et absolue. Ce serait amoindrir son rôle à force de l'exagérer; ce cerait aboutir au nervosisme, qui est l'abus même du système nerveux; ce serait réduire la vie à la force nerveuse, la santé à son activité normale, la maladie à ses aberrations, et, par une conséquence extrême mais logique, arriver à cette conclusion : toutes les affections sont des névroses (1).

(1) S'il est paradoxal de considérer toutes les maladies comme des névroses, il ne faut pourtant pas s'y méprendre, le nombre de celles-ci est destiné à augmenter considérablement. Les progrès de la physiologie du système nerveux et la création de l'anatomie pathologique des névroses transformeront inévitablement la nosologie, et nous feront remonter au siége réel d'une foule de maladies dont nous ne connaissons guère que le siége apparent.

Beaucoup d'affections regardées jusqu'à présent comme étrangères à l'appareil de l'innervation ont évidemment leur origine primitive dans ses altérations particulières. Les travaux de M. Claude Bernard ont ouvert sous ce rapport une voie féconde et créé des horizons nouveaux à la pathologie. Ainsi, la production artificielle de l'inflammation par les lésions nerveuses; de la pneumonie, de la pleurésie ou de la péricardite par la section, au cou, de certains filets du grand sympathique; le développement isolé de l'albuminurie, ou bien de la polyurie ou de la

Toute doctrine qui, méconnaissant l'unité de notre organisme, sépare la matière de ses propriétés, et

glycosurie, symptômes du diabète, suivant que l'on pique le plancher du quatrième ventricule à des hauteurs différentes, etc.: voilà des résultats dignes assurément d'être médités.

Et si les affections provoquées artificiellement par la physiologie expérimentale ou par tout autre traumatisme se distinguent essentiellement des maladies véritables développées spontanément en nous, ces résultats néanmoins ont d'autant plus d'importance qu'ils se sont accordés déjà pour la plupart avec l'observation clinique. On sait, en effet, que le diabète sucré, par exemple, s'est produit, non-seulement à la suite de blessures accidentelles, telles que plaies, contusions ou commotions du cerveau, de la moelle, du bulbe, de la protubérance annulaire, des pédoncules cérébelleux et même de quelques nerfs périphériques, — c'est le diabète traumatique, — (Union médicale, 1860, t. v, p. 306 et 311); mais encore pendant le cours des maladies spontanées du cerveau et de la moelle, telles que myélite, méningite rachidienne, hémorrhagies, ramollissement; et à la suite de névralgies faciales ou autres, de céphalalgie et de violents accès de colère (Fauconneau-Dufresne, Union médicale, 1860, t. v, p. 312 et 314.) Du reste, ne voit-on pas tous les jours la simple névralgie du trifacial, son altération plus profonde, ou bien sa section déterminer l'inflammation des parties, peau et muqueuses, auxquelles il se distribue?

Ces faits, contraires aux opinions qui localisent primitivement l'albuminurie dans les reins; le diabète sucré tour à tour dans le sang, les reins, l'estomac et le foie, ont déjà autorisé quelques médecins à reporter définitivement au système nerveux l'origine et le siége principal de ces deux maladies : de là les noms de *névrose albuminurrhéique* (Hamon), *névrose glycosurique* (Henri Musset), imaginés pour les désigner. (Union médicale, 1860, t. VIII, p. 29, et 1859, t. III, p. 522 et 523.)

A ces considérations je joindrai les remarques suivantes :

Beaucoup de médecins regardent aujourd'hui la fièvre intermittente comme une affection nerveuse; déjà Sandras l'avait décrite dans son *Traité des maladies nerveuses*, et M. E. Burdel lui a même appliqué la dénomination heureuse de *névrose palustre*. (Union médicale, 1860, t. VII, p. 579.)

Qu'est-ce que la fièvre en général, considérée comme élément

considère isolément des forces ou des organes, pour leur donner abstractivement une existence indépendante, une prépondérance arbitraire, est une erreur en médecine.

Admettre exclusivement une force, un principe vital, un esprit ou une âme dont on se borne à rechercher et discuter les lois, sans se préoccuper de la matière ; ou bien, dédaignant cette force souveraine, concentrer toute son attention sur une matière en quelque sorte inerte, dépourvue d'activité propre et d'unité, et dès lors vouée nécessairement aux seules lois de la physique et de la chimie auxquelles on ne saurait échapper, même avec l'intervention ingénieuse d'une force vitale, d'un fluide, d'un système nerveux, d'un moteur quelconque : ce sont là deux conceptions également fausses, deux abstractions également éloignées de la réalité et aboutissant fatalement à un spiritualisme ou à un matérialisme insensés, parce qu'on a séparé les idées indivisibles de vie et d'organisme pour les envisager toutes deux à des points de vue différents et incomplets. Ainsi : humorisme, solidisme, mécanicisme, chimisme, animisme, vitalisme, organicisme, nervosisme, etc., que ces mots soient à

des maladies et indépendamment de son influence génératrice ? La fièvre, ce retentissement de la plupart des affections aiguës ou chroniques sur tout l'organisme, cette réaction contre l'impression morbide, cette lutte de la force médiatrice, n'a-t-elle pas son foyer primitif dans le système nerveux ? Et, avec ses variations régulières ou irrégulières, sa rémittence et ses paroxysmes si souvent associés à ces autres troubles de l'innervation, au délire, aux convulsions, aux phénomènes ataxiques, etc., la fièvre elle-même n'est-elle pas une ataxie nerveuse, une véritable névrose ?

jamais bannis du langage de la médecine moderne, et que, réservés à l'histoire des doctrines médicales, ils ne servent plus, dans la marche progressive de la science, qu'à rappeler les haltes victorieuses du passé.

Ne l'oublions donc pas, toute partie de notre organisme a son but, sa subordination, son rôle indispensable dans l'harmonie générale. Chacune a son importance relative ; nulle, au fond, n'est frappée d'infériorité. La vie est tout entière dans l'unité, c'est-à-dire dans l'intégrité et la solidarité des parties, la perfection des rapports, la complète harmonie entre les liquides et les solides, non plus inertes, mais réagissant sans cesse les uns sur les autres, et se reproduisant mutuellement en vertu de cette loi de transformation continue et de génération réciproque par laquelle le liquide produit le solide, et le solide engendre à son tour le liquide.

Ainsi, l'élément nerveux, parmi ses attributions infinies, préside et travaille à la rénovation incessante du liquide et assure la conservation de ses propriétés normales.

De même le liquide, semblable à une atmosphère ambiante, enveloppe et pénètre la substance nerveuse répandue partout. Il est à la fois chargé de la protéger, de la nourrir, de la reproduire, de recevoir l'impression, de la lui transmettre; il est, en un mot, le milieu approprié et vivant dans lequel la matière nerveuse puise constamment les conditions nécessaires à son existence propre, à son fonctionnement régulier et à sa régénération.

Fibre nerveuse et fluide ambiant, contenant et

contenu, forment donc un tout indivisible. L'intégrité et l'harmonie des deux systèmes constituent la santé. L'altération de l'un ne tarde pas à troubler l'autre et à détruire leurs rapports réciproques. Que l'influence morbide se fasse sentir primitivement sur le nerf, ou qu'elle impressionne d'abord le liquide, toujours elle retentit sur la substance nerveuse, centre de tous les rayonnements, régulateur définitif de la matière vivante.

Cependant, au milieu de cette éclatante unité de notre organisme, il faut reconnaître, au point de vue de la destinée générale de l'individu, des degrés d'élévation, une véritable hiérarchie dans la série des fonctions.

Ainsi, à ne les considérer que dans leur ensemble, à n'envisager que les deux plus grandes d'entre elles, la nutrition et l'innervation, la première est une fonction primordiale, fondamentale, la plus élémentaire, la plus universelle, le support commun de toutes les autres. Pas de vie sans nutrition. Elle existe pour tous les corps vivants, végétaux et animaux. Elle est la première à se montrer dans l'échelle organique et dans l'embryon. Réduite d'abord à une simple propriété de combinaison et de décombinaison des principes constituant la matière vivante, elle reste isolée et indépendante dans les organisations inférieures, et constitue l'unique manifestation de la vie. Plus haut, elle devient une fonction de plus en plus complexe et parfaite ; dès lors elle se subordonne au système nerveux et n'est plus possible sans lui. Mais quelle que soit, dans la série des êtres, la diversité des procédés d'élaboration et de circulation du fluide nourricier, quelle que soit la multiplicité des moyens employés, la nutrition est toujours simple et uniforme dans ses résultats, toujours elle aboutit à un but unique, la rénovation matérielle de l'organisme avec ses deux actes complémentaires, le développement de l'individu et la reproduction de l'espèce, et elle ne comprend, en définitive, que les phénomènes de la végétalité.

Au contraire, l'innervation est essentiellement une fonction de perfectionnement. Nulle dans les végétaux, les animaux inférieurs et l'embryon primitif, elle embrasse et dirige, chez les animaux supérieurs, à la fois les phénomènes de la végétalité et de l'animalité. Ses différences, dans la série zoologique, marquent exactement le degré de supériorité de chaque espèce, on pourrait dire de chaque individu. A mesure que l'on remonte l'échelle des êtres, elle va toujours se développant, se complétant et gagnant en prépondérance sur toutes les fonctions, jusqu'au sommet où, par le nombre, l'étendue, l'élévation, la centralisation achevée de ses attributions, elle exerce un empire souverain et concourt à réaliser cette merveilleuse unité de l'organisme humain; et si chez l'animal elle n'a d'autre but, dans ses manifestations diverses, que la conservation de l'individu et la perpétuité de l'espèce, chez l'homme elle sert, en outre, à l'accomplissement de sa vie intellectuelle, morale et sociale, triple finalité pour laquelle il a été créé.

Mais, en atteignant cette perfection suprême, le système nerveux devient en même temps plus impressionnable, plus mobile, plus instable, et par conséquent plus accessible aux différentes causes de désordre. D'un autre côté, les innombrables sympathies dont il est la source, les relations intimes et perpétuelles qu'il établit entre notre vie organique et notre vie psychique, viennent encore étendre le champ de son activité : aussi les influences venues du dedans ou du dehors ont-elles une grande tendance à se généraliser et à déterminer des réactions à la fois nombreuses, promptes et violentes.

Voilà pourquoi les maladies, si rares et si simples dans les organisations inférieures, végétaux et animaux, sont alors en rapport avec la simplicité de la vie ; pourquoi elles se multiplient dans la série des êtres, comme se multiplient les éléments mêmes de la vie ; pourquoi elles deviennent si compliquées et si graves là où la vie a déployé ses plus nombreuses et ses plus brillantes facultés. Voilà pourquoi, chez l'homme en particulier, l'équilibre de la santé est si facilement détruit, pourquoi il l'est si souvent et d'une manière si désastreuse ; pourquoi l'appareil de l'innervation est toujours troublé dans la maladie ; pourquoi ses affections spéciales et primitives retentissent si aisément sur le reste de l'organisme ; pourquoi les perturbations, qui lui sont d'abord étrangères, réagissent si rapidement sur lui ; pourquoi ses maladies sont si communes, si compliquées et encore si obscures ; pourquoi aussi elles représentent un groupe des plus considérables et des plus intéressants de la pathologie.

Le médecin devra donc prêter une attention particulière à l'étude du système nerveux, appliquer ses persévérants efforts à approfondir son organisation saine, ses déviations morbides, les moyens de les prévenir et de les guérir, à pénétrer enfin les mystères qui enveloppent encore cet important et difficile sujet.

II.

PATHOLOGIE DU SYSTÈME NERVEUX.

Les maladies nerveuses ont existé de tout temps avec une physionomie très-diverse et des variétés infinies. Plus que toutes autres, elles ont reflété le génie des civilisations et subi, chez les peuples comme chez les individus, l'influence des idées dominantes morales, religieuses et politiques. Aujourd'hui, par suite de cette agitation universelle et dévorante qui est le caractère de l'époque, par suite de l'activité croissante des fonctions du système nerveux, elles sont devenues plus nombreuses et plus fréquentes que jamais, plus envahissantes et plus compliquées, se glissant partout, prenant toutes les formes, accompagnant, simulant ou obscurcissant toutes les maladies.

Cette plus grande fréquence ne vient pas seulement de ce qu'elles sont en réalité plus communes, elle tient aussi à ce qu'elles sont aujourd'hui mieux connues, mieux distinguées par le médecin.

En effet, longtemps, de l'antiquité au XVIIIe siècle, plus ou moins disséminées dans d'autres classes morbides, elles restent enveloppées de confusion, malgré quelques vigoureux jets de lumière de loin en loin répandus sur elles. Cullen, le premier, les dégage nettement et a l'honneur de créer le groupe des névroses. Malheureusement l'œuvre, à peine commencée, va rester suspendue après lui et voler en éclats sous les coups du radicalisme de Broussais. Mais toute tendance excessive, toute tyrannie a sa réaction inévitable. Les maladies nerveuses, violemment supprimées de la nosologie, s'imposeront bientôt plus vivaces que jamais. Seulement, longtemps encore dominera la fatale impulsion donnée à leur thérapeutique par le hardi réformateur. Et ne la verrons-nous pas se prolonger jusqu'à nous, avec le choc retentissant du système !

De nos jours, nous avons donc à continuer la chaîne un instant interrompue de la tradition. Cette tâche, il faut le dire, la génération actuelle l'a accomplie avec une louable ardeur, sinon avec un succès complet. Et si l'organicisme, comme le nosologisme, comme tout système tendant à la localisation, dans la nécessité où il a été de s'appuyer exclusivement sur la vieille anatomie pathologique, s'est trouvé frappé d'impuissance, surtout en face des maladies nerveuses, si ses vues sont restées étroites en pathologie et souvent stériles en thérapeutique, si le sentiment de la généralité lui a ordinairement manqué, soyons justes envers lui : nous lui devons l'observation rigoureuse des phénomènes de la nature, le fait exact, la sévère analyse qui prépare l'induction légitime ; nous lui devons la plupart de nos grandes découvertes expérimentales ; par la précision qu'il a donnée au diagnostic moderne, il a déblayé le sol de tout ce qui l'embarrassait ; il a écarté du groupe des névroses une foule d'affections longtemps confondues avec elles, y a ramené celles qui en avaient été arbitrairement exclues; il a circonscrit leur terrain naturel, dressé leur véritable topographie; enfin il a sanctionné leur incontestable individualité, précisément en proclamant pour elles l'absence de caractères anatomiques vulgaires : à ces titres, il aura puissamment contribué à étendre leur connaissance, et aura laissé une trace profonde dans leur histoire.

Maintenant, quelle est la tendance de notre époque, au milieu de cette diversité de recherches et de directions attestant, il est vrai, le manque de doctrine précise et uniforme, mais aussi l'indépendance complète des esprits, indépendance glorieuse et féconde?

Nous traversons aujourd'hui une période de transition. Notre science flotte dans cet instant de clarté douteuse qui n'est ni obscurité ni lumière. Ne désespérons pas; croyons fermement à l'avenir. Les époques d'incertitude et de défaillance apparente ont toujours été pour l'esprit des crises nécessaires, des phases de recueillement et de concentration bientôt suivie d'une explosion lumineuse. Déjà nous entrevoyons l'idée nouvelle. Efforçons-nous de la dégager nettement et d'en trouver la formule.

D'abord, si nous voulons réellement entraîner la pathologie nerveuse dans la voie du progrès, afin de jeter les bases d'une bonne thérapeutique, secouons résolûment le joug, reconnu impuissant, de tout système dont l'idéal aboutit, en pathologie, à préciser le siége pour déduire de ses variétés autant d'espèces morbides, et dont la thérapeutique, dépourvue d'un principe véritablement grand, reste livrée à tous les tâtonnements d'un empirisme aveugle.

Plaçons-nous à un point de vue plus élevé pour

étudier l'appareil de l'innervation; pénétrons-le d'un regard plus large et plus profond. Les données descriptives et expérimentales déjà acquises, précieuses sans doute, sont aujourd'hui insuffisantes. Malgré d'immenses travaux, incontestablement un des plus beaux titres de la science moderne, le sol est encore très-imparfaitement exploré; il renferme dans son sein une source inépuisable de découvertes pour l'anatomie, la physiologie, la pathologie et la thérapeutique.

La réforme à opérer doit principalement porter sur l'anatomie et la pathogénie : c'est par là qu'on arrivera à une connaissance plus approfondie, plus vraie et plus complète de la maladie. Nécessaire pour toutes les affections en général, elle n'est nulle part plus manifeste et plus pressante que pour les névroses.

Ici, en effet, l'absence même d'anatomie pathologique, l'impossibilité d'expliquer le mal par des lésions grossières de substance, une incertitude plus grande, révèlent dans toute son évidence l'insuffisance de l'anatomie morte, et laissent mieux entrevoir encore les progrès à réaliser.

L'anatomie, aidée du microscope ou du réactif, ne doit plus se contenter d'isoler l'élément anatomique ou le principe immédiat : en restant sur ce terrain, elle recule la difficulté sans la résoudre. Elle ne doit plus se borner à enregistrer l'œuvre immuable et stéréotypée de la mort. Sa mission est désormais plus élevée, plus délicate, plus difficile, mais aussi plus réellement féconde. Dans ses nouveaux efforts, elle a à surprendre et à pénétrer les transformations incessantes de la vie, à découvrir les lois de son évolution naturelle, de ses déviations morbides et de leur retour spontané ou artificiel à l'état normal. Et ces transformations, elle a à les suivre dans l'élément anatomique, les tissus et les appareils non plus seulement isolés, mais associés et agissant solidairement et hiérarchiquement pour constituer l'unité de notre organisme. Dans cette tâche difficile, qu'elle évite son plus dangereux écueil, on ne saurait trop y insister : qu'elle n'oublie pas l'esprit général de l'œuvre dans les finesses du détail. Après l'analyse rigoureuse, qu'elle sache remonter aux fortes synthèses, et surtout qu'elle ne laisse jamais s'affaiblir en elle le sentiment profond d'une harmonie vivante.

Mais, toute altération de la matière vivante devant se traduire par des signes correspondants, cette anatomie nouvelle implique nécessairement une séméiotique nouvelle. Celle-ci en est la conséquence, le corollaire. L'une et l'autre se contrôlent, s'affirment réciproquement et, par leur mutuel appui, complètent et assurent le diagnostic.

Toute une séméiotique est donc à créer, destinée par une plus large interprétation des signes connus et par de nouvelles découvertes à mieux révéler nos transformations morbides, et surtout à nous les signaler de meilleure heure. Lacune immense à combler ! car trop souvent la science actuelle, bornée à l'insuffisance de quelques signes grossiers, ne nous laisse apercevoir la maladie qu'à sa période ultime ; trop souvent elle nous réduit au rôle tardif et impuissant de spectateur venant assister au dernier acte d'un drame pathologique : de là ces surprises soudaines, ces cruelles déceptions ; de là, pour certains organismes, ces chutes rapides et imprévues, ces subits écroulements préparés pourtant depuis longtemps par un travail de sourde et invisible destruction.

Ainsi comprise, l'anatomie, avec les branches qui en dérivent, définitivement assise sur des bases solides, devient capable de régénérer la médecine. Mais elle a pour complément indispensable la pathogénie. La première étudie nos transformations saines et morbides. La seconde fait connaître sous quelles influences naissent, se développent et se succèdent les altérations histologiques et les troubles dynamiques propres à chaque maladie : elle établit ainsi les rapports de la cause avec l'effet.

Telles qu'elles sont décrites dans les nosologies, les maladies du système nerveux, comme la plupart des autres maladies, représentent plutôt des groupes de symptômes classés topographiquement que des affections réellement distinctes. En général, ce qui constitue essentiellement la maladie, c'est l'unité pathologique qui relie étroitement entre elles toutes ses manifestations éparses, comme autant d'éléments intégrants. Elle puise son caractère le plus saillant, sa véritable individualité, moins dans le siége, la forme, l'expression symptomatique, que dans son principe générateur ou les circonstances qui l'ont préparée et ont présidé à son évolution.

Cette vérité devient particulièrement évidente à propos des névroses, maladies essentiellement mobiles, malgré leur ténacité habituelle ; se substituant fréquemment les unes aux autres, et capables, chez le même individu soumis aux mêmes influences morbides, d'affecter les localisations les plus variées, d'envahir tous les centres et de parcourir toutes les ramifications de l'appareil de l'innervation.

Sans doute il faut sérieusement tenir compte du siége, car il entraîne souvent des différences considérables dans le degré de gravité et le danger quelquefois immédiat offert par les perturbations fonctionnelles ; mais, au fond, ces dissemblances ne sont pas radicales.

Il est donc très-important d'envisager les affections nerveuses d'après les lois de leur pathogénie. Mais rien de plus complexe et de plus obscur. Et cependant rien n'est plus indispensable pour éclairer leur thérapeutique, plus digne, par conséquent, de fixer l'attention.

Qu'elles soient venues du dehors ou du dedans, dues à une origine morale ou cosmique, propres à la famille ou simplement à l'individu, personnelles ou héréditaires, ces maladies naissent dans les conditions les plus diverses.

Tantôt, produites par des causes évidemment fugaces, c'est le cas le plus rare, elles semblent avoir des racines peu profondes dans l'organisme, et, quelles que soient leur intensité et leur durée, elles sont accidentelles et passagères dans le cours de notre existence. Je citerai, par exemple, celles qui, chez des individus d'ailleurs sains et nullement prédisposés, succèdent uniquement à l'application exagérée du froid, de l'humidité, à une émotion vive, à une abstinence rigoureuse et de courte durée, à l'empoisonnement aigu de certaines substances agissant directement sur le système nerveux, etc.

Tantôt, et c'est le cas le plus fréquent, elles ont des

racines profondes en nous. Et, malgré les apparences de l'acuité qu'elles revêtent souvent, malgré leur soudaine invasion et leur violence, malgré la rapidité de leur marche, elles sont, en général, lentement préparées par les influences génératrices.

En effet, les affections du système nerveux se developpent presque toujours sous la dépendance d'un état constitutionnel fâcheux. Elles sont le cortége inséparable de toute atteinte profonde et durable subie par l'économie, et, en particulier, des maladies chroniques ou diathèses.

Elles se présentent alors sous deux aspects très-différents, chacun de durée et de gravité très-inégales.

Dans le premier cas, elles sont de simples accidents, des complications ou des conséquences d'une maladie antérieure, un élément nouveau surajouté. Elles se montrent inévitablement à la suite de toutes les grandes perturbation de l'organisme, de toutes les causes puissantes d'épuisement, d'exaltation ou de perversion de l'innervation; apparaissent alors comme résultat unique d'un défaut d'équilibre fonctionnel, entraînant le plus souvent une prédominance désordonnée de l'activité nerveuse, ou quelquefois l'excès contraire, c'est-à-dire son abaissement. Ne portant avec elles rien de spécial et de déterminé, elles représentent des états morbides communs à une foule d'affections différentes par leur origine, leur intensité et leur durée. Si, par leur violence ou par leur ténacité, elles parviennent à obscurcir la maladie primitive, à la faire oublier même et à s'en déclarer indépendantes; si elles sont capables de dominer, à leur tour, la scène pathologique, d'en marquer et d'en terminer certaines phases, elles se dissipent habituellement au fur et à mesure que l'harmonie générale se rétablit. Font partie de cette catégorie : l'ataxie, qui éclate sous l'influence et dans le cours des maladies aiguës, des fièvres ou phlegmasies graves; les névroses diverses, les paralysies, les désordres de la sensibilité ou du mouvement, l'état nerveux, etc., qui se développent pendant la convalescence de ces mêmes affections, ou pendant la gestation, pendant la puerpéralité, ou bien à la suite de la dentition, de la chlorose, de la ménopause, de l'anémie, de pertes abondantes, d'un allaitement exagéré, d'une diète, d'une abstinence, de passions, de chagrins excessifs. A ces variétés, je n'hésite pas à ajouter la sidération nerveuse, l'adynamie et les cachexies en général, en un mot ces états pathologiques caractérisés par l'affaissement subit de l'innervation, ou bien par son affaiblissement lent, graduel et uniforme. En effet, dans une lutte grave, courte ou prolongée, pendant une maladie aiguë ou chronique, que l'impuissance de la force nerveuse se traduise par le désordre, l'exaltation, la perversion de ses actes, ou bien par la dépression et l'épuisement, au fond ces accidents n'ont-ils pas même nature et même siége? ne révèlent-ils pas toujours une atteinte de l'innervation?

Dans le second cas, parties intégrantes de la diathèse qui les a engendrées, les affections nerveuses en sont une des nombreuses expressions symptomatiques, une manifestation, une forme, un épisode, un degré plus ou moins avancé. Maladies chroniques elles-mêmes, elles en partagent les vicissitudes. Elles ne sont plus seulement, comme tantôt, de simples perturbations générales de l'innervation, elles s'en distinguent essentiellement par un trait nouveau : elles joignent à ce caractère commun celui de la spécificité qu'elles empruntent à la maladie dont elles émanent, à l'unité pathologique dont elles sont étroitement solidaires. Elles offrent, sous ce rapport, une analogie parfaite avec les phlegmasies et les fièvres spécifiques constituées aussi par deux éléments : l'un commun, l'inflammation ou la fièvre; l'autre spécifique, variable suivant chaque individualité morbide. Dans ce groupe je range :

1° Les névroses qui surgissent dans une phase quelconque des diathèses syphilitique, rhumatismale, herpétique, des intoxications chroniques saturnine, mercurielle, alcoolique, etc.; la névrose palustre sous toutes ses formes, etc...;

2° Celles enfin qui apparaissent à une période beaucoup plus avancée des diathèses, comme une de leurs dégénérescences soit chez l'individu, soit sur sa descendance : telles sont la plupart des névroses fixes et graves, certaines formes de l'asthme, de l'état nerveux, de la chorée, de la folie, de l'épilepsie, etc.

A cette énumération je pourrais joindre ces maladies nerveuses dues à une dégénération particulière de notre espèce, et qui, dans ces derniers temps, ont été l'objet de si importants travaux : je veux parler de la surdi-mutité, de l'idiotie, de l'aliénation mentale, de l'épilepsie, des convulsions chez les enfants en bas âge, des troubles de la vision, provenant de la consanguinité, c'est-à-dire non plus d'une hérédité morbide, mais tout au contraire d'ascendants parfaitement sains, unis seulement par les liens d'une parenté trop rapprochée (1).

A la vérité, il n'est pas toujours facile de suivre la filiation des névroses, et de remonter à leur point de départ à travers des périodes distinctes et régulières. Et si parfois cette tentative est aisée, le plus souvent elle est hérissée d'obstacles et remplie d'obscurités. On retrouve très-difficilement les traces de la maladie-mère, au milieu des transformations et des abâtardissements successifs qu'elle a subis sur l'individu ou sa génération, avant d'arriver à son dernier terme, à l'éclosion névrosique. Car, il ne faut pas l'oublier, le système nerveux est le terrain commun où, à une période avancée, finissent par se confondre les maladies chroniques. Toutes aboutissent aux névroses, cette inconnue où vont se rencontrer les problèmes les plus ardus de la pathologie.

Ces dernières considérations me conduisent naturellement à dire un mot complémentaire sur la pathogénie de la diathèse nerveuse.

Les diathèses, à mesure qu'elles progressent dans la vie de l'individu et surtout à travers les familles, perdent de plus en plus le caractère de la spécificité tranchée qu'elles avaient au début. Cela me paraît spécialement vrai pour les diathèses syphilitique, palustre, rhumatismale, dartreuse, scrofuleuse.

Elles finissent, comme l'a très-bien indiqué M. Pidoux, par arriver à des manifestations nou-

(1) Boudin, Danger des unions consanguines et nécessité des croisements dans l'espèce humaine et parmi les animaux, 1862. . A. Chipault, Étude sur les mariages consanguins et sur les croisements dans les règnes animal et végétal. Thèse; Paris, 1863.

velles, des métamorphoses radicales qui, à leur tour, vont se concentrant et s'individualisant elles-mêmes, puis s'aggravant jusqu'à l'extinction de tous les membres de la même famille, ou bien s'atténuant et s'épuisant soit par l'effet de mariages opportuns, soit par l'influence de vigoureux éléments de résistance qu'apportent certains individus restés sains en vertu des lois de l'innéité.

Le tubercule, le cancer et la plupart des névroses graves ne sont très-probablement que le résultat de ces dégénérescences ultimes. Ils donnent lieu à un autre ordre de diathèses dérivées des précédentes, mais s'en distinguant profondément.

Parmi ces dernières individualités pathologiques, la plus fréquente assurément est celle qui établit son siége de prédilection sur l'appareil de l'innervation, et qui peut être représentée par toutes les formes des névroses.

Elle constitue une véritable maladie chronique de nouvelle formation, ayant sa physionomie propre. Aussi le mot *diathèse nerveuse*, employé, à tort, comme synonyme d'état nerveux, devrait lui être exclusivement réservé. Il perdrait une acception vague pour une signification précise.

La plupart des diathèses, sinon toutes, sont capables de la produire.

Elle tient bien encore à celle qui l'a engendrée, mais par des rapports confus, par les liens d'une spécificité modifiée et transformée, éloignée et obscure. L'hérédité en est le trait caractéristique et fondamental, comme il l'est pour toute maladie chronique. Seulement il ne faut pas se méprendre sur son mode de transmission. En effet, loin de se perpétuer suivant les mêmes formes et le même siége, les névroses affectent au contraire les types les plus variés : ainsi voit-on tour à tour, sur les membres d'une même famille, les névropathies protéiformes de l'état nerveux, la chlorose, des névroses viscérales ou des névralgies fixes et rebelles, l'hypocondrie, la folie, des convulsions, l'asthme, l'hystérie, l'épilepsie, la chorée, l'éclampsie enfantile, des paralysies motrices ou sensitives, spéciales ou générales, l'ataxie locomotrice progressive, etc.....

III.

DE L'ARSENIC DANS LA PATHOLOGIE DU SYSTÈME NERVEUX.

Envisagée au point de vue élevé de la pathogénie, la pathologie du système nerveux implique nécessairement une thérapeutique étendue et complexe, empruntant ses moyens à la fois à l'hygiène physique et morale, à la matière médicale proprement dite, à l'électricité, à l'hydrothérapie, à l'hydrologie, à la médecine de l'individu, de la famille et des sociétés.

Je n'ai pas l'intention de parcourir un champ aussi vaste ; je veux me borner à étudier les seuls effets de l'arsenic, ce modificateur souverain de l'innervation. Réduite à ces limites mêmes, ma tâche, par son étendue et son intérêt, est bien digne encore de fixer sérieusement l'attention.

Mais, avant d'examiner les faits particuliers de la

clinique, voyons quel parti peut tirer la thérapeutique arsenicale des principes que j'ai énoncés précédemment.

Ainsi que je l'ai dit, il y a deux éléments distincts dans les maladies du système nerveux :

1° La perturbation fonctionnelle commune, considérée isolément et indépendamment de la cause génératrice : elle n'est autre chose qu'une aberration de l'activité nerveuse, due elle-même à une incapacité de la force qui la régit ;

2° La spécificité ; celle-ci change non-seulement dans chaque maladie chronique, mais encore, dans la même espèce morbide, d'une période à une autre : car la spécificité, loin d'être fixe et immuable, varie, au contraire, comme toute manifestation de la vie saine ou morbide ; elle se transforme, a ses époques d'incubation, de progrès et d'atténuation.

Or, l'arsenic est un tonique névrosthénique : il relève la force nerveuse et rétablit l'ordre dans son activité troublée. C'est là sa propriété la plus saillante, la plus générale, la plus incontestable. On verra quelles conséquences fécondes pour la pratique découlent de cette importante vérité.

Dans les affections nerveuses non spécifiques, il remplit donc l'indication principale et mérite de figurer au premier rang comme agent curatif.

Dans les affections nerveuses spécifiques, au contraire, il est subordonné à chaque médication spécifique, et il trouve dans la spécificité une cause de variations et d'incertitudes pour ses effets. En général, son efficacité est en raison inverse de l'intensité de celle-ci : moins sûre contre les affections nerveuses propres aux premières périodes des diathèses, alors que la spécificité est franchement tranchée, elle augmente à mesure que la spécificité semble se disséminer et s'atténuer par les progrès de la maladie ; à mesure que la cachexie envahit à la fois tous les éléments de notre organisme ; à mesure que les lésions perdent de plus en plus leur individualité, pour se confondre dans l'ordre des perturbations communes. Je fais pourtant une exception en faveur de la diathèse palustre, récente ou ancienne, parce que l'arsenic, au même titre et mieux que le quinquina, en est le spécifique approprié à toutes les phases.

Cependant il ne faudrait pas que cette distinction, si éminemment pratique, de la spécificité, servît à appliquer trop arbitrairement l'arsenic et à en limiter l'usage. Au contraire, je n'hésite pas à le proclamer hautement, notre pénurie de remèdes véritablement spécifiques, et surtout l'étendue des propriétés curatives du médicament, l'influence qu'il exerce à la fois sur l'innervation et sur la nutrition, presque toujours simultanément atteintes, lui donnent une portée immense que je résumerai en ces mots : de tous les agents de la matière médicale, pris isolément, nul ne répond mieux à l'idée de trouble, de maladie du système nerveux, nul n'a une action si générale, si profonde et si complète, nul ne convient mieux à la fois aux affections récentes et invétérées, nul surtout n'est mieux approprié aux cas rebelles, nul enfin ne trouve des indications plus fréquentes, des applications plus nombreuses.

Je viens de tracer les principes de pathologie générale les plus capables de faire ressortir l'esprit de la médication arsenicale. Maintenant un mot sur le plan de ce livre.

Il sera divisé en sept chapitres, ainsi distribués :

CHAPITRE I. Arsenic dans l'état nerveux.

CHAPITRE II. Arsenic dans la chlorose.

CHAPITRE III. Arsenic dans les névralgies et les névroses particulières.

CHAPITRE IV. Arsenic dans l'adynamie liée à la convalescence des maladies aiguës.

CHAPITRE V. Arsenic dans l'ataxie survenant pendant le cours des maladies aiguës fébriles.

CHAPITRE VI. Arsenic dans la cachexie des maladies chroniques.

CHAPITRE VII. Administration et dose de l'arsenic. Tolérance chez l'adulte. Tolérance chez l'enfant. Accidents. Accumulation. Elimination.

Je ne m'occuperai pas de l'action curative du médicament sur la névrose palustre (fièvres intermittentes récentes ou récidivées, simples ou pernicieuses). Cette lacune est volontaire. Je n'ai pas voulu revenir sur une question que j'ai contribué à éclairer moi-même (1), et qui est aujourd'hui définitivement résolue.

Loin de borner mes recherches aux névroses proprement dites, je les ai étendues à tous les troubles de l'innervation représentés soit par le désordre, soit par l'atonie ou l'épuisement de cette grande fonction :

(1) Etude sur l'emploi thérapeutique de l'arsenic; Union médicale, 1860, t. VI, p. 530.

De l'emploi de l'acide arsénieux dans les fièvres intermittentes. Action générale de l'arsenic. Union médicale, 1862, t. XIII, p. 195.

De l'acide arsénieux dans les fièvres pernicieuses. Union médicale, 1862, t. XV, p. 7.

voilà pourquoi, à côté de l'état nerveux, de la chlorose, des névralgies et des névropathies, j'ai parlé de l'adynamie, de l'ataxie aiguë fébrile et des cachexies. J'ai développé les motifs de ce rapprochement. D'ailleurs mon opinion trouvera une démonstration péremptoire dans les résultats de la thérapeutique arsenicale : *Naturam morborum curationes ostendunt.*

Je commence chacun des six premiers chapitres par une étude de pathologie destinée à mettre en relief les indications de l'arsenic, et à diriger plus sûrement ses applications. J'examine ensuite, pour chaque état morbide, les effets du médicament. Mais, au lieu de m'attacher simplement à analyser ses propriétés isolées et en quelque sorte abstraites, je le compare successivement avec les divers agents qui ont des attributions semblables, avec les analgésiques, les antispasmodiques, les narcotiques, les toniques, le fer, le quinquina, le sulfate de quinine, les excitants, le musc, le castoréum, le mercure, l'iode, etc. Ainsi comprise, cette étude m'a semblé plus réellement utile ; elle m'a permis de mieux connaître l'arsenic ; de préciser plus exactement sa puissance, son opportunité et ses limites ; de marquer sa véritable place dans la thérapeutique, de lui assurer enfin tous ses droits de cité.

J'ai donné un soin particulier à la partie fondamentale de mon travail, à la rédaction et au choix de mes observations. Il m'a fallu les multiplier ; loin d'être oiseuses par le nombre, elles étaient indispensables. Ayant souvent à démontrer des faits thérapeutiques peu répandus ou complétement nouveaux, je devais les étayer de preuves suffisantes, asseoir l'édifice sur des bases solides.

DE L'ARSENIC

DANS LA

PATHOLOGIE DU SYSTÈME NERVEUX.

CHAPITRE PREMIER.

ARSENIC DANS L'ÉTAT NERVEUX.

I.

INDIVIDUALITÉ DE L'ÉTAT NERVEUX.

L'état nerveux ou nervosisme est cette névrose générale qui frappe dans son ensemble l'innervation centrale et périphérique : la sensibilité, l'intelligence, les mouvements et les fonctions organiques.

Il est essentiellement constitué par la perversion et surtout l'exaltation de l'activité nerveuse, accompagnées souvent d'atonie générale et d'anémie ; il marque toujours un défaut d'équilibre entre le sang et le nerf, avec prédominance de ce dernier : c'est une véritable pléthore nerveuse.

Toute atteinte portée à l'organisme est capable de le produire. Son intensité, sa durée, sa gravité varient selon l'intensité, la durée, la nature des causes génératrices, selon la profondeur des racines qu'elles ont laissées en nous. Il offre des degrés infinis depuis le trouble accidentel le plus simple, depuis l'éréthisme éphémère, limite de la santé, jusqu'aux désordres si compliqués et si invétérés qui font du nervosisme une forme de la diathèse nerveuse, forme essentiellement douloureuse et rebelle, susceptible de parcourir toute l'échelle de la souffrance, et d'aboutir enfin à la cachexie, au marasme, à l'épuisement, à la dissociation de toutes les forces vitales et à la destruction définitive de l'organisme. Cette face par laquelle l'état nerveux touche aux diathèses est certainement la plus considérable de toutes, celle qui donne à la maladie son maximum d'importance ; je n'ai pas besoin d'y insister.

Multiple, protéiforme, se glissant partout, se reliant, comme cause ou effet, à tous les états pathologiques connus, il réalise la névrose la plus fréquente, celle qui tient le plus souvent en échec la sagacité du médecin et les efforts de la thérapeutique. Et cependant, le croirait-on! son individualité est encore vivement contestée. Introduit dans la nosologie depuis quelques années seulement, il est bien loin aujourd'hui d'avoir conquis tous les suffrages. Son histoire, au contraire, malgré d'importants travaux, reste enveloppée d'incertitudes et de divergences nombreuses.

C'est que, par son étendue, par son origine et ses rapports, il représente un des plus intéressants et des plus difficiles sujets. Il touche à toutes les maladies, aux névroses spéciales, aux phlegmasies, aux congestions, aux affections organiques, etc.; confondu souvent avec elles, il peut les compliquer et les simuler toutes. Il résume à lui seul toute la pathologie nerveuse. Comme question générale, il a son côté pratique et doctrinal, se mêle à tous les problèmes de la médecine, donne en quelque sorte le bilan de nos croyances médicales. Les questions de ce genre, on le comprend, sont très-diversement appréciées. Plus que les autres, elles subissent l'influence des idées régnantes, des systèmes en faveur, des points de vue isolés. Leur solution avance lentement, et, pour devenir complète, elle a besoin de l'expérience des temps : l'œuvre ne s'achève que par le travail et les efforts réunis de chacun.

Les médecins de toutes les époques ont observé l'état nerveux. Les mots *tempérament nerveux*, *disposition nerveuse*, transmis par l'usage, consacrent un état pathologique de l'organisme parfaitement déterminé. Le fait clinique est incontestable ; mais son interprétation a singulièrement varié.

Le nervosisme existe-t-il comme névrose isolée et indépendante? ou bien n'est-il qu'un élément surajouté, que le résultat d'autres maladies avec lesquelles il a été tour à tour confondu? en un mot, se relie-t-il constamment à l'un de ces états pathologiques : à la chlorose, à l'hystérie, à l'hypochondrie, à l'aliénation mentale, à l'épilepsie, aux dyspepsies, à la gastralgie, à la gastrite, à la convalescence, à l'inanition, à l'anémie, à la gestation, aux maladies chroniques, aux nosorganies, etc.?

Tel est le sujet principal et toujours vivant de la controverse. Examinons les derniers éléments de la question, et essayons d'y jeter quelque lumière.

Pour moi, l'état nerveux a une existence propre. C'est une névrose aussi bien déterminée que la chlorose, l'hystérie, la nosomanie hypochondriaque, l'épilepsie, la chorée, le tétanos, les névralgies, les viscéralgies, la gastralgie, l'asthme, etc. Quoique plus générale, elle n'est ni moins réelle, ni moins nettement caractérisée. C'est là un fait dont l'évidence est complète à mes yeux. J'ai souvent rencontré le nervosisme le mieux accusé sur des individus, sur des femmes en particulier, qui, certainement, n'étaient ni chlorotiques, ni anémiques, ni hystériques, ni nosomaniaques, etc. Ce qui frappait dans leur souffrance, ce n'était ni la fixité, ni l'uniformité, ni la spécialité des névroses particulières ; c'était au contraire la mobilité, la variété, la généralité, unies à la ténacité la plus désolante ; c'était, en un mot, cette réunion d'attributs propres à l'état nerveux.

D'un autre côté, s'il existe un nervosisme indépendant de la chlorose, de l'hystérie, de l'hypochondrie, des dyspepsies, de la gastralgie, etc., réciproquement chacune de ces maladies peut se montrer isolée. Ce cas n'est contesté par personne.

En effet, toutes les fonctions de l'innervation, tous les centres nerveux de la vie animale ou végétative, toutes leurs ramifications périphériques peuvent être séparément atteintes et donner lieu à des névroses distinctes.

Ainsi ne voit-on pas des femmes vigoureusement constituées être assaillies par de violentes attaques d'hystérie convulsive, sans être pourtant sujettes aux névropathies protéiformes, sans posséder les attributs du tempérament nerveux? des hommes exclusivement préoccupés de leur santé, constamment tourmentés par cette idée fixe, sans aucun autre signe de perversion nerveuse? des jeunes filles offrir, avec une chlorose poussée même jusqu'à la cachexie, une disposition contraire au nervosisme, c'est-à-dire l'absence d'éréthisme, l'atonie du système nerveux accompagnée de langueur générale des fonctions, d'apathie, etc.? Enfin, et ceci est plus commun encore, ne rencontre-t-on pas, chez des individus d'ailleurs bien portants, tantôt une gastralgie violente et rebelle, tantôt des névralgies, ici l'asthme, là l'épilepsie, plus loin la chorée, etc.?

Il y a donc un état nerveux simple, comme il existe une chlorose, une hystérie, une nosomanie hypochondriaque, une aliénation mentale, une épilepsie, une gastralgie, des dyspepsies, des névralgies... simples.

Mais il faut en convenir, le plus souvent, l'état nerveux et les autres névroses sont associés et combinés de mille manières.

Quels sont alors leurs rapports? Quel est l'ordre de leur succession?

Il y a trois évolutions possibles; toutes se présentent à l'observation. Ainsi le nervosisme est tantôt primitif, tantôt consécutif, tantôt les deux genres de névroses se développent simultanément.

On admet généralement la préexistence de l'hystérie, de l'hypochondrie, de l'épilepsie, de l'asthme, de la gastralgie, des viscéralgies, des névralgies, etc. Ce cas est assez fréquent, surtout chez l'homme. En effet, toute lésion de l'organisme, pour peu qu'elle soit prononcée et durable, ne manque pas de retentir sur l'ensemble du système nerveux : chaque désordre partiel de ce dernier va donc porter la souffrance sur l'innervation tout entière et donner naissance au nervosisme, en vertu des sympathies étroites et de la solidarité qui unissent les diverses portions de l'économie vivante. L'état nerveux apparaît alors comme une complication, comme un élément nouveau, comme une véritable ataxie chronique consécutive aux névroses spéciales, et ayant la plus parfaite analogie avec l'ataxie aiguë que l'on voit éclater dans le cours des fièvres ou des phlegmasies aiguës : la différence des conditions étiologiques distingue seule ces deux espèces d'ataxies, dont la nature est au fond la même.

Mais telle n'est pas la règle constante. Très-souvent, au contraire, le nervosisme précède et engendre les névroses particulières. Dans ce cas, l'influence morbide qui atteint l'appareil de l'innervation le frappe d'emblée tout à la fois, et provoque dès le principe les désordres généraux propres à l'état nerveux. Plus tard, ceux-ci se concentrent et s'exaltent sur une portion quelconque du système, pour donner lieu à des localisations diverses, à des névroses distinctes qui, par leur fixité, leur intensité et leur ténacité, finissent par dominer la scène pathologique et absorber l'attention du médecin. L'hystérie, l'hypochondrie, les névralgies, les névropathies viscérales, la toux et les palpitations nerveuses, l'angine de poitrine, la gastralgie, etc., n'ont, la plupart du temps, pas d'autre origine. Il suffirait d'ajouter qu'il en est presque toujours ainsi chez la femme, pour démontrer combien est commun ce mode de développement des névroses, la femme ayant en partage la très-grande majorité des maladies nerveuses.

Du reste, pour saisir la filiation des névroses, il faut les étudier chez la femme et les suivre sur le terrain naturel où elles se déroulent habituellement. Il faut remonter à la puberté. Jusque-là, le système nerveux vivait en silence. Cette époque voit éclore ses premiers troubles ; et, remarquons-le, presque toujours la scène s'ouvre par le développement simultané de la chlorose et de l'état nerveux (1), c'est-à-dire par le désordre des deux fonctions les plus universelles, l'innervation générale et la nutrition.

Que le nervosisme s'établisse définitivement alors ou qu'il disparaisse, il signale dans la vie de la femme le point de départ de ses souffrances. Et les névroses particulières qu'on verra surgir après cette première atteinte représenteront les transformations successives et les concentrations isolées de la névrose générale, pendant son évolution progressive. Cette opinion sera complétée plus bas, au chapitre deuxième, consacré à la chlorose.

On comprendra maintenant les rapports des différentes névroses entre elles, l'ordre dans lequel elles naissent et se succèdent. On s'expliquera comment elles s'associent et se transforment les unes dans les autres, comment chacune d'elles peut découler de l'état nerveux, comment ainsi il les contient toutes.

(1) Cela est tellement vrai, que les efforts des médecins ont toujours eu pour but de concilier ces deux états pathologiques et d'en donner une bonne théorie. En effet, pour les uns, et ils sont en majorité, les troubles nerveux seraient en général la conséquence de la diminution des globules sanguins; pour les autres, ils seraient essentiels et nullement subordonnés à l'altération du sang. Pour les premiers, le mot chlorose serait à peu près synonyme d'anémie (Bouillaud); pour les seconds, il équivaudrait au mot état nerveux (Becquerel; Clinique de la Pitié, Gazette des Hôpitaux, 1856, pages 21 et 45).

Dans les considérations précédentes, j'ai uniquement invoqué l'observation directe, les faits cliniques, pour démontrer l'indépendance du nervosisme et sa filiation avec les autres névroses.

Les données de la pathologie générale vont nous conduire au même résultat. Cette nouvelle étude montrera en outre la formation de l'état nerveux, et justifiera le nombre et les rapports de ses manifestations : elle réfutera ainsi une des principales objections alléguées contre son individualité, objection tirée précisément de la généralité, de la variété infinie de ses symptômes, du défaut d'unité et de l'absence de signes pathognomoniques.

La maladie dérive de la santé ; elle n'en est que la déviation.

Les caractères et les limites d'une fonction saine déterminent les caractères et les limites de ses perturbations : c'est une vérité élémentaire.

Ainsi, de la sensibilité dérivent les névroses signalées par l'exaltation, la perversion ou l'abolition de cette propriété générale : les névralgies, les viscéralgies, les paralysies sensitives, etc. ;

De la motricité, le désordre ou l'abolition des mouvements, les maladies convulsives : l'hystérie, l'épilepsie, l'éclampsie, la chorée, le tétanos...., les paralysies motrices ;

Des facultés de l'intelligence, les variétés si nombreuses de la folie ;

Des fonctions viscérales, les névropathies viscérales ;

De la nutrition, propriété elle-même très-générale, mais simple et uniforme, chargée de notre entretien et de notre développement, découle la chlorose, cette névrose générale qui, dans son état de simplicité, dégagée des complications névropathiques, se borne à enrayer partout le travail d'assimilation et de rénovation, et à frapper uniformément de langueur tous nos tissus, nos organes et nos appareils.

Maintenant, qu'est-ce qui distingue l'innervation envisagée comme ensemble des actions nerveuses ?

C'est la généralité, la variété infinie, l'élévation, la délicatesse et l'instabilité même de ses attributions ; le nombre des sympathies, la perfection des rapports reliant à la fois la substance nerveuse disséminée, les centres périphériques secondaires et le centre suprême encéphalique, pour en former une puissante unité.

Il y aura donc une névrose qui atteindra l'innervation dans ses attributions générales et perfectionnées. Elle sera constituée par la généralité, la variété infinie, la complexité, l'irrégularité et la mobilité des symptômes, ce qui n'exclut pas l'opiniâtreté.

Ces désordres, malgré leur nombre, leurs différences, leur dissémination et leur éloignement sur le même individu, seront néanmoins étroitement solidaires, auront le plus facile retentissement les uns sur les autres, et porteront enfin dans leur physionomie et leur succession le signe visible de l'unité, aussi bien que les actions nerveuses saines d'où ils émanent.

Qui n'a reconnu l'état nerveux dans cette névrose générale ?

Le nervosisme existe donc au même titre et a autant d'individualité que les névroses spéciales, l'innervation pouvant être frappée en masse ou dans chacune de ses fonctions. Il résume tout un ordre de souffrances propres à l'homme, et, en dérivant même du perfectionnement dévolu à son système nerveux, il atteste par là encore la supériorité de son organisation.

Il est aussi nettement caractérisé que la chlorose, l'hystérie, la nosomanie hypochondriaque, l'aliénation mentale, l'épilepsie, la chorée, les névralgies, les névropathies viscérales.... réduites à leur forme simple.

Il est souvent associé à ces névroses ; mais on a eu le tort de le confondre avec elles. Car, s'il représente pour toutes un élément commun, il s'en distingue par les symptômes pathognomoniques : là est la preuve irréfragable de son individualité, sans cela elles seraient toutes identiques.

Comme groupe pathologique, il a l'avantage de réunir dans une synthèse complète, véritable expression de la réalité, une série de symptômes ayant une physionomie tranchée, une solidarité, une unité évidentes, symptômes que l'esprit de localisation avait séparés comme autant de maladies différentes, suivant les prédominances de siége ou d'intensité.

Aussi mérite-t-il la consécration d'une étude et d'une description particulières, et devrait-il servir d'introduction à tous les traités de pathologie nerveuse.

II.

TRAITEMENT DE L'ÉTAT NERVEUX. ACTION DE L'ARSENIC. PARALLÈLE AVEC LES AUTRES MÉDICAMENTS EMPLOYÉS CONTRE CETTE NÉVROSE.

Entre toutes les névroses de quelque importance, l'état nerveux se distingue par les deux traits suivants : nulle ne met à contribution un aussi grand nombre d'agents de la matière médicale ; nulle n'est plus avantageusement modifiée par l'arsenic.

Malgré la variété et la complexité de ses symptômes, aucune ne se prête mieux à cette unité de thérapeutique qui vient démontrer une fois de plus la solidarité de ses diverses manifestations.

Ainsi, tandis que le médecin est habituellement forcé de déployer contre les phénomènes si variés du nervosisme la plupart des ressources dont il dispose : les stupéfiants, les sédatifs, les antispasmodiques, etc., contre les désordres de la sensibilité et de la motricité ; le quinquina et le fer contre l'atonie et l'anémie ; une série d'agents spéciaux contre chaque souffrance isolée, contre la perte d'appétit, la gastralgie, les diyspepsies, la constipation, l'amyosthénie, la toux, les palpitations, etc., etc.; tandis qu'il est réduit, en un mot, à faire la médecine du symptôme, l'arsenic peut suppléer cette thérapeutique mixte, d'ordinaire aussi impuissante que complexe ; il la remplace avantageusement; il fait à lui seul mieux et plus vite que plusieurs médicaments réunis, parce qu'il s'adresse précisément aux deux grandes fonctions d'où découlent tous les troubles de l'état nerveux : d'abord à l'innervation générale, ensuite à la nutrition elle-même, presque toujours altérée à des degrés différents. Il va frapper les accidents à leur origine et dans leur principal foyer : par là, il consacre une pratique simple et élevée dans son principe, féconde dans ses applications, heureuse dans ses résultats.

J'insiste sur ce point, à cause de son intérêt clinique, et je tiens à faire remarquer la supériorité de l'arsenic sur le quinquina et le fer, dont l'usage est si banal pour remédier aux névropathies, à la faiblesse et à l'anémie inhérentes au nervosisme. Le fer, en particulier, est aussi infidèle contre cette fausse chlorose qu'il est efficace contre la vraie chlorose. Cela tient uniquement à ce que l'anémie est ici primitive, tandis que là elle est consécutive et subordonnée à l'état nerveux qu'il faut d'abord attaquer. Je me borne à signaler pour le moment cette importante question de thérapeutique. Dans le chapitre de la chlorose, elle sera traitée avec tout le soin nécessaire (1).

L'arsenic jouit d'une efficacité toute spéciale contre le nervosisme. Sans égal pour le combattre, il donne une face nouvelle à son traitement jusqu'à présent si incertain, et l'appuie sur des bases solides. Il mérite d'être appelé le médicament de l'état nerveux, comme le fer est le médica-

(1) *Voir* plus bas, pages 102 et 122.

ment de la chlorose. Il a une sûreté d'action presque aussi grande.

Ressource exclusive contre le nervosisme lié à la pléthore sanguine, et partant incompatible avec le fer, il devient également précieux dans les cas réfractaires à toute médication ; il produit souvent des résultats inespérés ; et si alors il n'est pas toujours infaillible et complet dans ses effets, il imprime à l'organisme une première impulsion salutaire et profonde ; il lui donne en quelque sorte le branle et le met en mesure de marcher, seul ou aidé de quelques auxiliaires, vers une guérison réelle, ou tout au moins vers une de ces transformations, de ces améliorations radicales qu'on n'avait jamais pu obtenir auparavant.

L'arsenic a une action rapide contre l'état nerveux ; il la manifeste de très-bonne heure, dès les premiers jours. Il agit d'abord sur les douleurs et les spasmes liés aux névropathies diverses : il les modère, les éloigne, les atténue, et finit par les calmer.

Il s'adresse ensuite à la nutrition si souvent compromise, et la relève progressivement. Sous son influence, l'appétit se réveille, ne tarde pas à devenir vif, énergique, insatiable même ; les fonctions digestives se régularisent et acquièrent une activité insolite ; la constipation, cet accident si constant, si opiniâtre et si incommode, chez les nervosiques et les chlorotiques, se dissipe à son tour : ce symptôme, assez important pour être regardé par quelques médecins comme le point de départ de la maladie, disparaît après dix, quinze, vingt jours, sans secousse, sans fatigue, même dans les cas les plus invétérés. Le sommeil et les forces renaissent, la calorification se fixe et remonte à son degré normal. Au désordre, à la souffrance, à la maigreur, à la pâleur, à l'anémie, à la langueur et à la faiblesse générales, à la tristesse et au découragement, succèdent le calme, l'embonpoint, la fraîcheur et la coloration des tissus, la vigueur, le bien-être, la gaîté, en un mot l'ordre et l'harmonie de tout l'organisme.

A cet exposé sommaire je vais joindre une série d'observations; elles en seront la confirmation et le complément indispensables. L'efficacité de l'arsenic contre l'état nerveux n'a pas encore été démontrée, que je sache; c'est un travail à faire : j'ai donc besoin, pour établir une vérité de cette importance, d'apporter des preuves suffisantes et de m'étendre sur les faits cliniques.

Je grouperai mes observations de la manière suivante :

État nerveux consécutif aux autres maladies.

État nerveux pendant la grossesse et l'allaitement ;

pendant la grossesse;

pendant l'allaitement.

État nerveux pendant et après la puberté.

État nerveux pendant et après la ménopause.

Je ne prétends pas donner une classification méthodique de l'état nerveux. Mon seul but est d'exposer les faits d'une manière pratique. J'aurais pu établir une division plus régulière en suivant l'ordre anatomique, et en prenant pour bases le siége et les formes que peut affecter cette névrose si complexe. Mais ce procédé, excellent pour faire une bonne description des symptômes, a l'immense défaut de rapprocher des états pathologiques semblables par la forme, mais au fond très-différents, de réunir des maladies radicalement distinctes par leur nature et leurs indications curatives.

Dans un travail où la thérapeutique est l'objet essentiel, je devais préférer un autre plan. J'ai donc adopté comme principe de ma division les circonstances mêmes dans lesquelles se développe l'état nerveux : de là les quatre groupes précédents.

Cet ordre plus logique n'est pourtant pas irréprochable. Il puise ses imperfections dans les limites mêmes de la science, qui ne nous a pas révélé encore toutes les causes génératrices de la maladie, ni leur importance relative. Il a pour inconvénient, lui aussi, de réunir des états pathologiques plus ou moins disparates; car souvent les causes qui ont servi à classer, les seules apparentes, sont accessoires et secondaires, tandis que les causes essentielles et primordiales restent obscures ou ignorées.

§ Ier. — *Arsenic dans l'état nerveux consécutif aux autres maladies.*

Cette espèce, si fréquente dans les convalences des maladies, se rencontre tous les jours dans la pratique. L'arsenic a contre elle une efficacité remarquable. Je ne m'arrêterai pas sur les cas légers, qui se dissipent presque toujours spontanément ou avec une hygiène et une alimentation convenables; je parlerai seulement de ceux qui par leur intensité et leur persistance méritent, avec raison, toute la sollicitude du médecin.

Observation Ire. — Etat nerveux après une diarrhée prolongée. — Névropathies périodiques à type quarte. — Étouffements; palpitations; défaillances; syncopes. — Spasmes. — Eréthisme nerveux. — Insomnie. — Dégoût. — Amaigrissement. — Adynamie. — Arsenic.

La femme M....., 52 ans, bonne santé habituelle, garde pendant quatre mois une entérite de forme chronique qui finit par guérir. Mais, sous l'influence de la diarrhée et d'une diète outrée, elle arrive, à la fin de juillet 1863, maigre, épuisée, anéantie. Sa grande faiblesse l'oblige de garder le lit. Le nervosisme se développe parallèlement à l'adynamie. Etouffements; palpitations cardiaques; défaillances; syncopes prolongées. Spasmes. Eréthisme nerveux; insomnie. Perte d'appétit; atonie digestive; dyspepsie. Anémie. Petitesse du pouls. Découragement. Lypémanie.

Les névropathies thoraciques ont pour caractère particulier de revenir périodiquement et d'affecter le type quarte. Pendant les jours paroxystiques, les accès se répètent fréquemment, surtout l'après-midi. La période d'intermission est marquée par le calme et la prostration.

Les 21, 24, 27 et 30 juillet sont des jours d'accès. A partir du 31, l'arsenic est pris quotidiennement à la dose de 15 milligrammes.

Les 2 et 5 août, les accidents névrosiques ne se montrent pas. Ils ont cessé définitivement. Retour de l'appétit, du sommeil et des forces.

L'arsenic est continué pendant vingt jours encore à la dose de 1 centigramme seulement. La santé se rétablit rapidement et complétement.

Observation II. — État nerveux dans la convalescence d'un catarrhe pulmonaire. — Mobilité nerveuse. — Névralgie. — Gastralgie. — Dégoût, dyspepsie, constipation. — Amaigrissement. — Perte de forces. — Arsenic.

D....., homme de 40 ans, constitution maigre et usée, a eu un catarrhe pulmonaire de longue durée au commencement de l'hiver 1861-62. La santé est très-détériorée. La convalescence marche avec lenteur et beaucoup de peine. Amaigrissement considérable, anémie. Perte des forces. Susceptibilité et mobilité nerveuses. Névralgies multiples et vagues. Aura épigastrique; dégoût insurmontable; gastralgie; dyspepsie; flatuosités; éructations inodores; constipation. Insomnie. Lypémanie.

Toniques divers, et en particulier quinquina et sirop d'écorces amères employés longtemps et sans succès.

A partir du 10 février 1862, 1 centigramme d'acide arsénieux tous les jours. Traitement continué pendant un mois. Dès les premiers temps, la convalescence cesse d'être stationnaire. Disparition rapide des névropathies. Réveil des fonctions digestives, de l'appétit et des forces. Reconstitution franche et durable de l'organisme. Rétablissement complet.

Observation III. — Cachexie nerveuse à la suite d'un panaris profond et d'une pneumonie. — Névralgies trifaciales et intercostales. — Viscéralgies. — Toux ; oppression ; palpitations cardiaques. — Dégoût; dyspepsie; gastralgie; constipation. — Aménorrhée. — Eréthisme nerveux. — Insomnie. — Amaigrissement extrême. — Anémie. — Adynamie. — Arsenic.

Vers la fin de juillet 1862, la femme F..., 28 ans, d'une santé ordinairement bonne, bien réglée, a un panaris profond du médius gauche. Les douleurs, la fièvre, la perte d'appétit et l'insomnie consécutives, en se prolongeant, finissent par altérer profondément la constitution : maigreur, adynamie, névropathies diverses. Au commencement de septembre, une pneumonie droite vient aggraver encore la situation et jeter ensuite l'organisme dans un état de cachexie complète.

Malgré l'usage du quinquina et du fer continué jusqu'au commencement de novembre, la santé reste délabrée et le nervosisme ne fait qu'empirer.

Examen de la malade le 15 novembre : névralgies temporo-faciales et intercostales. Toux fréquente ; oppression ; étouffements ; palpitations cardiaques très-pénibles, surtout après les repas. Défaillances. Dégoût invétéré, particulièrement pour la viande ; dyspepsie ; digestions lentes et difficiles ; pesanteur d'estomac ; gastralgie ; constipation. Aménorrhée depuis trois mois. Insomnie. Eréthisme nerveux. Susceptibilité du caractère. Sensation de froid glacial à la tête et aux membres inférieurs. Amaigrissement extrême. Anémie très prononcée. Epuisement des forces. Pouls faible, petit et fréquent. Le sommet du poumon droit offre de la matité avec diminution ou absence du murmure vésiculaire. Cette dernière altération inspire, avec raison, des craintes sur l'imminence d'une phthisie, surtout en présence des autres perturbations fonctionnelles de l'anémie et de l'adynamie persistant chez une jeune femme habituellement bien portante.

Les névralgies et les viscéralgies sont à peu près continuelles ; elles sont généralement plus violentes la nuit que le jour.

Institution du traitement arsenical le 15 novembre. Chaque jour, 1 centigramme d'acide arsénieux en solution.

Amélioration prompte. La seconde nuit après le début de la médication est moins mauvaise et laisse déjà du répit dans les souffrances.

18 *novembre*. — Excellente journée hier, suivie d'une nuit très-satisfaisante et telle qu'il n'y en avait pas eu depuis plusieurs mois ;

calme, sommeil prolongé. Aujourd'hui, contre son habitude, la malade a essayé de manger de la viande; pendant la digestion, absence de pesanteurs épigastriques et de palpitations.

25 *novembre*. — Les névropathies se sont dissipées, moins la toux, qui persiste faiblement. Réveil de l'appétit. Digestions faciles. Pas de constipation.

Dès le 1er décembre, la malade se rétablit franchement. L'arsenic est continué jusqu'à la fin du mois. L'innervation reprend son harmonie et sa vigueur. La nutrition et les forces se relèvent. La santé remonte à son niveau normal.

Dans l'observation suivante, le nervosisme a une gravité plus grande encore. Par son ancienneté, son accroissement, la multiplicité, l'intensité de ses symptômes, et sa résistance à tous les traitements ordinaires, il acquiert les proportions d'une véritable diathèse. Sans doute l'arsenic ne produira pas des résultats aussi complets que précédemment, mais ils n'en seront pas moins dignes d'attention. Nous verrons, en effet, le médicament arrêter bientôt des vomissements rebelles et des souffrances invétérées, imprimer tout à coup à l'économie une impulsion décisive, à la suite de laquelle la santé arrivera progressivement à une de ces améliorations qui transforment l'existence invariablement douloureuse de certains malades et équivalent presque à la guérison (1).

Observation IV. — Diathèse nerveuse consécutive au choléra et à une entérite chronique. — Gastralgie. — Vomissements. — Migraine; névropathies diverses; exaltation et perversion de la sensibilité cérébrale et périphérique.— Dyspepsie; dégoût; atonie digestive, constipation. — Maigreur excessive. — Anémie. — Amyosthénie. — Adynamie invétérée. — Arsenic.

Madame V..., 46 ans en 1862, tempérament nerveux, un peu de maigreur habituelle, a longtemps joui d'une bonne santé.

(1) L'observation XV est un exemple analogue. L'arsenic, en faisant cesser des convulsions violentes et un état grave, est devenu également le point de départ d'une guérison qui s'est complétée plus tard.

En 1849, une attaque de choléra et, plus tard, une intérite de longue durée altèrent profondément l'organisme et finissent par le jeter dans un état nerveux grave et persistant.

Vers la fin de 1859, probablement sous l'influence des approches de la ménopause, les souffrances se multiplient et s'accentuent davantage. Depuis cette époque jusqu'au 3 avril 1862, la maladie présente la physionomie suivante :

Gastralgie avec vomissements. Douleurs, crampes d'estomac, dont l'intensité va parfois jusqu'à la défaillance.

Presque tous les jours, vomissements précédés de nausées, de malaises, d'anxiété et de douleurs épigastriques. Très-rares le matin, ils se sont presque toujours montrés le soir et la nuit; ils se répètent deux, trois et quatre fois dans une journée. Parfois alimentaires, ils sont habituellement glaireux, pénibles, et sollicitent de grands efforts.

Depuis deux ans et demi, ils n'ont jamais cessé. Ils subissent des interruptions accidentelles de deux ou trois jours, et très-exceptionnellement de cinq à six.

Avant 1859, Madame V... était sujette à une migraine fréquente, mais qui ne durait jamais plus de vingt-quatre heures. Depuis lors, cette névropathie s'est toujours prolongée trois à quatre jours. Elle ne manque pas d'apparaître avant ou après les règles.

Points névralgiques au front, aux tempes, sur les pariétaux, à la nuque.

La migraine et les vomissements n'ont pas de dépendance réciproque : ils sont tantôt isolés, tantôt simultanés. Dans leur paroxysme, il y a insomnie; pendant leur intermission, au contraire, les nuits sont assez bonnes; mais le sommeil profond, lourd même, n'est point réparateur et laisse une très-grande fatigue au réveil.

Exaltation et perversion de la sensibilité cérébrale et périphérique, générale et spéciale. Les sens sont constamment offensés par les impressions les plus légères, les plus douces, les plus suaves. Tressaillement au moindre bruit. L'odeur d'une violette est désagréable. Parfois obscurcissement de la vue et diplopie. La sensibilité tactile et la calorification sont profondément troublés : sur divers points de la surface cutanée, aux bras, aux jambes, aux cuisses, sur les épaules, il y a des fourmillements, de l'anesthésie, de l'hyperesthésie, des sensations brusques de chaud ou de froid glacial. La température du corps baisse aisément, surtout à la tête et aux extrémités. Le sens du goût est également dépravé. Aucun aliment ne donne à la bouche sa saveur réelle ; tous laissent une sensation à peu près uniforme et détestable. Répugnance pour toute espèce de nourriture, aversion surtout insurmontable pour la viande. Mme V... mange très-peu, par caprices irrésistibles, est bientôt satisfaite et dégoûtée ; cependant, quand elle laisse trop d'intervalle entre ses repas, elle a des crampes d'estomac et des défaillances. Ptyalisme abondant.

Digestions lentes, pénibles, surtout le soir, ou après l'usage de certains mets. C'est généralement aussi après le souper qu'ont lieu les vomissements.

Constipation invétérée ; selles laborieuses et ne se répétant que de loin en loin avec des lavements.

Eréthisme nerveux constant ; mobilité et irascibilité du caractère ; lypémanie, pleurs exagérés sans motif ; sentiment d'oppression et de constriction à la poitrine, état de souffrance presque continuel.

Faiblesse musculaire. Mme V..., auparavant pleine d'activité et d'énergie, est devenue nonchalante et redoute tout mouvement. Dans les jours de souffrance extrême, les forces sont complétement anéanties ; dans les moments de calme, elles reviennent à un certain degré, permettent des courses modérées, auxquelles pourtant succède bientôt la fatigue.

Maigreur excessive ; anémie, pâleur des tissus. La menstruation, toujours normale, conserve même aujourd'hui sa régularité habituelle.

Les médicaments les plus variés ont été appliqués sans résultat ; tels : les narcotiques, les antispasmodiques, le sous-nitrate de bismuth, la magnésie, le sulfate de quinine, le quinquina, le fer, les vomitifs, les purgatifs, les sudorifiques, etc., etc.

Le 3 avril 1862, j'institue le traitement suivant : médication arsenicale, dose initiale 15 milligrammes d'acide arsénieux par jour ; elle sera réduite à un centigramme dès que les névropathies se calmeront.

Régime varié, tonique et substantiel, autant que le permettront le dégoût et l'atonie digestive de la malade.

20 *avril.* — De remarquables changements sont déjà survenus, principalement du côté de l'estomac.

Depuis le 3 avril, il n'y a eu que quatre vomissements, et encore bien différents des précédents. Ils ont été faciles et peu abondants ; au lieu de se répéter plusieurs fois dans la même journée et de se succéder pendant quatre, six et huit jours de suite, ils ont constamment été isolés et séparés par de très-longs intervalles. Ils ont cessé le soir et la nuit. Jamais, depuis le commencement de la maladie, amélioration n'avait été aussi tranchée.

Les crampes d'estomac et les douleurs gastralgiques, inévitables pendant les vomissements, ont complétement disparu dès le cinquième ou le sixième jour du traitement.

Aucun changement n'est encore survenu pour la migraine, relativement à sa durée et à son intensité.

Nuits régulièrement bonnes depuis qu'elles ne sont plus troublées par la gastralgie et les vomissements.

Les aberrations des organes des sens, de l'odorat et du goût en particulier, sont moins prononcées. L'appétit tend à se réveiller; quelquefois il a été satisfait avec un véritable plaisir.

5 *mai*. — Le mieux continue. Deux ou trois vomissements seulement depuis quinze jours. Les névropathies, les névralgies de la tête, le sentiment d'oppression et de constriction à la poitrine ont disparu. La migraine ne s'est pas montrée à la dernière période menstruelle.

Les impressions sensitives produisent des perceptions plus exactes et plus conformes à la réalité.

L'appétit est vif, énergique, pressant, et s'il n'est pas immédiatement satisfait, il s'accompagne de crampes et de tiraillements douloureux d'estomac. Pourtant, chose remarquable, il cesse rapidement à l'ingestion des premiers aliments. Il y a un véritable antagonisme entre le sentiment de la faim et l'impression gustative. La malade éprouve un besoin impérieux de manger ; l'estomac, siége de cette sensation, est vivement sollicité à prendre de la nourriture ; mais le sens du goût, toujours dépravé, la repousse bientôt par une sorte de satiété anticipée.

Du reste, sous ce dernier rapport aussi, l'amélioration est très-manifeste. Maintenant Mme V..... mange, même avec plaisir, des côtelettes qu'une invincible répugnance éloignait de sa bouche depuis plus d'un an. La quantité de nourriture quotidienne a sensiblement augmenté.

La constipation a cessé ; selles régulières et normales.

Accroissement des forces ; calme général assez prononcé ; la malade passe des séries de journées satisfaisantes.

30 *juin*. — De nouveaux progrès vers la santé se sont opérés, mais plus lentement. L'arsenic a été interrompu au commencement du mois.

En juillet et août, bains de mer ; ils sont bien supportés et viennent confirmer, sans les augmenter beaucoup, les avantages obtenus auparavant.

Décembre. — Etat actuel : il est bien différent de ce qu'il était avant le traitement arsenical ; l'amélioration est incontestable et tranchée ; les vomissements isolés et très-éloignés laissent entre eux des intervalles de 20 à 25 jours ; la gastralgie n'a plus reparu, la migraine est rare. Parfois, surtout aux époques menstruelles, il y a un léger retour vers les névralgies, les névropathies et l'éréthisme nerveux ; l'arsenic, pris alors pendant deux ou trois semaines, produit toujours de bons effets.

Appétit plus régulier ; alimentation variée et notable ; digestions faciles ; augmentation réelle de l'embonpoint et des forces.

Nouvelle amélioration bien manifeste dans le cours de l'année 1863.

1864. — En somme, l'innervation est remontée à un degré de calme et de vigueur très-remarquables, qui se rapprochent beaucoup d'un véritable rétablissement ; pourtant l'organisme reste encore frappé d'une certaine infériorité, et la santé générale n'a pas complétement repris son niveau normal d'autrefois.

§ II. — *Arsenic dans l'état nerveux lié à la grossesse et à l'allaitement.*

Entre la conception et le sevrage, la femme a une vie particulière. Destinée à nourrir l'enfant de sa propre substance, elle subit, pour s'adapter à lui, une série de transformations qui marchent parallèlement à son évolution. De là deux états dérivés l'un de l'autre, mais différents : la grossesse et l'allaitement, suivant que l'utérus ou les mamelles deviennent le centre des modifications éprouvées par l'organisme tout entier.

Cette double période a, avec sa physiologie spéciale, sa pathologie spéciale, dans laquelle entrent pour une large part les névroses et surtout l'état nerveux.

J'ai administré l'arsenic à toutes ses époques, un très-grand nombre de fois et contre des accidents névrosiques très-différents ; j'en ai suivi attentivement les effets, et aujourd'hui, après une expérience de plusieurs années, j'ai acquis cette certitude qu'il possède alors autant d'efficacité qu'en toute autre circonstance de la vie de la femme, et qu'il jouit d'une complète innocuité pour la mère et pour l'enfant.

1° Arsenic pendant la grossesse.

J'ai employé le traitement arsenical pour combattre le nervosisme, dans tous les temps de la grossesse, depuis ses premiers jusqu'à ses derniers jours. Suivant l'époque, j'ai constaté une différence dans ses effets.

En général, il m'a donné des résultats plus complets au commencement qu'à la fin, alors que les modifications imprimées à l'économie étaient plus profondes. Dans ce dernier cas, je l'ai vu plus d'une fois modérer encore un état nerveux intense, interrompre et atténuer des névralgies trifaciales et intercostales violentes, mais ne pouvoir les faire cesser totalement. A la vérité, l'opium, la belladone et d'autres agents n'étaient pas plus heureux, à leur tour, contre des accidents que l'accouchement seul finissait par emporter.

Quoi qu'il en soit, dans ces circonstances, il m'a toujours rendu des services réels, sans jamais nuire à la mère ou au fœtus (1).

(1) Voici un exemple bien capable de démontrer l'innocuité parfaite, dans la grossesse, du traitement arsenical le plus longtemps prolongé. Quoique je l'aie déjà rapporté dans un autre

Dans un seul cas pourtant, il a été suivi d'avortement. En a-t-il été la cause? Evidemment non. Il y a eu là simple coïncidence, et non pas enchaînement de deux faits. Je vais d'ailleurs rapporter avec détails cet exemple intéressant autant par la gravité du nervosisme que par les bons effets de l'arsenic. Le lecteur jugera la question de l'avortement. Seulement il remarquera : 1° l'état de l'utérus constamment malade avant et surtout pendant la grossesse ; 2° l'espèce d'intolérance de l'organe pour le produit de la conception ; 3° la date de l'accouchement prématuré arrivant un mois après la cessation du traitement.

travail (Union médicale, 1860, t. VI, p. 552), je le rappellerai ici en deux mots, en le complétant par quelques détails relatifs à mon sujet.

Observation V. — Femme de 32 ans, primitivement d'une bonne santé; usée ultérieurement par le travail, des grossesses et des allaitements successifs, l'abus des émissions sanguines ; n'ayant jamais eu auparavant d'accidents nerveux. Devenue enceinte pour la septième fois, elle est prise immédiatement d'accès d'hystéro-épilepsie violents, graves et se répétant tous les jours jusqu'à cinq ou six fois. La médication arsenicale commencée alors fut continuée sans accidents, pendant soixante-dix jours, à la dose quotidienne de 1 à 3 centigrammes d'acide arsénieux. Sous son influence, les attaques diminuèrent rapidement de fréquence et d'intensité ; au lieu de cinq à six par jour, le nombre en fut réduit à quatre, trois, deux, un. Puis survint un jour de calme complet, ensuite deux, trois.... ; enfin les accès ne se montrèrent qu'une fois toutes les semaines, tous les quinze jours, tous les vingt ou vingt-cinq jours. Arrivée à ce point, la maladie resta stationnaire, mais réduite à des proportions insignifiantes. L'accouchement eut lieu à terme et donna naissance à une petite fille bien portante. Plus tard, l'affection prit franchement le caractère de l'épilepsie convulsive, avec attaques fortes et éloignées. Dans ces conditions, l'arsenic ne fut pas administré, aucun traitement n'ayant été accepté par la malade.

OBSERVATION VI. — Diathèse nerveuse invétérée. — Névralgies trifaciales et intercostales. — Névropathies viscérales. — Spasmes laryngés. — Palpitations cardiaques. — Œsophagisme ; dégoût ; vomissements ; constipation. — Hystéralgie ; dysménorrhée ; leucorrhée. — Amaigrissement extrême. — Anémie. — Perte des forces. — Aggravation des accidents pendant la grossesse. — Cachexie nerveuse. — Arsenic : disparition facile des phénomènes névrosiques et reconstitution de l'organisme. — Accouchement prématuré au huitième mois.

22 novembre 1861. Mme L..., 40 ans ; diathèse nerveuse invétérée ; constitution très-maigre. Ses frères et sœurs sont également névropathiques.

Dès la première jeunesse, santé délicate ; douleurs de tête tenaces préludant déjà à l'état nerveux.

Les règles s'établissent à 16 ans. Elles viennent assez facilement, mais laissent pendant six mois de fortes douleurs dans le bas-ventre et les reins.

A 28 ans, fièvre typhoïde de longue durée.

Dans le cours de son existence, la malade a toujours été tourmentée par des névralgies trifaciales fixées tantôt à droite ou à gauche, tantôt aux deux côtés à la fois. Leur siége de prédilection est le pourtour de l'orbite et la tempe. Elles ont été presque continuelles ; peu de jours en ont été exempts. Leur intensité a varié ; redoublements à la moindre cause. En général, les douleurs sont faibles le matin, progressent et arrivent à leur maximum dans la journée, s'amendent le soir et restent modérées la nuit.

Névralgies intercostales mobiles.

Exquise sensibilité des organes des sens, en particulier de l'ouïe et de l'odorat. Le plus doux parfum provoque des douleurs de tête, du malaise et souvent même de véritables défaillances.

Irrégularité, vivacité, irascibilité du caractère.

Sommeil court, léger, rêvasseries, cauchemars, insomnies fréquentes et très-pénibles.

Spasmes laryngés ; oppression ; palpitations cardiaques augmentant de violence à la plus légère fatigue, à la moindre émotion.

Appétit faible et bizarre ; dégoût ; aversion prononcée pour la viande ; sentiment de la faim quelquefois vif, mais s'émoussant aussitôt; œsophagisme; ptyalisme très-abondant. Dans les accès névralgiques, nausées et vomissements. Constipation habituelle; une selle tous les cinq ou six jours seulement.

Menstruation toujours irrégulière et dysménorrhée. Règles revenant tous les mois, mais avec de l'avance. Elles durent de un à huit jours; sang généralement peu abondant et pâle.

Leucorrhée perpétuelle à des degrés variables.

Douleurs utérines s'irradiant aux lombes; elles ont toujours eu un caractère essentiellement névrosique par leur instantanéité, leur mobilité, leurs intermittences, leurs apparitions et leurs disparitions brusques. Elles redoublent à l'époque des règles.

Faiblesse du système musculaire; lassitudes à la moindre fatigue.

Maigreur et anémie habituelles, pâleur des tissus.

Première grossesse en 1851. C'est l'unique époque de sa vie où la malade a eu une santé satisfaisante. Pendant ce temps, cessation complète des douleurs, digestions naturelles, embonpoint, calme, sommeil; aucun des accidents propres à la gestation; sentiment de bien-être parfait. Mais aussitôt après l'accouchement, quoique l'enfant ne soit pas allaité par la mère, on voit reparaître et persister les désordres ordinaires de l'innervation générale et de la nutrition.

En 1858, il y a, pendant quatre mois, des hémorrhagies utérines alternant avec une leucorrhée excessive. Ces pertes aggravent temporairement l'état nerveux, pour le laisser revenir ensuite à son degré habituel.

Abus des émissions sanguines; de nombreuses et abondantes saignées ont été pratiquées de tout temps contre les névralgies.

Dans les premiers jours de juin 1861, Mme L... devient enceinte pour la deuxième fois. Mais dès lors, contrairement à la première grossesse, les symptômes de la diathèse nerveuse énumérés précédemment s'exagèrent de plus en plus et passent à l'état de cachexie véritable. Souffrances permanentes. Eréthisme nerveux très-pénible. Insomnie rebelle. Redoublement des névralgies, des névropathies viscérales, des étouffements, des palpitations, des douleurs lombaires et utérines. Ces dernières sont continues, plus fixes qu'auparavant, s'exaspèrent par la fatigue, la station verticale. Appétit nul. Amaigrissement et faiblesse considérables; anéantissement des forces, après le moindre exercice.

Traitement le 22 novembre 1861. Solution arsenicale. Au début, 1 centigramme d'acide arsénieux; augmenter de 5 milligrammes tous les trois jours, jusqu'à la dose quotidienne de 2 centigrammes. Revenir plus tard et rester définitivement à 1 centigramme, dès que les symptômes nerveux auront perdu leur acuité.

Régime tonique et substantiel uniquement réglé sur les aptitudes digestives de la malade.

10 *décembre*. — Le mieux ne tarde pas à se faire sentir. Aujourd'hui, il est très-manifeste. Ainsi :

L'éréthisme nerveux a beaucoup diminué. Le spasme laryngé, l'œsophagisme, les palpitations, les essoufflements, les douleurs intercostales ont cessé.

Les névralgies trifaciales, si intenses et si rebelles, se sont considérablement amendées. Courtes et faibles depuis deux ou trois jours, elles sont presque nulles aujourd'hui : sous ce rapport, sentiment de bien-être inusité.

L'insomnie s'est peu à peu dissipée pour faire place à un sommeil calme, prolongé et réparateur.

L'appétit a acquis un degré d'énergie remarquable : il est vif et régulier. Mme L..., habituellement forcée par son dégoût insurmontable de rester toute la matinée sans rien manger, se réveille de bonne heure avec un appétit irrésistible, exigeant prompte satisfaction. Pas de constipation.

Depuis quelques jours, un ordre de souffrances attire plus spécialement l'attention : ce sont les douleurs de la matrice. Elles ne suivent pas l'amélioration générale. Elles persistent sans avoir augmenté; sont plus apparentes parce que toutes les autres névropathies sont en décroissance et sur leur fin. Elles n'ont pourtant nullement le caractère des contractions et des tranchées utérines. Depuis le 8, il s'écoule un peu de sang par le vagin.

15 *décembre*. — L'amélioration de l'état nerveux progresse franchement. La malade éprouve une satisfaction extrême, dont elle avait perdu le souvenir depuis longtemps. Système nerveux plus calme et plus harmonisé. Sommeil naturel. Les névralgies de la tête, rares et insignifiantes, ne réveillent plus qu'une sensibilité à peine incommode.

Appétit vorace, insatiable; digestions excellentes ; une selle normale par jour. Energie musculaire; Mme L... abuse même de ses forces ; cette semaine elle a pu faire, à pied, sans fatigue et dans une après-dînée, une course de douze kilomètres. Depuis sept mois, elle était incapable de pareil exercice. Il y a un mois, elle avait beaucoup de peine à marcher pendant un quart d'heure.

Jusqu'au 13 seulement, la perte utérine a continué faiblement.

Les douleurs de la matrice persistant, j'ai ordonné des lavements laudanisés et l'application sur le ventre d'une solution aqueuse très-concentrée d'extrait d'opium.

17 *décembre*. — Les douleurs hypogastriques sont très-faibles. Elles cessent définitivement les jours suivants.

31 *décembre*. — Etat local et général très-satisfaisant. Innervation et nutrition régularisées. Appétit ; embonpoint ; force ; calme.

Les douleurs utérines n'ont plus reparu.

Suspension de l'arsenic.

Jusqu'au 23 janvier 1862, la santé se maintient au même degré. Le 23 et le 24 seulement, perte de sang légère par la vulve.

Dès le 29, douleurs vives continues dans le bas-ventre et les reins. Bientôt contractions et tranchées utérines. Administration de l'opium, sans succès, cette fois. Le 1er février au matin, expulsion d'un fœtus de huit mois qui a vécu jusqu'au soir.

J'ai perdu de vue la malade à la fin de juillet de la même année ; elle avait continué de se bien porter.

2° Arsenic pendant l'allaitement.

L'allaitement est fréquemment entravé par des accidents graves qu'un sevrage immédiat ne prévient ou n'arrête pas toujours. Ordinairement l'état nerveux ouvre la marche ; à l'éréthisme, aux névropathies se joignent bientôt la perte de l'appétit et des forces, puis le dépérissement, la fièvre hectique, la consomption avec ou sans tuberculisation pulmonaire, enfin le marasme et la mort.

Ces accidents, quelquefois aussi effrayants par la rapidité de leur marche que désastreux dans leur dénoûment, toujours compromettants pour la santé de la mère et l'alimentation de l'enfant, surgissent à toutes les périodes de l'allaitement au début, au milieu, à la fin.

Ils peuvent éclater de très-bonne heure, après la grossesse

et l'accouchement les plus heureux : certaines femmes, en effet, propres à devenir mères, sacrifient toutes leurs forces à cette première partie de leur tâche et restent ensuite incapables d'achever l'œuvre de la nature.

Généralement ils surviennent plus tard, et laissent la femme bien portante au moins pendant quelques mois après la délivrance. Tout le monde sait combien ils sont fréquents alors. Le zèle exagéré et imprévoyant des jeunes mères joue un très-grand rôle dans leur production.

Je recommande particulièrement l'arsenic dans tous ces cas, à la fois contre le nervosisme et l'épuisement prématuré des nourrices. Non-seulement il rétablit la santé, mais souvent encore il permet de continuer l'allaitement dans des circonstances qui semblaient s'y opposer formellement. Son utilité se fait sentir même dans la période extrême du désordre fonctionnel et de l'affaiblissement, pourvu que l'organisme n'ait pas été frappé d'une manière irrémédiable et qu'il lui reste assez d'éléments sains pour survivre, réagir et se relever au milieu de la ruine générale. Dans ces conditions fâcheuses, nul médicament n'est capable de lui imprimer une impulsion semblable et de lui rendre aussi sûrement le calme et la vigueur perdus. On va s'en assurer dans les observations suivantes.

Observation VII. — Diathèse nerveuse. — Constitution usée. — Recrudescence des accidents névrosiques quelques jours après l'accouchement. — Névralgies trifaciales, cervicales, intercostales. — Viscéralgies abdominales. — Mobilité nerveuse. — Amaigrissement excessif. — Perte des forces. — Arsenic : retour de la santé, continuation de l'allaitement.

La femme R..., 34 ans, tempérament nerveux à l'excès. Constitution très-délicate. Ses frères et sœurs sont névropathiques. Elle vit elle-même perpétuellement sous l'influence d'une diathèse nerveuse, est sujette à des névralgies, des viscéralgies, aux spasmes et aux convulsions hystériques. Elle a eu déjà huit enfants, dont quatre sont morts d'éclampsie. Santé usée par des grossesses et des allaitements successifs.

Le 10 mai 1862, elle met au monde deux jumeaux à la suite d'une grossesse traversée par le dégoût, des vomisements et divers troubles nerveux.

Quelques jours après l'accouchement, elle est reprise par des névralgies trifaciales, cervicales, intercostales, et des viscéralgies abdominales dont l'intensité va toujours croissant. A la fois nocturnes et diurnes, elles sont rémittentes, avec paroxysmes irréguliers et violents.

Outre cela, perte d'appétit et des forces; amaigrissement excessif; éréthisme et mobilité nerveuse; insomnie. Un des deux enfants est allaité par la mère.

Le 26 mai et les jours suivants, l'opium et la belladone sont administrés à peu près sans succès.

Le 31 mai, les névropathies diverses ont repris toute leur acuité. L'arsenic est donné d'abord à la dose de 15 milligrammes.

Le lendemain les douleurs ont beaucoup diminué. Elles disparaissent rapidement les jours suivants. Pendant un mois, l'arsenic est continué à la dose de un centigramme seulement. L'appétit, les forces et le calme reviennent. La santé s'améliore considérablement; elle est relativement bonne. La mère peut allaiter son enfant jusqu'au bout.

Observation VIII. — Etat nerveux au début de l'allaitement. — Névropathies diverses. — Perte de l'appétit et des forces. — Anémie. — Emaciation. — Arsenic. — Rétablissement. — Continuation de l'allaitement.

La femme T....., 32 ans (1862), tempérament nerveux, constitution usée, a eu six enfants qu'elle a presque tous nourris.

En 1859, quatre mois après son cinquième accouchement, elle est obligée de cesser l'allaitement, à bout de forces et tourmentée par l'état nerveux.

Le 25 février 1862, à la suite d'une grossesse assez mauvaise, elle met au monde son sixième enfant. Elle essaye encore de l'allaiter, mais sa santé, au lieu de se relever, ne fait que s'altérer davantage. La sécrétion lactée, nullement équilibrée par une réparation suffisante, vient, par son abondance même, épuiser plus rapidement encore les ressources de l'organisme. Un mois après, la malade se trouve dans la situation suivante:

Nervosisme; mobilité nerveuse; exaltation et perversion de la sensibilité; tressaillement involontaire à la plus légère impression; sensations de froid anormales; sueurs abondantes; chaleur à la peau; pouls petit, dur et fréquent; douleurs mobiles, vagues ou fixes aux viscères, au tronc et aux membres; névralgies intercostales et faciales aiguës; étouffements, palpitations; impressionnabilité cérébrale excessive, céphalées, étourdissements, vertiges; mélancolie; insomnie rebelle; dégoût insurmontable; pesanteurs d'estomac; constipation; maigreur considérable; pâleur; anémie; perte des forces.

Ici l'indication était formelle : reconstituer l'organisme et, au préalable, interrompre l'allaitement. Ce dernier conseil n'est pas suivi, malgré l'expérience du passé.

Le 28 mars 1862, le traitement arsenical est commencé : un centigramme acide arsénieux par jour, pendant un mois et demi.

Dès le 5 avril, l'économie subit déjà cette stimulation générale douce et profonde, conséquence ordinaire de la médication arsenicale : sentiment de bien-être peint sur la physionomie; le calme, l'appétit renaissent; la constipation a cessé.

Le 22 avril, transformation complète; rétablissement de la santé; l'état nerveux s'est dissipé avec tout son cortége de souffrances; sommeil naturel; appétit vif, nutrition excellente, teint frais et coloré; vigueur musculaire.

L'allaitement, d'abord conduit avec précaution, se poursuit ensuite naturellement jusqu'à la fin, avec un plein succès pour la mère et pour l'enfant.

Observation IX. — Cachexie nerveuse pendant l'allaitement. — Névralgies violentes. — Névropathies diverses. — Adynamie. — Fièvre. — Épuisement. — Arsenic. — Continuation de l'allaitement.

1862. — Femme B....., 28 ans; santé délicate; tempérament nerveux; constitution fatiguée; sujette à des névralgies fréquentes et aiguës; a eu trois enfants; depuis cinq ans elle ne cesse d'être grosse, ou bien de nourrir, et toujours avec un zèle immodéré. Son dernier accouchement date d'avril 1861; dix mois après, elle se trouve épuisée par un allaitement dirigé sans mesure.

Voici quel est son état le 28 janvier 1862 :

Cachexie nerveuse; santé usée; amaigrissement extrême; depuis une quinzaine de jours, retour d'une névralgie intercostale fixe, rémittente et très-violente; névralgies mobiles à la tête; insomnie, agitation, éréthisme nerveux ; toux sèche, quinteuse; essoufflements, oppression ; palpitations cardiaques ; pouls petit, fréquent, dur; chaleur à la peau; fièvre ; sueurs nocturnes très-abondantes alternant avec des frissons ; dégoût invincible; pâleur ; anémie; constipation ; amyosthénie ; anéantissement des forces.

Traitement : l'allaitement n'étant pas interrompu, je prescris la solution arsenicale. Dans les premiers jours, la dose quotidienne sera de 15 milligrammes d'acide arsénieux. Quand la violence des névralgies aura cédé, le médicament sera continué à la dose de un centigramme seulement.

12 *février*. — Mieux très-sensible. Le bien-être se réfléchit déjà sur la physionomie et contraste avec l'état antérieur.

La névralgie intercostale s'est dissipée peu à peu, après avoir passé du type rémittent au type intermittent. Les douleurs de la tête ont disparu plus rapidement encore ; retour vers l'appétit et le sommeil ; la constipation a cessé.

20 *février*. — L'amélioration locale et générale suit une marche régulière et rapide.

15 *mars*. — Reconstitution de l'organisme. Calme, force et harmonie du système nerveux ; nutrition parfaite ; pas de traces de névropathies ; fonctions naturelles ; appétit énergique ; teint frais et coloré; gaîté; embonpoint ; vigueur musculaire ; en un mot, santé très-satisfaisante. Interruption de l'arsenic.

L'allaitement a été continué jusqu'à l'époque ordinaire du sevrage aussi heureusement pour l'enfant que pour la mère..

Observation X. — Diathèse nerveuse. — Accidents graves au cinquième mois de l'allaitement; leurs progrès malgré le sevrage. — Accès de suffocation; palpitations cardiaques; toux convulsive. — Névralgies. — Eréthisme. — Insomnie rebelle. — Fièvre hectique; consomption; marasme nerveux. — État alarmant. — Arsenic. — Rétablissement.

Mme J....., 28 ans, en 1861 ; tempérament éminemment nerveux ;

constitution moyenne; menstruation toujours régulière. Sa santé variable procède par intermittences; elle est tantôt excellente, tantôt entravée par des névropathies.

Deux éléments morbides dominent dans la famille : 1° une diathèse dartreuse; 2° une activité nerveuse exagérée. On retrouve, à des degrés divers, sur tous ses membres, jusqu'à la quatrième génération, des traces évidentes de cette double prédisposition originelle. Chez Mme J....., les aptitudes individuelles et le sexe aidant, l'hérédité a concentré spécialement sur le système nerveux sa fâcheuse influence. De là un état pathologique constitutionnel, chronique, une véritable diathèse nerveuse déroulant, par intervalle, la série de ses manifestations variées.

En effet, à 10 ans, Mme J..... est déjà tourmentée par des névralgies; elle devient chlorotique à la puberté; puis, par une transformation fréquente de l'âge, à la chlorose succède l'état nerveux, avec son cortége de désordres fonctionnels et de souffrances; elle reste alors sujette aux attaques d'hystérie convulsive, aux névralgies faciales, intercostales, aux viscéralgies et surtout aux palpitations nerveuses du cœur. En 1857, une fissure à l'anus, cette névralgie parfois si cruelle, lui cause pendant six mois d'atroces douleurs et ne cesse que par le débridement du sphincter. Je dois ajouter à cela une mobilité nerveuse excessive, une sensibilité cérébrale en rapport avec une exquise sensibilité générale, et par suite une vivacité et une impressionnabilité extraordinaires de caractère et d'imagination. Enfin, pour compléter le tableau, un dernier trait appartient à notre malade et lui est commun avec beaucoup de personnes et surtout de femmes névropathiques : elle est rebelle à la thérapeutique; le médicament, au lieu de ses salutaires effets, provoque plutôt chez elle l'intolérance et des effets nuisibles. Ainsi les antispasmodiques et les narcotiques ordinaires, loin de la calmer, déterminent un résultat souvent opposé. Quelques gouttes de laudanum l'excitent violemment et causent une insomnie opiniâtre; l'opium à haute dose l'étourdit et l'abrutit.

Le 17 septembre 1860, Mme J..... accouche naturellement après une grossesse heureuse. Pendant quatre mois elle allaite son enfant avec succès. Elle mange, dort et fonctionne bien. Embonpoint, calme, vigueur; pas de souffrances; plénitude de la santé.

Vers le milieu de janvier 1861, l'appétit et les forces diminuent et, dans les derniers jours du mois, on est obligé de suspendre l'allaitement.

Malgré cette mesure et des soins appropriés, la santé s'altère toujours plus profondément. Des névropathies violentes et la fièvre accélèrent encore la ruine de l'organisme et, vers la fin de février, la position, devenue alarmante, se présente ainsi à l'observateur :

Accès d'oppression et de douleurs déchirantes derrière le sternum. Plutôt nocturnes que diurnes, ils durent de vingt à trente minutes et se renouvellent de trois à six fois dans une nuit. Palpitations nerveuses du cœur fréquentes et très-pénibles. Pendant le paroxysme, la malade est obligée de se tenir assise et de conserver l'attitude propre aux asthmatiques. Orthopnée, injection bleuâtre de la face, agitation, anxiété, angoisses et menaces d'asphyxie. Après l'accès, retour de la respiration et des pulsations cardiaques à leur rhythme normal ; fatigue considérable, éréthisme nerveux.

Toux habituelle, quinteuse, suivie d'une expectoration muqueuse abondante. L'examen attentif et réitéré de la poitrine accuse, chaque fois, une sonorité parfaite coïncidant seulement avec les râles sibilants et muqueux de la bronchite.

Perte d'appétit; dégoût insurmontable pour tout aliment ; aversion extrême pour les liquides ; constipation opiniâtre.

Exaltation et perversion de la sensibilité générale et spéciale, cérébrale et périphérique. Surexcitation continuelle. Le moindre bruit, une odeur, un rayon de lumière, une parole, souvent la vue, les soins mêmes d'une personne amie, tout devient une cause d'exaspération et d'injustes antipathies. Sensations exagérées de froid et de chaud ne répondant nullement à la température réelle de la peau. Névralgies multiples. Enfin une insomnie absolue, rebelle, ne laisse pas un instant de trêve à une si déplorable situation.

Anéantissement des forces. La malade ne peut se tenir debout. On est obligé de la porter quand elle veut quitter son lit de douleur et passer quelques heures sur un fauteuil. Sueurs nocturnes générales et fièvre hectique venant en aide aux autres causes déjà si nombreuses d'épuisement. Amaigrissement excessif, marasme : sans quelques signes spéciaux, sans les résultats négatifs de l'auscultation et de la percussion, l'aspect de Mme J..... rappelle assez bien la physionomie générale d'une phthisique arrivée à son dernier terme, et inspire les plus vives et les plus légitimes inquiétudes.

Dans les derniers jours de février, je commence le traitement avec la solution arsenicale. Je procède avec précaution pour tâter la susceptibilité organique de la malade et éviter les phénomènes d'intolérance, ordinairement si faciles chez elle, pour tout autre médicament. Je débute par 2 milligrammes d'acide arsénieux, pris en plusieurs fois dans la journée. J'arrive graduellement à 8 milligrammes, dose quotidienne qui ne sera jamais dépassée.

Le 10 mars, mieux déjà très-sensible; les accès de suffocation et de palpitations sont devenus de moins en moins intenses, pénibles, longs et fréquents. La fièvre se modère. Mme J..... commence à prendre avec moins de répugnance une nourriture appropriée et à goûter le sommeil de la nuit.

Une semaine après, les accidents névropathiques sont complétement dissipés. La fièvre et les sueurs disparaissent à leur tour. Sous l'influence de la médication aidée d'une alimentation et de soins convenables, l'appétit, le calme, les forces renaissent; tout rentre progressivement dans l'ordre; la santé, si gravement compromise, va sans cesse s'améliorant d'une manière régulière et durable.

Le 23 mars, Mme J....., franchement entrée en convalescence, habituée déjà à sortir et à marcher dans son jardin, peut, dans le but d'essayer ses forces, supporter une course de plusieurs heures en voiture, et s'absenter pendant quelques jours de sa maison.

30 mars, état de plus en plus satisfaisant. L'arsenic, jusqu'alors continué à la dose de 8 milligrammes par jour, est définitivement suspendu, sans avoir cessé d'être bien toléré.

Le 10 avril, Mme J..... peut aisément faire un voyage d'une vingtaine de lieues, en voiture, pour arriver à la campagne, où elle retrouve bientôt son complet rétablissement et toute sa vigueur.

Dès le commencement de novembre 1861, Mme J..... retombe dans un état nerveux ainsi caractérisé :

Frissons et froid général intenses, bâillements; défaillances; palpitations violentes du cœur; étouffements; sentiment de brûlure derrière le sternum; névralgies temporo-faciales, intercostales et entéralgie.

Ces accidents, surtout diurnes, se montrent à toute heure, par accès irréguliers, dont la durée, la force et la fréquence varient beaucoup.

En dehors des paroxysmes, éréthisme nerveux, insomnie, nausées, dégoût, amaigrissement, faiblesse musculaire. Menstruation toujours naturelle.

24 novembre, traitement arsenical gradué de manière à arriver bientôt à un centigramme d'acide arsénieux administré en plusieurs fois.

29 *novembre.*— Les accès, de plus en plus rares et réguliers, sont devenus franchement périodiques sous l'influence de la médication. Ils n'ont pourtant rien perdu encore de leur intensité ordinaire ; à partir de ce jour, il n'y en a plus qu'un seul, de dix heures du matin à midi. Retour de l'appétit. Mieux sensible.

2 *décembre.* — Le paroxysme revient toujours à la même heure et conserve sa durée, mais il a été très-faible aujourd'hui.

3 *décembre.*— Accès à peu près nul. Seulement, vers dix heures, frisson léger et malaise pendant quinze minutes. L'amélioration générale fait des progrès ; appétit vif ; calme ; nuit bonne et, pour la première fois, depuis plus d'un mois, sommeil prolongé et bienfaisant.

Dès le 4 décembre, plus de traces d'accès. Rétablissement de la santé. Le 8, l'arsenic jusqu'alors continué est suspendu, parce qu'il provoquait déjà la saveur métallique et inspirait une véritable répugnance.

Observation XI. — État nerveux à la fin de l'allaitement. — Métrorrhagies.— Mobilité nerveuse ; spasmes viscéraux.— Névralgie intercostale. — Toux nerveuse, convulsive, très-fatigante. — Dégoût.— Adynamie. — Amaigrissement. — Anémie. — Arsenic.

La femme P..., 35 ans, 1863 ; constitution molle et lymphatique ; autrefois forte et bien portante, maintenant usée ; a eu cinq enfants qu'elle a tous allaités outre mesure ; travaille avec excès.

En mai, sa santé est très-détériorée ; elle sèvre son dernier enfant, âgé de deux ans. Au commencement de juin, réapparition des règles se convertissant en métrorrhagie très-abondante. Le mois suivant, même accident. En août, menstruation modérée, sang pâle.

Examen de la malade le 16 août :

Toutes les causes précédentes ont augmenté, depuis trois mois, le désordre et l'épuisement de l'organisme. Mobilité nerveuse; spasmes viscéraux; oppression, palpitations cardiaques. Perte d'appétit, dyspepsie, constipation. Insomnie. Névralgie intercostale droite, fixe, très-vive, rémittente, avec paroxysmes irréguliers, mais généralement plus forts le soir. Enfin, et c'est le symptôme le plus saillant, toux ayant progressivement empiré, se montrant chaque jour par accès périodiques de deux heures à neuf heures du soir; elle est sèche, convulsive, très-fatigante, et se prolonge sans interruption pendant toute la durée du paroxysme.

L'inspection attentive de la poitrine ne signale rien de suspect. Poumons sains. Matité précordiale un peu plus étendue. Jamais d'hémoptysie. Pas de phthisique dans la famille.

Pouls régulier et faible. Anéantissement des forces. Amaigrissement considérable. Pâleur des tissus; anémie.

Traitement : un centigramme d'acide arsénieux tous les jours.

25 *août*. — La névralgie intercostale a cessé. La toux a diminué, les accès en sont courts, faibles et nullement pénibles. Moins d'éréthisme nerveux. Sommeil. Retour de l'appétit et des forces.

10 *septembre*. — La toux a disparu depuis plusieurs jours; il en est de même des névropathies viscérales. Calme. Appétit énergique. Vigueur. Embonpoint. Teint frais et coloré. La médication arsenicale est suspendue.

La santé marche vers un rétablissement complet, bientôt obtenu.

Observation XII. — État nerveux; la fin de l'allaitement. — Névralgies et névropathies diverses. — Atonie digestive. — Langueur de la nutrition. — Anémie. — Adynamie ancienne et profonde. — Arsenic.

15 *mai* 1862. — La femme V....., 28 ans, tempérament nerveux, constitution frêle et délicate, fatiguée par deux grossesses successives et deux allaitements prolongés, tous conduits sans ménagements; santé détériorée depuis plus d'un an. Il y a cinq mois, la mère épuisée est obligée de sevrer son dernier enfant, après l'avoir fait téter pendant dix-huit mois. Malgré cette sage et tardive mesure, l'organisme reste délabré.

Etat nerveux : excitabilité et asthénie de l'innervation; exaltation de la sensibilité physique et morale; névralgies faciales et intercostales, mobiles, continuelles et très-douloureuses; névropathies viscérales; épigastralgie; étouffements; caractère irascible; insomnie; langueur de la nutrition; atonie digestive, pas d'appétit, nourriture presque nulle; maigreur excessive; constipation très-opiniâtre; selles depuis longtemps impossibles sans les lavements; anémie; menstruation assez régulière, sang pâle et séreux; leucorrhée; amyosthénie; lassitude, nonchalance; adynamie ancienne et prononcée.

Traitement: un centigramme, par jour, d'acide arsénieux en solution.

1er *juin.* — Les névropathies sont dissipées depuis plusieurs jours; réveil de l'appétit; les selles commencent à se régulariser.

15 *juin.* — Progrès vers la santé. Retour du système nerveux vers le calme et la force. Sommeil prolongé et réparateur; nutrition vigoureuse; appétit vif et soutenu; alimentation variée; l'usage de la viande est repris avec plaisir après avoir été interrompu pendant plusieurs mois, à cause du dégoût qu'elle inspirait; constipation détruite; sentiment de bien-être; énergie musculaire. La malade a pu recommencer, ces jours derniers, ses travaux fatigants, suspendus depuis longtemps.

30 *juin.* — Etat très satisfaisant. Rétablissement. Fraîcheur et embonpoint; harmonie des fonctions. Règles plus abondantes et sang plus plastique ce mois-ci. Cessation de l'arsenic.

§ III. — *Arsenic dans l'état nerveux survenant pendant et après la puberté.*

Presque toujours la puberté, chez la femme, voit éclore simultanément l'état nerveux et la chlorose. Cet âge passé, la chlorose disparaît, ou plutôt va se fondre et se perdre dans l'état nerveux qui, à son tour, se développe, s'individualise davantage et devient plus prépondérant.

Je vais passer rapidement sur le nervosisme de la puberté. Je renvoie son examen au chapitre de la chlorose: ces deux états pathologiques, d'ordinaire inséparables, doivent être traités simultanément.

D'un autre côté, je ne comprendrai pas ici toute cette longue période qui s'étend de la puberté à la vieillesse. Le cercle de mes observations sera plus limité. M'étant occupé spécialement dans la section précédente (1) et devant m'occuper encore dans la suivante du nervosisme aux diverses phases de l'âge adulte, j'ai cru inutile de donner à cette question de nouveaux développements. Je me bornerai surtout à étudier en ce moment l'état nerveux qui succède à la puberté et qui, n'étant plus ou presque plus sous l'influence de la chlorose et lui échappant essentiellement au point de vue du traitement, commence à s'en dégager pour avoir à son tour une indépendance propre.

Observation XIII. — Etat nerveux au moment de la puberté. — Névralgies et névropathies viscérales. — Fièvre typhoïde intercurrente. Cessation de l'état nerveux. Apparition de l'ataxie : délire, spasmes ; paroxysmes fébriles. — Arsenic. — Guérison de la fièvre typhoïde. Recrudescence de l'état nerveux, avec gastralgie et vomissements. — Arsenic.

La fille M...., 14 ans, en 1862 ; son père est mort phthisique. Elle est sous l'influence de la puberté. Depuis plusieurs mois elle a grandi et maigri considérablement. En même temps s'est développé chez elle un état nerveux nettement accentué. Névralgies trifaciales et intercostales. Dégoût ; gastralgie. Palpitations ; étouffements. Douleurs aux bas-ventre et aux reins. Mobilité nerveuse. Souffrances habituelles. Bizarrerie du caractère. Peu d'anémie. Faiblesse musculaire.

Vers la fin de juin 1862, éclate une fièvre typhoïde de moyenne intensité. Sous son influence, le nervosisme et les névropathies ne tardent pas à se calmer. Elle est essentiellement ataxo-adynamique. Les symptômes abdominaux sont prononcés ; vomissements, selles fétides et porracées, météorisme, gargouillement dans la fosse iliaque droite. Quoique l'état nerveux soit enchaîné par la

(1) Pages 47 et 52.

fièvre, pourtant l'appareil de l'innervation tend sans cesse à s'insurger et à manifester son action désordonnée sous la forme aiguë. En effet, la première période de la pyrexie est marquée par des accidents ataxiques : agitation, délire intense; spasmes et enfin redoublements fébriles, que je regarde comme une forme même de l'ataxie propre aux maladies aiguës. Il y a deux paroxysmes, un le matin, l'autre l'après-midi ; le premier est très-court et très-faible ; le second, rigoureusement périodique et beaucoup plus fort, ne dure pas moins de cinq à six heures.

L'acide arsénieux, à la dose de un centigramme par jour, vient promptement à bout du délire et des accès. La maladie prend alors une marche simple et régulière ; l'arsenic est interrompu.

Mais vers la fin de juillet, au moment où la fièvre typhoïde va se terminer pour faire place à la convalescence, les névropathies inhérentes à l'état nerveux se réveillent plus violentes que jamais : retour des névralgies et des palpitations ; gastralgie très-pénible avec vomissements fréquents tous les jours. Douleurs dans les flancs, les reins. Insomnie. Eréthisme nerveux. Agitation très-prononcée. Ces symptômes vont continuellement s'aggravant. La faiblesse et l'amaigrissement ont augmenté.

Le 1er août, il y a sept à huit vomissements. Ce jour-là, je recommence l'arsenic à la dose de 15 milligrammes, en solution aqueuse.

Dès le lendemain, il n'y a plus de vomissements. La gastralgie et les autres névropathies se dissipent promptement à leur tour. Le sommeil revient. La nuit du 3 a été bonne.

L'acide arsénieux est continué pendant une vingtaine de jours à la dose tonique de un centigramme seulement.

Le calme et l'harmonie du système nerveux se rétablissent bientôt. Toutes les fonctions reprennent leur jeu naturel. Appétit, forces, santé.

Observation XIV. — Etat nerveux. — Tremblement. — Spasmes. — Défaillances; syncopes revenant par accès. — Mobilité nerveuse. — Mélancolie. — Prostration. — Perte de l'appétit. — Amyosténie. — Arsenic.

15 *janvier* 1863. — La fille G..., 22 ans, constitution assez forte

quoique lymphatique ; tempérament éminemment nerveux ; a toujours été bien réglée ; santé habituelle assez bonne.

Il y a un mois et demi environ, à la suite d'émotions vives et répétées, elle fut prise des symptômes suivants qui ont continué depuis : frissons, tremblement et spasmes se terminant par des défaillances et des syncopes. Rares le jour, ces accidents ne manquent pas d'apparaître tous les soirs, sous forme d'accès, survenant une, deux et trois fois à peu d'intervalle ; leur durée varie d'un quart d'heure à une heure. Le reste du temps, susceptibilité et mobilité nerveuses ; découragement extrême, mélancolie, prostration, insomnie, perte de l'appétit et des forces musculaires.

Traitement : un centigramme d'acide arsénieux chaque jour.

25 *janvier*. — Mieux rapide. Les accès sont devenus de plus en plus rares, faibles et inaperçus ; ils ont cessé à partir du 20. Avec l'appétit renaissent la vigueur, le calme et le courage.

15 *février*. — Il n'y a plus qu'un léger accès au moment des règles. La santé est rétablie. L'arsenic est suspendu.

OBSERVATION XV. — Diathèse nerveuse. — Convulsions hystériques violentes et répétées. — Exaltation et perversions sensoriales. — Névropathies. — Anéantissement des forces. — Paralysie générale incomplète. — Etat grave. — Arsenic. Fer. Quinquina. Strychnine. Bains de mer.

Mlle P....., 22 ans (1863) ; forte, bien constituée, essentiellement nerveuse. Elle est la fille de Mme P..... qui fait le sujet de l'observation XXIII. J'y renvoie le lecteur. Il trouvera un exemple très-manifeste de solidarité pathologique entre tous les membres d'une nombreuse famille, et il constatera en même temps les variétés de formes que prennent souvent les névroses en se transmettant par voie d'hérédité.

Diathèse nerveuse accentuée de très-bonne heure. Dès l'âge de 10 à 11 ans, Mlle P..... est envahie par des palpitations nerveuses du cœur et des névralgies faciales. Elle devient chlorotique à la puberté. Pourtant, je dois le dire, la chlorose n'a jamais été, chez elle, franche et complète. Née évidemment sous l'influence des désordres plus généraux de l'innervation, elle leur a été simplement surajoutée, au lieu de les tenir sous sa dépendance. Le fait capital, dominant, a toujours été l'état nerveux constitutionnel. Antérieur à la chlorose, il n'a pas cessé, après la puberté, de se développer et de s'aggraver. L'assimilation n'a jamais été sérieusement atteinte, et malgré les irrégularités persistantes de la menstruation, il n'y a jamais eu d'anémie; le sang a conservé à peu près toute sa richesse et la peau sa teinte brune et colorée. Cette vue de pathogénie est du reste confirmée par les résultats thérapeutiques : ainsi, les ferrugineux, fréquemment employés dans ces dernières années, ont produit des effets de plus en plus incomplets, incertains, douteux ou nuls ; l'arsenic, au contraire, plusieurs fois administré, a généralement eu une action plus rapide, plus décisive et plus durable.

Dans les derniers mois de l'année 1862, la santé de Mlle P..... s'altère très-profondément. Névralgies dentaires fréquentes, douloureuses, s'irradiant aux diverses branches faciales; névralgies intercostales; palpitations cardiaques; éréthisme nerveux; perte de l'appétit, des forces et du sommeil; amaigrissement; constipation opiniâtre, plusieurs jours sans selle; dysménorrhée, aménorrhée; les règles apparaissent faiblement au commencement de décembre, après une interruption de quelques mois.

1er *janvier* 1863. — Le soir, à la suite d'atroces souffrances causées par un accès de névralgie trifaciale, la malade est prise, pour la première fois, d'une violente attaque d'hystérie convulsive, avec perte absolue de l'intelligence et du sentiment. Cet accident dure environ deux heures.

Le 2 et le 3, nouvelles attaques semblables aux précédentes, se prolongeant pendant une heure ou deux, et ne se reproduisant pas moins de six fois par jour.

Des contractions aussi violentes et aussi réitérées entraînent une dépense considérable de forces, ébranlent et épuisent cet organisme déjà si affaibli et le jettent bientôt dans le plus fâcheux état. De là les phénomènes suivants :

Anéantissement; exquise susceptibilité nerveuse; exaltation et perversion de la sensibilité générale et spéciale. Mlle P....., étendue sur son lit, a besoin, autour d'elle, d'une obscurité et d'un silence absolus : la plus légère impression blesse ses sens, l'agace et l'agite. Sensations de froid et de chaud nullement en rapport avec la température de la peau. Désordre, variations dans la calorification.

Sueurs nocturnes générales, excessives. Pouls fébrile, petit, dur et très-fréquent. Palpitations; étouffements; insomnie.

Le 3, je commence le traitement arsenical. Un centigramme acide arsénieux en solution à prendre chaque jour, à doses fractionnées.

4 janvier. — A partir d'aujourd'hui, les crises d'hystérie cessent d'être convulsives pour revêtir plutôt la forme cataleptique. Raideur tétanique; perte moins complète de la connaissance; sentiment de constriction à la gorge et à la poitrine; boule hystérique. Il y a eu cinq accès seulement, deux le matin et trois l'après-midi. Ils sont plus faibles et plus courts, les derniers surtout, et ne durent plus que trente et vingt minutes. Ils n'ont jamais paru la nuit.

Le 5 et le 6 janvier, calme toute la matinée. L'après-dinée, trois accès de dix à quinze minutes.

7 janvier. — Nuit satisfaisante. Quelques heures de bon sommeil. Journée meilleure. Moins de prostration. Un seul accès, le soir, de 15 minutes. Pouls plus souple et moins fréquent; peau moins chaude. Dégoût. Alimentation légère et proportionnée à la capacité digestive. Selle pour la première fois depuis sept jours. Apparition des règles.

8 janvier. — Pas de crise. La malade commence à être levée, et reste quelques instants sur un fauteuil. L'arsenic est continué.

10 janvier. — Nouveaux accès hystériques différant encore des précédents. Après avoir pris successivement le caractère des convulsions cloniques et toniques, ils vont s'arrêter maintenant à la forme syncopale; mais, à chaque transformation, nous les voyons s'atténuer et perdre de leur gravité. Ils se montrent à toute heure de la journée, au nombre de deux ou trois; durent de quinze à trente minutes; sont constitués par une sorte de syncope ou défaillance; éclatent spontanément, ou bien après la moindre fatigue, à la suite d'une sensation, d'une émotion relativement trop fortes. Résolution des muscles; immobilité; intelligence et sensibilité abolies ou émoussées. Cependant l'ouïe conserve parfois toute sa finesse, de sorte que le moindre bruit provoque un tressaillement pénible. En ce moment, le pouls, la respiration varient à peine et ne se ralentissent guère que vers la fin du paroxysme; la peau conserve sa chaleur et sa coloration normales : ces derniers signes distinguent ces défaillances de la véritable syncope.

Cessation des règles; elles ont été peu abondantes.

15 *janvier*. — Mieux sensible. Physionomie naturelle. Mlle P..... reste trois ou quatre heures levée dans son fauteuil. Toujours deux syncopes quotidiennes. La faiblesse persiste ; elle est maintenant d'autant plus manifeste qu'à la période d'éréthisme, d'exaltation et de fièvre, a succédé le calme et la dépression. Pâleur ; pouls petit, faible, régulier, encore un peu fréquent ; peau fraîche ; moins de sueurs ; sommeil la nuit ; sensibilité excessive au froid.

20 *janvier*. — Bien-être. Les sens, encore très-impressionnables, s'habituent de mieux en mieux à l'action des agents extérieurs. Alimentation. Défaut d'appétit. Cependant les digestions sont faciles. La constipation a cessé ; une selle par jour. La malade reste six heures levée, et commence à faire quelques tours dans son appartement, appuyée sur le bras d'une personne.

Mêmes syncopes ; seulement, régularisées depuis quelques jours, elles se renouvellent périodiquement tous les matins, entre sept et dix heures. Et, chose remarquable ! au lieu d'être provoquées par la fatigue de la journée, elles surviennent dans le lit, au réveil, avant le lever, au moment où les forces sont encore sous l'influence réparatrice de la nuit.

L'arsenic, pris, jusqu'à ce jour, à la dose de un centigramme, est élevé à 2 centigrammes pour mieux combattre la périodicité.

Les 21 et 22 janvier, une seule défaillance le matin, de plus en plus faible.

23 *janvier*. — Les accès sont définitivement supprimés.

26 *janvier*. — Les forces reviennent très-lentement. Pouls faible, à 60 ou 70. Mlle P... . reste levée pendant six ou huit heures dans la journée. Elle peut faire quelques tours dans son jardin. Diarrhée légère. L'arsenic est suspendu.

Mois de février.— A partir du 1er, usage du fer et du quinquina. Rien de saillant dans le mois. Le 22, les règles coïncident avec une légère attaque d'hystérie ; raideur sans convulsions Comme à toutes les époques menstruelles, elles sont précédées ou accompagnées de douleurs très-violentes dans les lombes, de céphalées, de palpitations, de points névralgiques, de lassitudes, d'éréthisme nerveux, de spasme.

4 *mars*. — La santé générale marche vers un rétablissement certain. Teint naturel ; fraîcheur ; retour vers l'embonpoint. Alimentation tonique et substantielle ; vin. Digestions régulières et faciles ;

selles normales ; cependant le sentiment de la faim ne se réveille pas ; Mlle P..... mange sans appétit. Elle reste levée tout le jour ; promenades quotidiennes à pied, par une température douce et un soleil vivifiant. L'examen attentif de la poitrine, répété aux diverses époques de la maladie, n'a révélé aucune trace de lésion organique. Et pourtant l'anéantissement des forces contraste singulièrement avec le bien-être général. Malgré le fer, le quinquina, une bonne hygiène, des soins rigoureux, l'ingestion d'une notable quantité d'aliments, la faiblesse musculaire persiste à peu près au même degré ; amyosthénie, paralysie incomplète. Les muscles faiblissent à la moindre fatigue ; la malade ne tarde pas à laisser échapper l'objet qu'elle tient à la main ; dans ses promenades très-courtes et limitées à un sol uni, elle s'avance avec lenteur, toujours soutenue par le bras de quelqu'un ; elle est obligée de s'arrêter et de se reposer souvent, ses jambes fléchissant aisément sous le poids du corps.

Depuis le 4 mars, sulfate de strychnine. Je commence par un centigramme ; j'arrive bientôt à 2, de manière à produire des démangeaisons à la tête, la raideur passagère des mâchoires, du cou et même des membres. Dès ce moment, je reviens à 1 centigramme, dose encore suffisante pour entretenir, pendant plusieurs heures, chaque jour, un faible degré de strychnisme.

5 *avril.* — Amélioration considérable. L'atonie et la paralysie musculaires ont cessé. Les forces se reconstituent franchement depuis le 15 ou le 20 mars. Elles sont maintenant proportionnées au reste de la santé et à la quantité, encore médiocre, de nourriture ingérée. L'appétit, toujours languissant, ne s'est pas mis au niveau de la stimulation générale.

La strychnine, à la fin, mal supportée, est suspendue.

Avril, mai et juin. — La santé se raffermit de plus en plus, sans être encore parfaite. En mai, un mois de traitement arsenical, à dose tonique de 1 centigramme d'acide arsénieux par jour ; en dernier lieu, il provoque un peu de saveur métallique. L'époque des règles est toujours marquée par le retour du spasme hystérique.

En juillet, bains de mer pendant un mois. Leur effet est très-satisfaisant. Rétablissement complet. Toutes les fonctions sont normales. L'appétit est enfin revenu. Digestions bonnes. Fraîcheur, vigueur musculaire, gaîté, sommeil. Calme ; le système nerveux reste enchaîné, autant que le comporte le tempérament de la jeune personne. La menstruation, devenue de plus en plus naturelle et périodique, a participé elle-même à l'harmonie générale et a pu s'établir et continuer sans accès hystériformes, sans souffrance.

1° *Réflexions sur quelques erreurs de diagnostic. Arsenic capable de les redresser.* — L'état nerveux, je l'ai déjà dit, simule toutes les maladies, et a été confondu avec la plupart d'entre elles, avec les inflammations, les congestions, les nosorganies, les affections chroniques. Il ne faut pas s'étonner de pareilles méprises; elles sont faciles et dépendent le plus souvent des influences que nous subissons tous plus ou moins, à notre insu. Lorsqu'une grande idée surgit dans la science, une de ces idées qui jettent tout d'un coup une vive lumière, longtemps la génération contemporaine en est éblouie, longtemps elle juge les faits soumis à son observation à travers l'impression qui la domine. Après la puissante individualité systématique de Broussais, on ne vit plus que des phlegmasies; après les belles découvertes modernes sur les maladies organiques des poumons et du cœur, on fut peut-être trop disposé de les voir là où elles n'existaient pas en réalité; ainsi furent méconnues beaucoup d'affections nerveuses. L'esprit humain s'affranchit lentement de la tradition; le passé pèse sur lui. L'indépendance est le rare privilége des natures fortes: à elles seules revient l'honneur de secouer le joug de bonne heure.

Les auteurs qui ont écrit sur la chlorose et le nervosisme, MM. Bouillaud et Bouchut en particulier, citent fréquemment des erreurs de diagnostic semblables à celle que je signale. Pour ma part, j'en ai souvent rencontré, et, dans le courant de ce travail, j'aurai occasion d'en citer plus d'un exemple. En voici un dans lequel la forme cardiaque de l'état nerveux a été prise pour une hypertrophie du cœur. L'arsenic, par la rapidité de ses effets, n'a pas tardé de confirmer pleinement le diagnostic.

Observation XVI. — État nerveux. — Palpitations et douleurs cardiaques violentes; oppression. — Adynamie. — Névropathies diverses. — Arsenic.

1861. — Mlle R..., 24 ans; grande, forte, bien développée; teint coloré; prédominance habituelle et exagérée du tempérament nerveux.

Jusqu'à 14 ans, santé parfaite. A cette époque, le corps prend tout à coup un accroissement considérable; le système nerveux commence à établir son fâcheux empire; la nutrition languit; maigreur; débilité; gastralgie qui dure huit mois, avec des vomissements opiniâtres; la santé reste altérée pendant deux ans. Usage du fer.

De 16 à 19 ans, état général assez bon. Au bout de ces trois ans, première apparition des règles; dysménorrhée. A vingt ans, fièvre typhoïde. Les troubles nerveux se prononcent davantage; aménorrhée pendant six mois. Chlorose.

De 21 à 23 ans, le nervosisme a développé de profondes racines, et s'est définitivement implanté dans la constitution. Exaltation de la sensibilité organique et morale; mobilité et bizarrerie du caractère; désordres névropathiques fréquents : palpitations de cœur, névralgies intercostales et trifaciales. Emploi répété des ferrugineux; mais leurs effets sont de moins en moins durables et certains. Bains de mer.

En juillet, août et septembre 1861, les palpitations se réveillent avec une intensité croissante et deviennent très-fatigantes; souffrances névrosiques diverses; l'état général est sérieusement atteint.

Mlle R.. et sa famille croient positivement avoir affaire à une hypertrophie du cœur. Aussi, durant ces trois mois, le traitement est-il dirigé en conséquence : digitale et ventouses; régime débilitant, nourriture végétale exclusive et peu abondante.

Au commencement d'octobre, appelé, pour la première fois, à donner mes soins à Mlle R..., je constate, après un examen très-attentif, les faits suivants :

1° Palpitations du cœur : c'est le symptôme le plus douloureux et le plus saillant. Elles siégent à la partie supérieure et interne du sein gauche, au niveau des 3me, 4me et 5me côtes.

Essentiellement intermittentes, elles sont d'une fréquence excessive, violentes, tumultueuses, insupportables. Elles durent 20, 30 et 40 minutes. Elles renaissent à chaque instant, tantôt spontanément, tantôt sous l'influence la plus légère, après la moindre émotion, le plus faible mouvement exécuté même dans le lit. Elles sont inévitables à la suite des digestions. Leur force et leur durée dépendent beaucoup de l'intensité de la cause. Lorsqu'elles sont passées, les battements cardiaques reviennent à leur rhythme naturel.

Impulsion marquée, mais elle n'est pas dure et vibrante. Elle est circonscrite, a le même siége que les palpitations, se montre et disparaît avec elles Elle est très-vivement sentie par la malade.

La matité précordiale, bornée à ses limites normales, n'offre rien d'exagéré. Résonnance parfaite dans le reste de la poitrine.

2° Troubles névropathiques nombreux. Douleur au cœur très-aiguë; sentiment de constriction à la gorge et derrière le sternum; oppression, anxiété. Toutes ces sensations, intermittentes, suivent en général les oscillations des palpitations, et viennent, en les compliquant, augmenter encore les angoisses de la malade. Pendant l'accès, facies abattu, éteint; refroidissement; concentration nerveuse.

Névralgies intercostales; gastralgie. Depuis longtemps insomnie; elle est quelquefois complète. Sommeil très-court et léger, sans cesse interrompu par des palpitations, des cauchemars, des rêves pénibles, le moindre bruit. Très-grande susceptibilité nerveuse. Vivacité et mobilité des sensations; irascibilité.

3° Nutrition en souffrance. La figure, autrefois vive et colorée, est maintenant pâle et triste. Pas d'appétit. Alimentation végétale et insuffisante; suppression du vin; digestions lentes et pénibles; constipation; amaigrissement. Adynamie profonde; faiblesse musculaire, essoufflement et fatigue considérable après le plus léger exercice, après quelques minutes de marche seulement.

Menstruation laborieuse, marquée par un redoublement de l'état nerveux. Leucorrhée.

Pas de congestion séreuse ou sanguine, pas de signes à la face ou aux extrémités indiquant un obstacle au cours du sang, une lésion organique du cœur.

Des symptômes aussi tranchés ne peuvent laisser aucun doute au diagnostic Aussi, malgré des convictions d'abord diamétralement opposées aux miennes, j'institue le traitement suivant, dont les effets vont être si rapides :

9 *octobre.* — Solution arsenicale ; dose quotidienne : 12 milligrammes d'acide arsénieux, en quatre fois. Je n'hésite pas à préférer ici l'arsenic au fer, car la chlorose est secondaire, tandis que l'état nerveux est capital, dominant. Le fer, du reste, a déjà, chez la malade même, révélé plusieurs fois son insuffisance.

Alimentation n'ayant d'autres limites que les aptitudes digestives. Elle sera variée et composée surtout de viandes noires rôties ; vin ; exercice proportionné aux forces ; hygiène morale.

Les premières doses d'arsenic provoquent quelques nausées ; je réduis à 8 milligrammes pendant deux ou trois jours, pour remonter ensuite et rester définitivement à un centigramme.

14 *octobre.*— Mieux déjà très-sensible. Les palpitations, plus régulières et moins fréquentes, ont perdu de leur force. L'amélioration porte principalement sur la douleur au cœur, le sentiment de constriction à la gorge et à la poitrine, l'oppression et les angoisses. Tous ces symptômes ont beaucoup diminué.

Retour vers l'appétit, le sommeil et le calme.

24 *octobre.* — La santé va se rétablissant. Les palpitations et les autres troubles nerveux deviennent toujours plus faibles et éloignés. Appétit vif ; tous les aliments indistinctement sont bien digérés. Plus de constipation. Sommeil excellent, profond, réparateur et se prolongeant pendant dix heures consécutives dans la nuit, sans cauchemars, sans palpitations. Exercice progressif. Réveil des forces.

31 *octobre.* — L'innervation générale et la nutrition se relèvent et s'harmonisent de plus en plus. Les palpitations, rares, courtes et légères, ne se montrent plus qu'accidentellement, à la suite d'une émotion ou d'une fatigue excessives. Le travail de la digestion reste maintenant sans effet sur elles. La douleur cardiaque est à peu près nulle. Le sentiment de constriction sternale et d'étouffement a totalement disparu.

Examen de la poitrine : du côté du cœur, battements réguliers ; absence de matité et de bruits anormaux ; pas d'impulsion. Sonorité partout ailleurs.

Exaltation de la sensibilité cérébrale et périphérique très-modérée. Calme habituel. Appétit vorace ; alimentation substantielle ;

reconstitution du sang; teint frais et coloré ; embonpoint. Vigueur ; longues promenades à pied ; énergie musculaire très-prononcée, surtout aux jambes : c'est même là, d'après la malade, un des traits les plus appréciés de son bien-être.

A la dernière période menstruelle (26 octobre), sang plus plastique et plus abondant; très-peu d'éréthisme nerveux.

30 *novembre.* — Rétablissement complet. La santé est dans toute sa plénitude. L'arsenic, continué jusqu'à ce jour à la dose de un centigramme, est suspendu.

2° *Réflexions sur le nervosisme cérébral. Diagnostic différentiel.* — Si l'état nerveux est infiniment plus commun chez la femme que chez l'homme, la forme cérébrale semble, au contraire, faire exception à la règle : cela ressort du moins de ma propre observation. Cette variété a donné lieu aussi à de fréquentes méprises; j'en ai également constaté. Que de fois, en effet, le nervosisme cérébral n'a-t-il pas été confondu avec la congestion, le ramollissement, les tumeurs du cerveau, l'apoplexie imminente! L'erreur est d'autant plus facile que le vertige nerveux, avec étourdissements, douleurs profondes de la tête, marche chancelante, n'est pas rare chez des individus de 40 à 50 ans, bien nourris, ayant de l'embonpoint, menant une vie sédentaire, offrant en un mot certaines apparences apoplectiques (1). Ici encore, toutes les sévérités d'une thérapeutique inopportune : saignées, sangsues, purgatifs, pédiluves, cautères, sétons, nourriture restreinte, régime végétal, manquent leur but et aboutissent au redoublement des symptômes, à une surexcitation effrénée, à une hypochondrie et même à une misanthropie insurmontables. Dans ces cas, j'ai toujours appliqué avec succès le sulfate de quinine, et surtout l'arsenic, en y joignant pour auxiliaires indispensables une alimentation suffisante, l'hygiène morale, un exercice ré-

(1) *Voir*, par exemple, l'observation XXI.

gulier et progressif. L'observation suivante confirme la plupart de ces réflexions.

Observation XVII. — État nerveux; forme cérébrale : vertiges; étourdissements; titubation. — Névralgies. — Hypochondrie. — Anéantissement des forces. — Arsenic. — Rétablissement.

V....., ouvrier verrier, âgé de 25 ans (1862), d'un tempérament nerveux, d'une constitution maigre et délicate, est atteint pour la première fois des symptômes suivants, qui caractérisent la forme céphalique de l'état nerveux.

Depuis le mois de septembre, vertiges avec étourdissements, éblouissements, bourdonnements d'oreille; le malade chancelle comme un homme ivre.

Ces accidents, plutôt diurnes que nocturnes, se montrent à toute heure, par accès de cinq à dix minutes, se répètent de une à quatre fois dans la journée, se succèdent par périodes de quatre, cinq ou six jours, séparées par un ou deux jours d'intermission. Depuis le début, ils ont toujours augmenté de durée, de fréquence et d'intensité.

Ces accès sont précédés d'un aura thoracique s'élevant jusqu'à la tête, avec froid général, pâleur et concentration. Ils sont suivis de chaleur, de sueurs, d'une douleur épicrânienne vive, constante, se prolongeant trois à quatre heures; quelquefois, il s'y joint une névralgie faciale et cervicale gauche s'irradiant le long du membre supérieur correspondant. A la fin, le malade reste brisé et anéanti. La sensibilité cérébrale est habituellement pervertie : mélancolie, hypochondrie, crainte exagérée de voir l'affection devenir incurable.

Renvois nidoreux; gonflements abdominaux.

La fréquence des accès et la perte des forces ont exigé, de bonne heure, une complète interruption de travail.

Pendant un mois et demi, le traitement, basé sur l'idée d'une congestion cérébrale, consiste en émissions sanguines, purgatifs, pédiluves, avec régime débilitant.

Loin d'être amélioré, le nervosisme se trouve aggravé à la suite de cette médication.

Je vois alors le malade pour la première fois (8 novembre 1862). Je prescris l'arsenic pendant deux mois et une alimentation substantielle.

Les accès ne tardent pas à devenir de plus en plus faibles, rares, et à être séparés par des intermittences plus longues. Le quinzième jour, ils avaient complétement cessé. Retour des forces. Contentement. Rétablissement durable.

Voici un exemple de nervosisme ancien et intense, sans mélange de chlorose, coïncidant même avec une disposition contraire. Les cas de ce genre commandent d'autant plus impérieusement l'arsenic, qu'ils contre-indiquent le fer et se trouvent ainsi privés d'un précieux auxiliaire.

Observation XVIII. — Etat nerveux avec constitution pléthorique. — Palpitations cardiaques et artérielles. — Névropathies. — Troubles de la sensibilité cérébrale et périphérique. — Mélancolie. — Amyosthénie. — Arsenic.

N..... G..... a 24 ans ; elle est très-vigoureusement constituée. Son père a été toute sa vie asthmatique ; sa mère a été emportée par un cancer ; une de ses sœurs est morte tuberculeuse, l'autre est névropathique.

Cette fille a toujours joui d'une parfaite santé jusqu'au milieu de l'année 1860. L'état nerveux commence à se développer chez elle vers cette époque. Elle en fait remonter la cause à de violentes émotions qu'elle éprouva au moment de ses règles.

Elle a d'abord des palpitations nerveuses du cœur, des étouffements et des névralgies trifaciales et intercostales très-aiguës. Pendant un an environ, ces accidents suivent une marche lentement progressive, tout en se compliquant de nouvelles névropathies. Mais, à partir du mois de juillet 1861, ils acquièrent surtout beaucoup d'intensité.

25 *novembre* 1861. — Etat actuel :

Constitution forte et pléthorique ; teint frais et coloré ; embonpoint marqué ; nutrition s'accomplissant parfaitement ; bon appétit ; fonctions digestives excellentes, moins une constipation opiniâtre.

Les règles ont commencé à 16 ans. Elles n'ont jamais cessé

d'être faciles et naturelles. Elles durent pour l'ordinaire trois ou quatre jours, sang noir, épais et abondant. L'état nerveux a toujours eu très-peu de retentissement sur la menstruation ; seulement les trois dernières époques ont éprouvé du retard.

Cet état général contraste singulièrement avec les souffrances de la malade, forcée depuis plus de deux mois d'interrompre tout travail.

Palpitations de cœur très pénibles, augmentant à la moindre cause physique ou morale ; sentiment de constriction derrière le sternum, oppression. Palpitations artérielles dans plusieurs régions, principalement derrière les clavicules, aux parties latérales du cou, aux tempes, aux mollets. Persistance des névralgies faciales et intercostales. Douleurs aux lombes et au bas-ventre relativement très-modérées.

Ces divers troubles éclatent ou s'exaspèrent à la moindre émotion, à la moindre impression sensitive, aux époques menstruelles ; ils se répètent avec une très-grande fréquence dans la journée, sont presque continus, offrent des exacerbations irrégulières et laissent peu de répit.

Insomnie, ou sommeil très-léger, rêvasseries, cauchemars.

Exagération et perversion de la sensibilité cérébrale et périphérique, générale et spéciale.

Sensations alternatives de froid glacial ou de chaleur brûlante aux épaules, aux bras, aux cuisses ; il semble parfois qu'on applique des linges mouillés sur ces parties : ce sont là de simples perturbations de la sensibilité cutanée auxquelles ne répond nullement la température réelle du corps.

Eréthisme nerveux ; agitation ; caractère irascible, timide, concentré et défiant ; exaltation religieuse ; conscience sans cesse tourmentée par des scrupules ou des remords imaginaires ; mélancolie ; tristesse habituelle ; idées sombres, penchant au suicide : plusieurs fois la malade a tenté de se laisser mourir de faim.

Un fait, commun dans le nervosisme, mérite surtout d'être signalé ici : avec toutes les apparences de la vigueur, la fille G.... est sans force musculaire ; le moindre usage de ses jambes cause une fatigue extrême et redouble ses souffrances.

Aujourd'hui (25 novembre), début du traitement. Dose quotidienne : solution avec 12 milligrammes d'acide arsénieux, administrée en quatre fois.

10 *décembre.* — Amélioration très-marquée. Les palpitations du cœur, celles du cou, des tempes et des mollets sont devenues rares et faibles; elles se réveillent modérément même à la suite des diverses causes, émotions ou fatigues, qui les augmentaient auparavant; l'oppression sternale a également diminué, et, sous ce double rapport surtout, la malade accuse déjà un très-grand soulagement.

Les diverses névralgies de la tête et du thorax sont en décroissance. Les douleurs des reins et du bas-ventre n'ont pas suivi une rétrogradation également rapide : aussi dominent-elles maintenant, quoiqu'elles fussent médiocres dans le principe.

Moins d'éréthisme nerveux.

La constipation habituelle a cessé ; une selle régulière par jour, sans diarrhée ni coliques.

20 *décembre.* — Progrès. Les symptômes précédents, même les douleurs lombaires et hypogastriques, sont presque nulles.

Calme général ; sommeil naturel et prolongé la nuit.

Les forces renaissent, vigueur dans les jambes.

5 *janvier* 1862. — L'état nerveux s'est complétement dissipé. Le moral, dégagé de l'exaltation que lui avait prêtée la maladie, revient à son état normal et n'offre plus que les imperfections inhérentes au caractère et à l'éducation mêmes.

La menstruation, après quelques retards passagers, s'est régularisée.

L'innervation, comme toutes les fonctions, a reconquis son harmonie, le système musculaire son énergie, la santé enfin toute sa plénitude.

L'arsenic est suspendu, après avoir été pris tous les jours à la dose moyenne de un centigramme.

§ IV. — *Arsenic dans l'état nerveux survenant pendant et après la ménopause.*

Le commencement et la fin de la période utérine, la puberté et la ménopause, sont deux époques d'explosion pour l'état nerveux.

En opérant, l'une la concentration du mouvement organique vers l'utérus, l'autre sa décentralisation, elles entraînent la perte d'équilibre entre la nutrition et l'innervation générale, et conséquemment le désordre de celle-ci.

Mais les rapports entre les actes d'innervation et ceux d'assimilation étant diversement troublés à ces deux âges de la vie, il en résulte des différences capitales dans la physionomie et le traitement du nervosisme.

Celui de la puberté est lié à la période la plus active du développement féminin, à l'établissement de fonctions nouvelles, à la création d'un nouveau centre d'innervation ; aussi est-il accompagné d'insuffisance et de perversion de la nutrition, dont le premier degré est la chlorose, avec anémie, atonie digestive, langueur générale, amaigrissement, cachexie, et dont la dégradation extrême est la tuberculisation.

L'état nerveux de la ménopause est entouré de conditions opposées. Il arrive dans la plénitude du développement organique, au moment où la vie utérine va cesser, où un centre d'innervation va s'éteindre ou bien se déplacer ; il coïncide très-souvent avec la puissance digestive, la vigueur, l'embonpoint, l'obésité même, en un mot avec une nutrition exubérante qui n'exclut pas toujours un certain degré de lymphatisme et de pléthore séreuse. et qui, poussée à son dernier terme de déviation et de perversion, aboutit au cancer.

Ces considérations entraînent des différences non moins grandes dans le traitement. Si le nervosisme de la puberté, tout en réclamant, quelquefois même impérieusement, l'emploi de l'arsenic, ne peut guère se passer du fer, celui de l'âge critique, au contraire, exige formellement l'usage du premier médicament, à l'exclusion du second, souvent inutile ou dangereux.

Les observations suivantes renferment l'application de ce principe important de thérapeutique (1).

(1) *Voir* aussi l'observation IV.

Observation XIX. — Etat nerveux. — Mobilité nerveuse. — Névropathies. — Spasmes hystériques. — Asthme. — Arsenic.

La femme R....., 43 ans (1861), tempérament nerveux; embompoint; a eu fréquemment des névralgies et des névropathies viscérales. Pas de maladie organique.

Elle a cessé d'être réglée à 40 ans. L'âge critique a déterminé chez elle une recrudescence de l'état nerveux. Depuis trois ans environ, voici sous quel aspect s'offrent les accidents:

Ils reviennent tous les mois périodiquement. Il y a eu d'abord éréthisme et mobilité nerveuse, névralgies faciales, spasme hystérique, aura, céphalées, vertiges, palpitations, oppression, étouffements. Ces symptômes se sont ensuite transformés en véritables attaques d'asthme avec respiration sifflante et suffocation. Dans le principe, les accès ne duraient que trois ou quatre jours; plus tard, ils se sont prolongés huit et douze jours. Et si, dans leur marche, ils ont subi des oscillations, en somme ils ont été toujours croissant d'intensité.

Dans l'intervalle des crises, la santé redevient normale.

Les divers antispasmodiques, le fer, les saignées ont été appliqués sans succès.

En janvier 1861, j'institue le traitement suivant :

Le retour des accès étant régulier et pouvant se calculer exactement à l'avance, la malade prendra la solution arsenicale tous les mois; elle commencera huit jours avant la période paroxyntique, et continuera pendant toute sa durée, pour interrompre ensuite. La dose quotidienne sera de 12 milligrammes d'acide arsénieux, pris en quatre fois.

En voici les résultats :

La première attaque, celle qui devait suivre le début de la médication, est retardée et réduite à trois ou quatre jours d'oppression légère; la seconde fait complétement défaut le mois suivant. Depuis lors les accidents n'ont plus reparu.

L'usage intermittent de l'arsenic est continué pendant cinq mois.

Observation XX. — Etat nerveux. — Céphalalgie, névralgies, gastralgie et entéralgie violentes ; vomissements. — Palpitations cardiaques. — Insomnie. — Eréthisme nerveux. — Atonie digestive. — Amaigrissement. — Adynamie. — Arsenic.

Femme B....., 50 ans, grande, forte et bien constituée ; tempérament modérément nerveux. Elle a cessé d'être réglée à 46 ans ; depuis cette époque, elle est de temps en temps atteinte de douleurs mobiles en plusieurs points, de sciatique et de surexcitation nerveuse.

A partir du mois de mai 1863, les névropathies deviennent plus nombreuses, plus vives et plus opiniâtres Voici quelle est la situation en septembre :

Céphalalgie invétérée ; névralgies fronto-temporales ; gastralgie et surtout entéralgie très-fortes ; vomissements.

Ces douleurs rémittentes offrent deux paroxysmes, un le matin, très-court, l'autre l'après-midi, très-violent et ne durant pas moins de six à sept heures. Pendant ce temps, la malade est obligée de garder le lit.

Oppression ; palpitations de cœur sans nosorganie. Eréthisme nerveux habituel ; caractère sombre et bizarre, insomnie rebelle.

L'intensité et la prolongation des souffrances ont fini par altérer la santé générale : atonie digestive ; pas d'appétit ; constipation ; perte des forces ; amaigrissement.

9 *septembre*. — Commencement du traitement arsenical : un centigramme d'acide arsénieux, porté rapidement à 2 centigrammes.

Le 11, les douleurs ont diminué ; l'accès du soir a été retardé de deux heures et a fini plus tôt.

Le 12, le paroxysme est plus faible encore, et, pour la première fois, il ne force pas la malade de rester au lit.

Les jours suivants, il s'atténue sans cesse, et les dernières douleurs, vagues et légères, disparaissent bientôt. L'arsenic est réduit à un centigramme.

A partir du 20, l'appétit se réveille et est suivi du retour du sommeil et des forces.

Le 1er octobre, appétit excellent ; stimulation digestive ; pas de constipation. Pas de souffrance ; vigueur ; embonpoint ; bien-être.

L'arsenic est interrompu du 10 au 25 octobre, puis repris pendant vingt jours encore. — Guérison maintenue.

Observation XXI. — Etat nerveux ; forme cérébrale ; vertiges ; étourdissement ; douleurs de tête ; titubation. — Névralgies. — Spasmes viscéraux. — Arsenic.

Femme G...., 49 ans ; constitution forte, embonpoint très-développé ; tempérament nerveux, lymphatique, vie sédentaire ; bon appétit ; digestions régulières. Cessation des règles depuis quatre ans.

Cette femme, habituellement névropathique, est sujette aux névralgies intercostales et faciales, aux spasmes viscéraux, surtout hystériques, à la mobilité nerveuse.

Depuis le commencement du mois d'août 1863, l'état nerveux a pris plus spécialement la forme cérébrale : vertiges, étourdissements ; douleurs de tête, titubation.

Ces symptômes se montrent par accès diurnes et jamais nocturnes. Ils apparaissent plusieurs fois dans le jour, et durent de un quart d'heure à une heure. Ils sont accompagnés de froid, de pâleur et de concentration.

Dès le 14 septembre, un centigramme d'arsenic, continué pendant un mois.

Le 20, les accès sont considérablement réduits, et ont totalement cessé une semaine après.

Observation XXII. — Diathèse nerveuse. — Violentes palpitations. du cœur. — Angine de poitrine. — Etat grave. — Arsenic. — Plus tard belladone et huile essentielle de térébenthine.

Octobre 1860. — Mme B....., 48 ans ; tempérament très-nerveux ; spasmes hystériques dès l'âge de 18 à 20 ans. Obésité excessive, très-gênante. Palpitations nerveuses du cœur datant de six ans et coïncidant avec la ménopause. Elles sont intermittentes, assez fréquentes et séparées pas des périodes de santé parfaite. Depuis 1857, deux ou trois accès d'angine de poitrine de moyenne force. Pas de maladie organique du centre circulatoire, ou du moins très-légère hypertrophie due sans doute au surcroît d'activité fonctionnelle. Pas de varices, ni d'œdème, ni d'injection de la face.

Depuis plusieurs mois, à la suite de chagrins profonds et prolongés, palpitations cardiaques et spasmes très-fréquents. Ces accidents se montrent sous forme d'attaques de six à huit jours de durée. Chacune d'elles se compose d'une série d'accès qui tendent à se rapprocher et à augmenter d'intensité.

Traitements divers et infructueux : diurétiques, bains, éther, et surtout digitale dont la malade a fait particulièrement usage pendant longtemps.

26 *octobre.* — Après dix jours environ de calme presque complet, apparaît une nouvelle attaque plus forte que les précédentes. Elle est caractérisée par les mêmes souffrances, auxquelles viennent se joindre de vives douleurs à la région sternale.

30 *octobre.* — J'observe Mme B.... pour la première fois. Elle garde le lit. Depuis le 26, les accès, séparés par des intervalles de plus en plus courts, sont devenus presque continuels. Ils varient beaucoup. Leur moyenne est de une heure à deux heures, mais ils durent souvent davantage. D'abord légers, ils vont chaque jour gagnant d'intensité. Ils ne sont pas tous d'égale force. Plusieurs d'une violence extrême ont failli emporter la malade. Du reste, par leur physionomie très-complexe et leur gravité, ils méritent une courte description.

Chacun d'eux débute brusquement et atteint bientôt son plus haut degré, ayant pour cortége les symptômes suivants :

Palpitations du cœur petites, rapides, tumultueuses, très-pénibles, s'élevant en quelques secondes à une fréquencetelle, qu'il devient impossible de les compter. Dès que le paroxysme a fini, le pouls retombe immédiatement à 90 et 80.

Douleur constrictive et déchirante au devant de la poitrine, surtout au bas du sternum et à la région précordiale. Elle s'irradie sur les côtés du cou, aux tempes, à l'occiput ; le long des membres supérieurs, principalement à gauche, jusqu'au bout des doigts ; aux parois de la poitrine, sur le trajet des nerfs intercostaux qui, en plusieurs points, deviennent le siége de névralgies très-aiguës, particulièrement au niveau des seins et des attaches diaphragmatiques.

Respiration très-précipitée, atteignant rapidement 45 ou 50

inspirations par minute. Sentiment de constriction à la gorge, aphonie, toux sèche, convulsive, pénible, provoquant la sortie d'une petite quantité de sang.

État syncopal presque continu ; oppression considérable, anxiété, angoisses inexprimables, parfois imminence de suffocation. Perceptions obtuses ; rarement perte de connaissance. Ordinairement renversée en arrière et immobile, la malade ne peut parler, mais elle entend et voit faiblement encore ce qui se passe autour d'elle.

Tous ces symptômes, à marche parallèle, sont en rapport direct d'intensité et de durée : ils éclatent, augmentent et cessent simultanément.

Les accès n'exigent pas une attitude spéciale, comme chez les asthmatiques et les individus atteints d'une maladie organique du cœur ou des poumons. Dans les moments de répit, la nuit surtout, Mme B..... peut prendre toutes les positions dans son lit, et préfère même avoir la tête basse.

Ces crises se terminent souvent par un dégagement considérable de gaz intestinaux suivi de soulagement. Elles sont plus fréquentes le jour que la nuit, se dissipent rapidement quand elles approchent de leur fin, laissant après elles divers points névralgiques, beaucoup de susceptibilité nerveuse, une grande fatigue, l'anéantissement des forces.

Le 30 octobre, j'institue le traitement arsenical : le premier jour, 5 milligrammes d'acide arsénieux en solution et à doses fractionnées ; le deuxième, 1 centigramme ; le troisième, 15 milligrammes ; et à partir du quatrième, 2 centigrammes.

Du 31 octobre au 2 novembre, sous l'influence de l'arsenic, les accès s'éloignent de plus en plus, offrent des intermissions plus longues, souvent de plusieurs heures ; ils ont une tendance à se régulariser et à se montrer périodiquement l'après-midi. Leur intensité a peu diminué et, le 2 au soir, il y a eu même encore un redoutable paroxysme.

3 *novembre*. — Nuit bonne ; matinée calme. De onze heures à midi, palpitations, douleurs, oppression modérées. Bien, le reste du jour. La malade commence à se lever.

6 *novembre*. — Le mieux continue. Plus de fortes crises. L'acide arsénieux est réduit à la dose de 1 centigramme par jour.

10 *novembre*. — La santé revient à son état normal. Sommeil

bon. Digestions faciles, de pénibles qu'elles étaient précédemment. Réveil de l'appétit et des forces.

15 *décembre*. — Mme B..... n'a plus eu ses attaques dont elle craint le retour à peu près régulier, comme les mois passés. Cependant, de temps en temps elle éprouve quelques accidents névropathiques passagers et nullement sérieux, tantôt des palpitations, tantôt de la toux, ou bien des points névralgiques, de la céphalagie, de l'éréthisme nerveux.

L'arsenic, continué jusqu'alors à la dose quotidienne de 1 centigramme, est suspendu à la suite de quelques phénomènes d'intolérance, tels que : nausées, accompagnées une fois de vomissement, répugnance extrême pour la solution minérale, à laquelle Mme B.... a fini par trouver une saveur métallique des plus désagréables, malgré sa complète insipidité.

1er *février* 1861. — En somme, amélioration considérable, malgré de très-rares et faibles moments de souffrance. Le traitement arsenical est repris de temps en temps.

Au commencement d'octobre 1861, Mme B..... a éprouvé quelques troubles névrosiques. Redoutant les crises si douloureuses et si inquiétantes de l'an dernier, elle s'empresse de faire de nouveau usage de l'arsenic, abandonné depuis le mois de mai. Elle le continue pendant une soixantaine de jours, en l'interrompant quelquefois, et le cesse à la première apparition des phénomènes d'intolérance déjà signalés.

Décembre 1861. — L'année qui finit a été bien différente des précédentes. Depuis le mois d'octobre 1860, état satisfaisant. Les souffrances ont toujours été accidentelles, très-éloignées, de courte durée et le plus souvent légères.

1862. — Mme B....., depuis longtemps habituée à souffrir et à juger sa position, reconnaît elle-même, en comparant le présent et le passé, l'heureuse influence exercée sur elle par l'arsenic, et se félicite du bien-être qu'elle a obtenu.

Cependant elle est forcée de renoncer à la médication, à cause du dégoût, des nausées et même des vomissements qui, à la fin, ne manquent pas d'être déterminés par les plus légères doses. Il y a chez elle une véritable saturation arsenicale, due à l'absorption de douze litres au moins de solution pris, d'intervalle à intervalle, dans une période de deux ans.

1863. — De nouveaux chagrins réveillent et entretiennent les palpitations et les névropathies diverses, mais à un degré moindre qu'en 1860 et 1861.

Pendant cette année, Mme B....., obligée de faire un long séjour à Paris, suit ce traitement formulé par le professeur Trousseau :

Extrait de belladone, à doses faibles et progressives, chaque mois; huile essentielle de térébenthine.

La médication est très-exactement appliquée, sans interruption, de mars en août, moins régulièrement dans les mois suivants. Elle a pour effet de modérer les souffrances; mais, de l'aveu même de la malade, les résultats sont bien moins décisifs et satisfaisants qu'ils ne l'ont été pendant l'usage de l'arsenic.

1° Réflexions : Etat nerveux et nosorganie affectant les mêmes organes. Diagnostic différentiel. Arsenic comme élément de diagnostic.— Si on a pu confondre, comme je l'ai dit plus haut, l'état nerveux avec une maladie organique qui n'existait pas, l'erreur est bien plus facile quand les deux affections marchent ensemble, et surtout quand elles atteignent simultanément les mêmes organes : tel est le cas du nervosisme cardiaque associé à une hypertrophie ou à un rétrécissement des orifices du cœur. On lira bientôt une observation de ce genre très-intéressante.

Avec de l'attention, on arrive presque toujours à distinguer la névrose des maladies aiguës ou chroniques avec lésions matérielles évidentes.

Celles-ci, en effet, sont remarquables par leur fixité, leur continuité, leur uniformité, la régularité de leur progression et de leur décroissance; elles offrent des signes pathognomoniques tranchés, et réveillent des désordres généraux, réactions ou sympathies, ordinairement proportionnés à leur intensité et à l'importance de l'organe affecté.

Les troubles inhérents au nervosisme ont des caractères tout autres. Ils sont mobiles, irréguliers, intermittents, brusques dans leurs allures, leur invasion, leur marche et leur disparition ; il n'est pas rare de les voir arriver d'emblée à leur summum d'intensité ; leur violence contraste souvent avec la bénignité, l'absence même des symptômes généraux ; plus fréquents chez la femme que chez l'homme, ils ont presque toujours eu des antécédents de même nature dans la vie de l'individu.

Néanmoins, que de difficultés ne rencontre-t-on pas dans la pratique ! Que de fois les symptômes incomplets, confus, vagues et insuffisants, ne viennent-ils pas tenir en suspens toute la sagacité du médecin !

Dans ces diverses circonstances, l'arsenic n'est pas seulement un agent thérapeutique de premier ordre, il devient encore un élément précieux pour aider et assurer le diagnostic. Il en est même parfois le complément indispensable. Je recommande son application ; elle est féconde en résultats utiles, soit pour arriver à la connaissance des affections nerveuses en général, soit pour préciser tout accident de cette nature. Si les troubles névrosiques existent seuls, le médicament emporte avec eux la maladie tout entière ; si, au contraire, il y a à la fois névrose et nosorganie, la première se dégage d'abord et disparaît, laissant l'autre simplifiée, débarrassée de l'élément nerveux qui l'obscurcissait, la compliquait, et souvent même l'aggravait singulièrement.

OBSERVATION XXIII.— Diathèse nerveuse. — Coïncidence du nervosisme cardiaque avec une maladie organique du cœur. — Palpitations ; suffocation ; toux. — Névropathies diverses. — Arsenic.

1860. — Mme P....., 45 ans ; tempérament nerveux ; amaigrissement considérable ; constitution usée ; a toujours été bien réglée, sauf les anomalies dues à la ménopause. Habituellement névropathique, elle l'a été davantage à la puberté et aux approches de l'âge critique. Elle présente à la fois une maladie organique du cœur avec rétrécissement de l'orifice auriculo-ventriculaire gauche, et une névrose thoracique, affections susceptibles de provoquer toutes deux de la toux, de la suffocation et des palpitations. Herpétisme dans la famille.

Des vicissitudes nombreuses ont traversé la santé de cette dame, et ont contribué à la jeter dans un nervosisme profondément invétéré.

D'une organisation délicate dans sa jeunesse, elle devient chlorotique à la puberté, et conserve dès lors des palpitations nerveuses du cœur. Mariée à vingt ans, elle a successivement sept enfants, les allaite tous outre mesure, sauf les deux derniers, qu'elle est obligée de mettre en nourrice. Elle a souvent de mauvaises grossesses, des accouchements très-laborieux et des accidents puerpéraux.

En 1846 et 1849, elle a deux atteintes graves de rhumatisme articulaire aigu généralisé. Ici se retrouve l'origine de la maladie organique du cœur, car c'est à cette époque que remontent les troubles circulatoires, signes aujourd'hui très-accusés d'un rétrécissement de l'orifice auriculo-ventriculaire gauche.

Abus des émissions sanguines. Mme P..... a été saignée : une ou deux fois à chaque grossesse ; fréquemment dans l'intervalle pour des palpitations et des étouffements; bien plus souvent encore pendant et depuis son rhumatisme. Que de fois ne l'a-t-elle pas été pour des accidents purement nerveux ! Du reste, les émissions sanguines et la digitale ont été, jusqu'à présent, la base exclusive de sa thérapeutique.

Telles sont les nombreuses causes du délabrement de la santé et de la diathèse nerveuse.

Je complète ce tableau par quelques traits eux-mêmes significatifs : Mme P..... a actuellement cinq enfants, cinq filles; toutes ont eu des névroses : l'aînée, âgée de 24 ans, et la plus jeune de 9 ans, ont été atteintes de chorée (1); la seconde, 22 ans, de chlorose, puis d'état nerveux et de convulsions hystériques graves (2); la troisième, 19 ans, est chlorotique et nervosique; la quatrième, 14 ans, le devient. On remarquera cet exemple d'hérédité et de filiation des névroses.

Passons aux symptômes. Il y a :

(1) *Voir* plus bas, observations LXI et LXII.

(2) *Voir* plus haut, observation XV.

D'une part, étouffements, palpitations, dyspnée habituelles. Pouls petit, inégal, intermittent, irrégulier. Perversion du rhythme des mouvements du cœur; trois à quatre bruits pour une seule contraction. Hypertrophie modérée, matité plus étendue, impulsion. — Développement exagéré du système veineux. Jugulaires gonflées, agitées de pulsations isochrones à celles des artères. Membres, les inférieurs surtout, couverts d'un réseau variqueux très-serré. — De temps en temps, principalement à la suite de fatigues, aggravation des symptômes. Stagnation du sang; turgescence des veines; teinte violacée, cyanosée des téguments; congestion pulmonaire; toux, hémoptysies; céphalalgie gravative; infiltration séreuse des jambes.

D'autre part, névrose thoracique, caractérisée précisément par la suffocation, les palpitations, la toux, des céphalées, auxquelles se joignent d'autres névropathies.

On comprend ici toutes les obscurités du diagnostic. Voilà deux états pathologiques; ils ont même apparence, se traduisent extérieurement par les mêmes symptômes, et pourtant quelles différences! Comment en reconnaître la nature? comment distinguer les accidents nerveux des troubles liés à la lésion mécanique du cœur? La difficulté est d'autant plus grande que, greffés l'un sur l'autre, ils se mêlent nécessairement et produisent une véritable confusion. Voici cependant ce que révèle un examen attentif et très-suivi de leur marche comparative :

Quand la cause organique seule est en jeu, l'oppression, la toux, les palpitations, la céphalalgie, dans leurs redoublements, sont progressives et continues pendant une série de journées entières. Elles coïncident avec la cyanose exagérée de la face et des mains, l'infiltration et l'injection variqueuse des jambes; elles augmentent par l'effet du mouvement, sont fréquemment provoquées par des accès de fatigue.

Au contraire, la toux, l'oppression et les palpitations d'origine nerveuse sont intermittentes et même régulièrement périodiques. Elles sont plus violentes, apparaissent sous forme d'accès subits, précédés et suivis d'un état de calme tranché. Au lieu de la plénitude vasculaire et de la dépression qui l'accompagne, il y a éréthisme nerveux et névralgies. La malade recherche plutôt qu'elle n'évite le mouvement. La face est pâle. La cyanose, l'œdème et la turgescence veineuse, d'abord nuls ou à peu près, ne se développent que vers la fin des accès de longue durée. Enfin le traitement vient servir de pierre de touche au diagnostic : impuissante contre les troubles mécaniques de la nosorganie cardiaque, la médication arsenicale est d'une constante efficacité contre les névropathies. On va le voir.

Du 1er au 6 mars 1860. — Palpitations, suffocation, toux sèche, convulsive, opiniâtre, continuelle, très-fatigante. Sentiment de constriction et de déchirement à la gorge et derrière le sternum; dysphagie, aversion prononcée pour les liquides, hydrophobie; névralgie intercostale ; céphalée.

Ces accidents se montrent tous les jours par accès périodiques d'une violence excessive, débutent et cessent brusquement ; commencent régulièrement à 10 heures du matin, pour finir à 6 heures du soir.

7 *mars*. — Solution minérale (un centigramme d'acide arsénieux), administrée en trois fois, de 4 à 6 heures du matin. Dès ce jour, l'accès est supprimé. Malgré moi, le médicament est interrompu quatre jours après.

Dans le mois de juin suivant, mêmes accès en tout semblables aux précédents, moins la toux. Ils reviennent tous les soirs à 5 heures, durent toute la nuit, et forcent la malade à rester levée. Ils se répètent pendant sept à huit jours consécutivement.

A la première dose, l'arsenic en est encore maître et assure tout d'abord une excellente nuit.

Le 29 novembre 1861, nouvelle apparition de l'état nerveux. Accès; au début, frissons violents, claquements de dents, algidité, puis suffocation, palpitations, toux nerveuse; névralgie intercostale et céphalalgie très-vive; spasme pharyngien, hydrophobie.

Au lieu d'être quotidiens, ces accès affectent le type tierce. Ils continuent les 1er et 3 décembre, sont suivis de calme dans les jours intercalaires, suivent une progression ascendante quant à la durée et l'intensité. Le paroxysme du 29 novembre commence l'après-midi et finit à la nuit; il est faible; celui du 1er décembre est plus fort; celui du 3, d'une très-grande violence, débute à 10 heures du matin et se prolonge jusqu'à 9 heures du soir.

4 *décembre*. — 12 milligrammes arsenic dans la journée. Nou-

velle dose de 15 milligrammes dans la nuit, entre 10 heures du soir et 5 heures du matin.

5 *décembre.* — L'accès n'a pas reparu. Vers le soir seulement, un peu de fatigue. 15 milligrammes arsenic pour la nuit.

6 *décembre.* — Même quantité de médicament.

7 *décembre.* Les accès sont définitivement supprimés. Retour de la santé à son état normal. L'arsenic est continué jusqu'au 12 décembre, à la dose quotidienne de 1 centigramme seulement, sans provoquer jamais la moindre intolérance.

CHAPITRE II.

ARSENIC DANS LA CHLOROSE.

I.

THÉORIE DE LA CHLOROSE SELON LES AGES. SA PATHOLOGIE. SA FILIATION AVEC L'ÉTAT NERVEUX. SES RAPPORTS AVEC L'ANÉMIE.

Je vais parler de la chlorose immédiatement après l'état nerveux, ces deux états pathologiques étant inséparables et se complétant réciproquement. En considérant leur filiation, j'aurais dû, à la rigueur, commencer par le premier : en effet, il se montre de meilleure heure, il est l'attribut plus spécial de l'enfance et de la puberté, tandis que l'autre lui succède ordinairement et appartient plutôt à la puberté et à l'âge adulte. J'ai préféré l'ordre inverse, parce que le nervosisme est à la fois une affection plus générale et plus fréquente.

Beaucoup de médecins voient dans la chlorose une maladie de médiocre intérêt, et une question devenue banale à force d'avoir été explorée. C'est un tort, car le sujet a une haute importance et n'est certainement pas épuisé encore.

Actuellement on classe assez volontiers la chlorose parmi les névroses. Ce n'est pas une définition sans doute, mais c'est une déclaration dont nous prendrons acte. En effet, — qu'on me passe l'expression, — le vent est aujourd'hui à la névrose, et il faut s'en applaudir. Ce fait marque un progrès : il est à la fois une protestation contre l'esprit exagéré de localisation, et une provocation à mieux connaître la pathologie nerveuse, à résoudre les nombreuses inconnues renfermées dans ce mot *névrose*.

Jusqu'à présent on s'est trop habitué à ne voir dans la chlorose que des altérations du sang. C'est là une face importante de la maladie, mais ce n'est pas la maladie tout entière. Le sang, liquide générateur sans doute, est avant tout un produit : il a au-dessus de lui les actes d'innervation qui concourent à son élaboration.

L'organicisme, dans son impuissance à nous révéler les lésions de la substance nerveuse, a été obligé de se replier sur le terrain étroit où il s'était enfermé. A la vérité, il a été là vigoureux et fécond : ainsi nous lui devons, à propos de la chlorose, de remarquables travaux sur la composition du sang et la découverte de signes précieux pour éclairer le diagnostic. Mais, enchaîné à la faiblesse de son principe, il a eu le tort de tout rapporter à l'objet de ses recherches et d'attribuer un rôle exagéré au liquide sanguin. Tous les systèmes sont faux, dans leur prétention de tout réduire à leur point de vue exclusif : c'est leur fatale erreur. Respectons-les pourtant, car ils renferment tous un principe de vérité impérissable. Et, s'ils ont pour destinée commune de s'élever et de tomber tour à tour, ce n'est pas sans laisser des traces profondes sur leur passage : ils disparaissent, mais après avoir déchiré un lambeau du voile qui nous cache la vérité.

Maintenant, qu'est-ce que la chlorose? D'où procède-t-elle? Comment se développe-t-elle?

Pour moi, la chlorose est une névrose générale qui frappe l'innervation nutritive à la suite de notre développement physiologique. Elle consiste dans une incapacité de la force de nutrition pour accomplir les actes naturels de rénovation matérielle de l'organisme, d'accroissement de l'individu et de développement de la faculté procréatrice.

Quand il s'agit d'établir la pathogénie d'une maladie quelconque, rappelons-nous toujours ce principe important sans lequel nous nous égarerions infailliblement : Les maladies ne viennent pas du hasard, elles sont précédées d'un état physiologique déterminé qui leur correspond directement.

Ainsi, la dentition, la puberté, la grossesse, la puerpéralité, la ménopause ont leur pathologie spéciale ; la femme, avec sa constitution nerveuse, est particulièrement sujette aux névroses. La première moitié de l'existence humaine, époque de développement et souvent d'efforts infructueux pour l'organisme, est marquée par la tuberculisation, conséquence d'une nutrition inférieure ; la seconde moitié, caractérisée au contraire par la plénitude du développement et de la nutrition, voit éclore le cancer...... En un mot, chaque influence isolée ou collective, personnelle ou héréditaire, interne ou externe, morale ou cosmique, les âges, les sexes, les tempéraments, les habitudes, l'éducation, les saisons, les climats, les milieux, etc., créent des constitutions physiologiques déterminées, d'où naissent tout autant de dispositions particulières à la maladie.

Appliquons ces idées à la chlorose, et constatons d'abord un fait saillant révélé par l'observation.

Si la chlorose est commune à tous les sexes et à tous les âges, elle est relativement beaucoup plus rare chez l'homme que chez la femme, et atteint son maximum de fréquence dans l'enfance et chez la jeune fille pubère.

Or quel est le fait physiologique dominant dans cette période de vingt-cinq ans environ, véritable âge de la chlorose, qui s'étend depuis la naissance jusqu'à l'époque où le corps a atteint toute sa perfection physique?

C'est l'immense activité de la nutrition. Cette grande fonction, « véritable génération continue, » joue alors le principal rôle et embrasse à la fois, dans un triple mouvement: la rénovation matérielle de l'organisme, l'accroissement de l'individu et le développement de la faculté procréatrice.

L'enfance n'accomplit réellement que les deux premiers de ces actes; la puberté les accomplit tous les trois. Le dernier, quoique commun aux deux sexes à la fois, est bien autrement important et compliqué chez la jeune fille. Quelles différences sous ce rapport! Combien de changements l'enfant n'a-t-elle pas à traverser pour acquérir toute sa perfection féminine! Jamais, en vérité, à aucune époque de leur existence, ni l'homme ni la femme ne subissent, dans leur nature, un développement aussi considérable, une transformation aussi radicale.

Le mouvement que j'étudie ici ne s'arrête pas à la puberté, c'est-à-dire au moment où, après la chute du premier ovule et la première menstruation, la fécondation est possible; il se continue pendant plusieurs années encore, jusqu'au terme de la nubilité, c'est-à-dire jusqu'au moment où la faculté procréatrice est arrivée à maturité; où l'organisme tout entier, les ovaires, l'utérus, le vagin, les mamelles, le bassin, la poitrine, les sympathies, les rapports des divers appareils entre eux et avec le centre encéphalique, les facultés intellectuelles et affectives sont parvenus au degré d'évolution et de perfectionnement convenables; où la femme, en un mot, a atteint, avec le complet développement des organes de la génération, l'expression la plus élevée de ses aptitudes physiques et morales à la reproduction.

Dès lors l'organisme a acquis sa force et sa taille définitives ; il jouit de toute sa puissance ; l'individu entre dans l'exercice de toutes ses facultés, dans la plénitude de la vie. La nutrition n'a plus qu'une rôle secondaire : elle est chargée d'entretenir, de renouveler, plutôt que de développer. Elle se modère, devient moins rapide, mais aussi plus vigoureuse et plus achevée ; elle gagne en fixité et en force ce qu'elle a perdu en activité ; elle est, en un mot, plus solidement équilibrée. D'un autre côté, le centre du mouvement organique s'est déplacé et agrandi ; il n'est plus limité à l'innervation nutritive, il s'est étendu à l'innervation tout entière. La femme va, comme l'homme, évoluer au point de vue de sa destinée propre et de son perfectionnement : l'un et l'autre auront des attributions spéciales, et, parmi celles-ci, la prédominance nerveuse restera comme le trait caractéristique de la nature féminine.

Mais, si la nutrition atteint son plus haut degré d'activité dans l'enfance et dans l'adolescence, ce n'est pas alors qu'elle a acquis toute sa puissance. En d'autres termes, l'activité de la nutrition et sa force en réserve sont en raison inverse l'une de l'autre.

Dans l'espèce humaine, cette force se mesure exactement par la proportion des globules du sang.

Ainsi, le chiffre de ces derniers est plus élevé chez l'homme que chez la femme ; chez l'adulte que chez l'enfant et le vieillard (1). Et précisément, la nutrition arrive

(1) D'après MM. Becquerel et Rodier, la proportion des globules sanguins est représentée, à l'état normal, par les chiffres suivants :

	moyenne.	maximum.	minimum.
Chez l'homme............	141	152	131
Chez la femme...........	127,2	137,5	113

Pendant la grossesse, par :

moyenne.	maximum.	minimum.
111,8	127,1	87,7

D'après M. Regnault, le chiffre des globules diminue sensible-

à son maximum de puissance chez l'homme, tandis qu'elle est réduite à son minimum chez la femme et l'enfant, où

ment dès le début de la grossesse ; cet abaissement, peu marqué dans les cinq ou si premiers mois, puisqu'il donne pour moyenne 117,4, est quelquefois considérable dans la seconde moitié, et surtout à la fin de la gestation, époque à laquelle la moyenne est représentée par le chiffre de 101,4. (Cazeaux, Traité des accouchements, quatrième édition, p. 303 et 304.)

La chlorose diminue le nombre des globules. La proportion varie. La moyenne est de 85 ; les limites extrêmes sont très-étendues : de 60 à 100. (Becquerel, Leçons sur l'anémie et la chlorose, Gazette des Hôpitaux, 1856, p. 21.)

Dans l'anémie symptomatique, le chiffre des globules peut descendre à 120, 100, 80, 40. (Idem, p. 9.)

Toutes les causes débilitantes, les maladies aiguës et surtout les maladies chroniques, amènent facilement la diminution des globules. (Idem, p. 10.)

Dans les maladies, celle-ci se produit plus vite, plus facilement et est plus forte chez l'enfant que chez l'adulte. (Idem.)

On est loin de posséder des données aussi certaines relativement aux modifications que l'âge peut apporter dans la proportion des globules contenus dans le sang humain ; mais, si l'on en juge par le petit nombre des faits recueillis, on arrivera à des conclusions en harmonie parfaite avec celles tirées de l'examen comparatif de ce fluide chez l'homme et chez la femme. (Milne-Edwards, Anatomie comparée.)

Ainsi, d'après les travaux récents (1864) de M. Schützenberger, agrégé à la faculté de médecine de Strasbourg, le nombre des globules sanguins varie selon l'espèce animale, l'âge et le sexe. Chez les femmes, les enfants et les vieillards, il est moindre que chez l'homme adulte.

M. Lecanu a constaté que la proportion d'eau est plus grande, et celle des globules plus faible, chez les vieillards que dans l'âge adulte et viril.

M. Popp a trouvé qu'en général la quantité des matériaux solides du sang est relativement plus élevée à l'âge adulte que dans l'adolescence, et qu'elle décroît dans la vieillesse.

Voici, d'après M. Milne-Edwards, les termes moyens de la proportion des globules sanguins aux différents âges de la vie :

De 5 mois à 10 ans........... 80

elle constitue en quelque sorte un état intermédiaire entre la santé achevée et la maladie, un premier pas vers celle-ci.

A l'état physiologique, ce grand mouvement d'accroissement et de transformation s'opère en silence, régulièrement et progressivement, sans secousse et sans trouble; l'exercice de la fonction devient son propre stimulant et son véritable régulateur; la nutrition puise dans son activité même les conditions de sa force et de sa régénération : aussi, l'individu arrive au terme de la première période de la vie, plein de santé et admirablement disposé à accomplir les attributions dévolues à l'âge adulte.

Mais il n'en est pas toujours ainsi, et souvent ce n'est pas sans de laborieux efforts, sans périls même que l'organisme, celui de la femme en particulier, franchit cette époque critique de son évolution : de là toute une pathologie dont la plus large part est occupée par la chlorose.

Comment s'établit celle-ci? Sa théorie découle naturellement des faits précédents.

Dans la première phase de la vie, l'organisme, en vertu de son impulsion initiale, évolue uniformément selon la triple loi de développement formulée tantôt. Pendant tout ce temps, la force de nutrition, mise en dépense par une prodigieuse activité, reste abaissée à sa dernière limite phy-

De 10 ans	à 20 ans.	 110
De 20 —	à 30 —	 140
De 30 —	à 40 —	 140
De 40 —	à 50 —	 130
De 50 —	à 60 —	 120
De 60 —	à 70 —	 110
De 70 —	à 80 —	 130

Cette dernière anomalie s'expliquerait par le fait qu'il n'y a que des hommes d'une force considérable qui arrivent à une grande vieillesse et, par conséquent, dont le sang conserve l'organisation de l'âge mûr.

siologique. Cet état néanmoins est encore la santé, santé délicate et instable. Mais on comprend avec quelle facilité l'équilibre en sera rompu. Exposée à des influences dépressives nombreuses, personnelles et surtout héréditaires, cette force, à la plus légère atteinte, tombera aussitôt au niveau pathologique. Dès lors son activité même deviendra une cause incessante d'épuisement. La dépense l'emportera sur la réparation. La nutrition, frappée à la fois dans son principe et dans ses actes d'élaboration et de fixation de la matière organisable, dans la digestion, la sanguification, l'assimilation et le développement, communiquera à toutes les fonctions l'impuissance dont elle est atteinte elle-même.

Voilà comment s'établit la chlorose; la voilà telle qu'elle existe surtout dans l'enfance, réduite à sa plus grande simplicité, dégagée des complications qui surgiront plus tard; voilà enfin pourquoi elle est si fréquente à cet âge, comme l'a très-bien signalé M. Nonat le premier (1).

Mais la puberté, particulièrement chez la femme, apporte de nouveaux éléments à la maladie. D'autres causes vont se joindre aux précédentes. Le centre de l'activité organique, au lieu d'être réduit à la nutrition, comme il l'était chez l'enfant, s'est étendu et déplacé. De nouvelles aptitudes physiques et morales vont apparaître. Les organes représentatifs de la faculté procréatrice, comme tout le système nerveux, se réveillent, se développent avec un redoublement soudain d'activité et provoquent en même temps une nouvelle dépense de la force d'assimilation. Devenus à leur tour incapables d'opérer spontanément leur accroissement et leur fonctionnement naturels, ces organes sont obligés de faire appel aux divers foyers de l'innervation centrale et périphérique. De là une nouvelle cause de fréquence et

(1) Études sur la chlorose, envisagée particulièrement chez les enfants. Union médicale 1860, tome VII, p. 540.

d'aggravation de la chlorose ; de là le défaut d'équilibre entre les actes de nutrition et ceux d'innervation entraînant leur affaiblissement et leur perversion ; de là des complications d'un autre ordre : le trouble des fonctions ovariennes et utérines, celui de la menstruation ; les perturbations de la digestion, de la respiration, de la circulation, des sécrétions, de la sensibilité générale et spéciale, des mouvements, de la calorification, des facultés intellectuelles et affectives ; de là, en un mot, les désordres infinis du nervosisme.

Et si la chlorose continue son progrès, elle arrive à la cachexie avec marasme nerveux. Trop souvent alors cette insuffisance permanente de la nutrition, à un degré de dégénérescence extrême, aboutit au développement du tubercule. On sait, en effet, d'après les statistiques, combien la phthisie est meurtrière dans les deux sexes, et surtout chez la femme, pendant cette période de pénible transformation qui commence avec la puberté et se termine à l'âge adulte.

Les considérations précédentes, plus particulières à la chlorose de la première moitié de la vie, s'appliquent également à la chlorose de l'adulte. Celle-ci a la même origine; seulement, sa cause génératrice étant moins fréquente et moins profonde, la maladie sera, chez l'homme surtout, plus rare et moins accentuée.

Quels sont les rapports de chlorose et de l'état nerveux?

Nous venons de voir comment celui-ci se dégage de la puberté, voyons comment il devient persistant.

A mesure que la jeune fille chlorotique passe à l'âge adulte, la nutrition et les actes qui en dépendent, sanguification, assimilation, développement général, fonctions utérines..., finissent par acquérir toute leur plénitude : la chlorose disparaît. Mais la femme, avec sa susceptibilité nerveuse, reste sans cesse menacée par la souffrance, et elle y est d'autant plus préparée que déjà un premier ébranlement a laissé son impression fâcheuse.

La chlorose est donc le point de départ ordinaire du nervosisme, et, on peut le dire, de toute la pathologie nerveuse. Ces deux états morbides ne constituent pas des affections essentiellement distinctes, ce sont plutôt deux degrés de l'évolution névrosique : la plupart des femmes tourmentées par la diathèse nerveuse ont été primitivement chlorotiques. Malgré leur filiation incontestable et fréquente, ils ne sont pas la conséquence nécessaire l'un de l'autre, ils sont parfois indépendants : ainsi une jeune fille chlorotique peut guérir sans devenir névropathique ; de même une femme peut être nervosique sans jamais avoir eu de chlorose. Mais leur corrélation est telle, que le premier, pour peu qu'il se prolonge, amène presque infailliblement le second, et réciproquement ; en d'autres termes, la chlorose ne tarde pas à engendrer l'état nerveux, et celui-ci à produire la chlorose ou l'anémie. Car tout s'enchaîne dans l'économie ; et, pour former l'unité, les actes d'assimilation et ceux d'innervation sont étroitement solidaires. D'un côté, la nutrition, support commun de tout mouvement organique, n'est pas longtemps en souffrance sans entraîner avec elle les autres fonctions : « le sang modérateur de l'action nerveuse » ne peut rester altéré sans porter bientôt atteinte à l'innervation tout entière. D'un autre côté, tout ce qui exagère ou pervertit l'activité nerveuse, chez un individu d'ailleurs bien portant, finit par enrayer le mouvement d'assimilation. Et si l'aphorisme précédent est vrai, si le sang règle le nerf, la proposition inverse n'est pas moins pleine de justesse : l'harmonie des actes de l'innervation est indispensable à une bonne nutrition ; le désordre nerveux appauvrit le sang. Ainsi, quelle que soit l'origine des troubles fonctionnels, qu'ils viennent de l'innervation nutritive ou de l'innervation générale, l'équilibre une fois détruit, le nervosisme et l'anémie marchent de front ; dès lors l'organisme se trouve engagé entre deux influences désastreuses et opposées, véritable cercle sans issue, où la cause et l'effet sont indéfiniment aggravés l'un par l'autre.

Quels sont les rapports de la chlorose et de l'anémie?

Voici encore une question controversée parmi les médecins, ceux-ci regardant la chlorose comme une simple variété de l'anémie, ceux-là, avec raison, les distinguant très-catégoriquement.

Les partisans de l'identité se basent sur la similitude offerte par la déglobulisation du sang et par divers autres phénomènes. Les partisans de la non-identité, malgré des divergences parfois tranchées, s'accordent à voir en général dans la chlorose un état morbide essentiel, et dans l'anémie un état morbide symptomatique.

Pour moi, j'explique ainsi la différence entre ces deux états pathologiques. S'ils ont pour trait commun la diminution des globules sanguins et l'abaissement de la force d'assimilation, ils présentent des caractères distinctifs bien autrement importants. Dans la chlorose, la force de nutrition est incapable par elle-même de satisfaire à l'intensité du mouvement physiologique ; dans l'anémie, au contraire, elle fléchit sous les efforts d'un mouvement pathologique. L'exercice même de la santé amène la première ; la seconde est toujours déterminée par une maladie aiguë et chronique. Dans les deux cas, l'appauvrissement du sang n'est pas l'affection, il est symptomatique, secondaire et consécutif à l'atteinte subie par l'innervation nutritive. Dans la chlorose, on se bornera à agir directement sur la force d'assimilation pour la remonter au niveau normal de l'activité organique ; dans l'anémie, cette indication restera insuffisante si, au préalable, on n'a pas détruit la maladie-mère. Je ne vois qu'une anémie véritablement idiopathique ; c'est celle qui, chez un individu sain, succède à la privation de la matière assimilable, soit à une abstinence prolongée, soit à une abondante hémorrhagie. Mais ici on a affaire à un accident plutôt qu'à une maladie : car la nutrition, déprimée seulement par soustraction du stimulus naturel, a conservé, en général, toutes ses aptitudes, et n'a besoin pour se relever que d'une alimentation convenable.

La chlorose et l'anémie sont propres à tous les âges ; cependant la première attaque plus franchement l'enfance et la puberté, la seconde l'âge adulte. Je ne fais pas d'exception pour la femme ; car, chez elle, l'appauvrissement du sang appartient plus souvent à l'anémie, puisqu'il dépend ordinairement de l'état nerveux, c'est-à-dire d'une maladie : la preuve, guérissez celui-ci, et l'aglobulie disparaît. Au contraire, il se rattache plutôt à la chlorose, dans la grossesse physiologique dégagée de toute complication étrangère.

La chlorose et l'anémie sont fréquemment associées. Cela a lieu lorsque les deux causes génératrices surgissent simultanément, lorsque la double influence physiologique et pathologique frappe en même temps la nutrition : tel est le cas de la chlorose se compliquant de maladie. Le mot chloro-anémie devrait désigner cet état spécial dont je parle, au lieu d'exprimer, suivant une opinion accréditée, la diminution des globules, avec diminution de la masse sanguine (Bouillaud). Il aurait ainsi une signification plus précise et plus réellement pratique, et la détermination de l'état morbide qu'il représenterait ne serait plus subordonnée à une appréciation clinique souvent très-difficile et à des caractères anatomiques d'une valeur secondaire.

II.

TRAITEMENT DE LA CHLOROSE. — PARALLÈLE DE L'ARSENIC ET DU FER.

Nous allons voir la thérapeutique confirmer d'une part les considérations précédentes sur la chlorose, sa nature, ses rapports avec le nervosisme et l'anémie, et de l'autre puiser dans les principes que j'ai posés son guide le plus assuré.

L'arsenic et le fer exercent une influence considérable sur la chlorose. Tous deux la guérissent, mais par des moyens différents, dépendant de propriétés spéciales.

L'un et l'autre agissent sur le système nerveux. L'arsenic est essentiellement tonique-névrosthénique ; son action plus étendue, plus universelle, porte sur l'innervation tout entière.

Le fer est essentiellement tonique-reconstituant ; il agit particulièrement sur l'innervation nutritive, sur la sanguification, sur l'assimilation.

Comment procèdent-ils dans la chlorose ? Je veux surtout parler de la chlorose achevée, propre à la jeune fille, de celle qui presque toujours est compliquée de troubles nerveux.

L'arsenic, par ses propriétés toniques et régulatrices sur l'innervation générale, calme d'abord les névropathies et relève bientôt après les fonctions digestives et assimilatrices elles-mêmes. Il met en jeu toutes les aptitudes à la fois et communique à l'économie entière une stimulation douce, profonde, continue : évidemment, la sanguification participe aussi de ce bien-être universel, et le liquide qu'elle est chargée d'élaborer devient plus riche en globules, plus plastique qu'il n'était auparavant.

Le fer, au contraire, agit directement sur la nutrition, et secondairement sur l'innervation générale ; tout s'enchaîne dans l'organisme ; le réveil et le rétablissement d'une fonction appellent le réveil et le rétablissement de toutes les autres : après avoir opéré la reconstitution du sang et favorisé l'assimilation, il calme donc les troubles nerveux engendrés par la chlorose.

En deux mots, l'arsenic, médicament spécial de l'état nerveux, a une action immédiate sur les névropathies de la chlorose, et secondaire sur la chlorose elle-même ; le fer, médicament spécial de la chlorose, agit primitivement sur elle et consécutivement sur les accidents névrosiques.

Tel est le principe dans son expression la plus générale. On en prévoit déjà toutes les applications fécondes. Il touche à cette grande question de thérapeutique : « De l'alternance des médicaments ; des médicaments auxiliaires, succédanés ou congénères ; » et l'étude de la chlorose va nous montrer une fois de plus la vérité des propositions suivantes : La spécificité, en thérapeutique, n'est pas immuable et absolue ; les divers agents employés par elle ont, suivant le degré de la maladie et les aptitudes individuelles, des moments d'opportunité en dehors de laquelle ils perdent leur puissance ; ils peuvent ressaisir celle-ci par des associations intelligentes de médicaments prescrits alternativement ou simultanément ; enfin l'arsenic et le fer sont destinés à se compléter réciproquement, et ils sont, l'un vis-à-vis de l'autre, dans la chlorose, ce que déjà le premier est au quinquina dans la diathèse palustre, ce que l'iodure de potassium est au mercure dans la vérole.

§ Ier. — *Applications de l'arsenic et du fer.*

1° *Supériorité du fer dans la chlorose simple, récente et sans état nerveux exagéré.*— Le fer est surtout efficace dans la chlorose franche et récente, dans celle qui n'est pas encore compliquée d'accidents nerveux très-intenses ou invétérés, par exemple dans l'enfance et au commencement de la puberté. Dans ces circonstances, il a une action simple, prompte et décisive ; il possède toute la sûreté d'un véritable spécifique ; aucun autre médicament ne peut lui être comparé : l'arsenic lui est ici incontestablement inférieur. A la vérité, celui-ci dissipe complétement alors les névropathies, quand elles existent ; il stimule avantageusement la digestion et la nutrition ; mais ces derniers effets sont moins rapides et moins certains, restent insuffisants, stationnaires, et ont besoin d'être complétés par le fer. En voici la preuve :

Observation XXIV. — Chlorose. — Anémie ; pâleur des tissus ; langueur des fonctions ; amaigrissement ; amyosthénie. — Névralgies de la tête et gastralgie. — Efficacité de l'arsenic contre les névropathies, du fer contre l'anémie. — Action complémentaire des deux médicaments.

1er *décembre* 1861.— E... P...., 10 ans. Cette enfant est atteinte de chlorose déjà ancienne : anémie, langueur des fonctions, décoloration de la peau et des muqueuses ; teinte caractéristique ; peu d'appétit ; irrégularité des repas ; maigreur ; faiblesse musculaire. Constitution nerveuse déjà accentuée. En effet, depuis le commencement de novembre dernier, névralgies rémittentes faibles le matin et plus fortes l'après-midi. Elles siégent aux tempes, sur les pariétaux, au front. Gastralgie, tiraillements et pesanteur d'estomac. Depuis l'invasion des douleurs, l'appétit et les forces ont encore diminué ; indolence, inaptitude au mouvement ; l'enfant a perdu sa gaîté ordinaire.

Traitement : 3 milligrammes par jour d'acide arsénieux.

10 *décembre*. — Amélioration sensible. L'épigastralgie a cessé ; les douleurs de la tête sont faibles et courtes ; l'enfant s'en plaint peu. Réveil de l'appétit.

Les névropathies ne tardent pas à disparaître complétement.

1er *janvier* 1862.— L'appétit est maintenant vif et régulier. La peau est sensiblement colorée ; la vigueur a augmenté. Interruption de l'arsenic pendant vingt jours.

Du 20 janvier au 5 février, reprise du médicament, cette fois à la dose quotidienne de 6 milligrammes. Il est toujours bien toléré.

5 *mars*.— La santé est restée stationnaire depuis le mois de janvier. En définitive, la médication arsenicale a rapidement et radicalement guéri les névropathies ; elle a en outre amélioré incontestablement la chlorose, en relevant d'un degré très-manifeste la sanguification, la coloration de la peau, l'appétit et les forces, en un mot la nutrition générale ; mais ce dernier effet, lui-même assez prompt, s'est arrêté dans sa marche.

Le fer substitué, en ce moment-là, à l'arsenic complète le résultat. La chlorose se dissipe. Le teint devient frais et naturel ; appétit énergique ; vigueur ; gaîté ; rétablissement entier et durable ; bien-être et développement insolite du corps.

2° *Curabilité de la chlorose simple par l'arsenic.* — Cependant, si le fer est en général préférable dans la chlorose simple dont les complications névropathiques sont modérées ou nulles, l'arsenic peut donner même alors des résultats tout aussi complets. J'insiste sur ce fait important, car il prouve à la fois la possibilité de guérir la chlorose sans le fer, et sa curabilité par l'arsenic seul. L'observation suivante est très-propre à le confirmer. Il s'agit, en effet, d'une chlorose avec anémie profonde, lymphatisme, atonie générale, aménorrhée et absence totale d'accidents nerveux, en un mot d'une chlorose où les ferrugineux sont le mieux indiqués.

Observation XXV. — Chlorose simple; anémie profonde sans état nerveux. — Lymphatisme. — Apathie. — Atonie générale. — Pâleur des tissus. — Dégoût; dyspepsie; constipation; amaigrissement. — Amyosthénie. — Aménorrhée. — Arsenic seul.

La fille V....., 16 ans (1861), participe du tempérament très-lymphatique de toute sa famille, père, mère et sœurs; caractère apathique et indolent; santé assez bonne jusque dans ces derniers temps.

Elle a été réglée pour la première fois à 15 ans, en novembre 1860; la menstruation s'est établie difficilement et a continué pendant six mois; sang pâle et rare. Ensuite aménorrhée.

Examen de la malade le 12 novembre 1861 :

Anémie; pâleur de la peau et des muqueuses; teinte chlorotique très-prononcée. Dégoût insurmontable, lenteur des digestions, constipation. Amaigrissement. Faiblesse musculaire excessive; essoufflements, lassitudes au moindre exercice; inaptitude à tout mouvement. Paresse, nonchalance. Sommeil lourd et prolongé la nuit, tendant à se perpétuer le jour, assoupissement. La sanguification, exclusivement frappée d'atonie, répand la langueur sur toutes les fonctions.

Le système nerveux semble someiller lui-même sous l'influence de cette inertie générale. Les névropathies sont nulles. Pas d'éréthisme, pas d'état nerveux. Seulement, de temps en temps, se réveille une douleur faciale, bornée à quelques filets nerveux, légère, fugace, irrégulière, produite par une carie dentaire.

Traitement : un centigramme d'acide arsénieux par jour.

17 *novembre.* — L'appétit renaît.

25 *novembre.* — Fonctions digestives remises en jeu. Appétit vif et régulier; pas de dyspepsie ni de constipation. Retour des forces ; elles contrastent avec la faiblesse antérieure de la malade.

10 *décembre.* — Mieux. Appétit très-énergique, exigeant, depuis quinze jours, une quantité au moins double d'aliments. La teinte chlorotique a disparu, la peau et les muqueuses commencent à se colorer.

31 *décembre.* — Appétit vorace, presque insatiable : deux kilogrammes de pain suffisent à peine dans la journée. Vigueur musculaire. Embonpoint. Fraîcheur et coloration de la face.

L'arsenic, toujours bien toléré, est interrompu pendant vingt jours et repris ensuite pendant un nouveau mois, du 20 janvier au 20 février 1862, pour être définitivement abandonné.

Le 4 février, retour des règles après une aménorrhée de neuf mois. Appétit toujours très-vigoureux. Forces. Teint naturel. Rétablissement complet. La jeune fille a repris ses travaux fatigants de la campagne, suspendus depuis plusieurs mois.

La menstruation a continué régulièrement en mars et aux époques suivantes. La santé s'est maintenue excellente jusqu'à ce jour, 1864.

3° *Avantages de l'arsenic dans la chlorose avec cachexie.* — L'arsenic produit des résultats tranchés dans la chlorose compliquée de cachexie. Sous ce rapport, il se rattache à cette vaste question des cachexies en général, que j'ai déjà effleurée ailleurs (1), et qui fixera plus bas, au chapitre VI, mon attention d'une manière spéciale. Il conserve autant d'efficacité dans la cachexie chlorotique que dans les cachexies nerveuse, palustre, scrofuleuse, tuberculeuse, etc. Je vais rapporter un exemple où il ne le cède en rien au fer par la rapidité et la certitude de ses effets :

(1) Union médicale 1862. tome XIII, page 195 : De l'emploi de l'acide arsénieux dans les fièvres intermittentes. Action générale de l'arsenic.

Observation XXVI.— Chlorose avec cachexie. — Anémie ; pâleur des tissus ; altération profonde de la nutrition. — Amaigrissement extrême. — Atonie générale. — Dégoût ; gastralgie ; constipation.—Céphalée.— Névropathies.— Insomnie.—Mélancolie. — Amyosthénie. — Arsenic seul.

La fille J....., 17 ans (1862) ; bonne santé jusque dans ces derniers temps ; depuis deux ans, chlorose progressivement aggravée et arrivée aujourd'hui à l'état de cachexie complète.

Le père et la mère, atteints, l'un de diathèse rhumatismale, l'autre de diathèse nerveuse, sont tourmentés, celle-ci par de très-fréquentes névropathies, celui-là par des attaques nombreuses de rhumatisme articulaire aigu.

Examen de la malade le 13 janvier 1862 :

Chlorose très-avancée ; anémie, pâleur des tissus, coloration jaune caractéristique de la face ; langueur des fonctions ; altération profonde de la nutrition ; atonie générale ; dégoût insurmontable ; appétits bizarres et dépravés ; constipation opiniâtre, plusieurs jours sans selle ; maigreur extrême ; faiblesse considérable ; inaptitude au mouvement ; lassitudes ; apathie ; essoufflements ; palpitations cardiaques. Gastralgie et céphalée intenses ; névralgies trifaciales mobiles ; sommeil léger, court, ou insomnie complète ; tristesse ; abattement ; susceptibilité nerveuse. Règles encore nulles.

Traitement : au début, dose quotidienne, 12 milligrammes d'acide arsénieux ; réduire à un centigramme dès que les accidents nerveux se seront dissipés.

23 *janvier*. — L'organisme a subi déjà une stimulation douce et réelle, reflétée par l'aspect plus naturel de la physionomie.

La gastralgie, après avoir diminué progressivement, a fini par cesser il y a trois jours. La céphalée et les névralgies sont à peu près nulles. Sommeil la nuit. Moins de palpitations ; presque plus d'essoufflements ; appétit vif, sans caprices. Réveil des forces.

28 *janvier*. — Les névropathies ont disparu sans retour. Il n'y a même plus d'essoufflement en montant l'escalier. Appétit énergique. Constipation détruite. Une selle par jour. Vigueur.

7 *février*. — Appétit insatiable. Aptitudes digestives très-développées. La malade, qui ne voulait pas même goûter du pain aupa

ravant, en mange environ deux kilogrammes par jour, outre ses autres aliments. Energie musculaire. Embonpoint. Teint frais et coloré attestant une plus grande plasticité du sang. Plénitude de la santé, sauf les règles qui n'ont pas encore paru.

Elles s'établissent les mois suivants. Durée de la médication arsenicale, quarante jours. La santé reste bonne.

4° *Supériorité de l'arsenic.* — L'arsenic est vraiment supérieur au fer dans deux circonstances capitales et très-souvent unies ensemble : 1° dans la chlorose récidivée et réfractaire à ce dernier médicament ; 2° dans certaines chloroses compliquées de névropathies invétérées et violentes.

Tout héroïque qu'il est, le fer n'a pas une valeur absolue dans la chlorose ; et comme il y a des véroles et des fièvres intermittentes réfractaires au mercure et au quinquina, il y a fréquemment aussi des chloroses rebelles à ce précieux médicament. La maladie est très-sujette aux récidives ; après avoir merveilleusement cédé aux ferrugineux dans les commencements, plus tard elle se renouvelle avec une désespérante facilité, malgré leur usage. Dans ce cas, la force d'assimilation et l'organisme ont été momentanément relevés, le sang a été accidentellement enrichi ; mais l'innervation est incapable de suppléer spontanément à l'impulsion artificielle qu'elle a reçue. En pareilles circonstances, l'arsenic venant imprimer au système nerveux une stimulation plus générale, plus profonde et plus durable, préviendra mieux ses défaillances successives et aura plutôt une action curative définitive. Il ne sera plus un agent thérapeutique de second ordre, un simple auxiliaire du fer, pouvant le remplacer accessoirement ; il lui est supérieur et mérite d'occuper le premier rang. Il est le médicament de la chlorose ancienne et récidivée, comme le fer était tantôt le médicament de la chlorose récente.

L'état nerveux, si fréquent dans la chlorose, exerce une

influence considérable sur sa marche et sur son traitement.

En effet, s'il y a une époque, au début surtout, où évidemment le nervosisme est sous la dépendance immédiate de la chlorose et où il suffit d'attaquer celle-ci pour emporter celui-là, il y a aussi un moment, plus tard, où l'état nerveux, par sa violence et son ancienneté, la tient sous son empire, l'empêche de guérir, ou bien provoque avec une extrême facilité les récidives dont je parlais tantôt. Dans cette période se présentent ces états pathologiques mixtes, intermédiaires, transitoires, si complexes et en même temps si communs dans la pratique. Ils ne sont plus la chlorose franche, ils ne sont pas encore l'état nerveux confirmé. Ils participent des deux également, et en outre de l'anémie : car à l'anémie chlorotique s'est jointe l'anémie symptomatique consécutive à l'état nerveux. Il y a donc à la fois chloro-anémie avec nervosisme : trois états morbides combinés en proportions différentes, et ayant pour effet de réagir sans cesse les uns sur les autres, de s'aggraver et de se perpétuer indéfiniment.

Le fer, dans ces conditions, est infidèle, insuffisant, très-souvent même suivi d'insuccès complet, parce que l'on a affaire non plus à la chlorose seule, mais encore à l'état nerveux et à l'anémie, contre lesquels il est en général fort incertain. A la vérité, on lui associe alors les stupéfiants, les antispasmodiques, les sédatifs, etc., dont on ne doit pas méconnaître l'utilité, mais dont il ne faut pas exagérer non plus la puissance : s'attaquant uniquement au symptôme douleur, à l'élément névrosique, ils ne peuvent être et ne sont, en effet, que des auxiliaires de second ordre, eux-mêmes très-inconstants.

L'arsenic est ici bien autrement efficace. Dans cet instant où tous les actes de l'organisme sont frappés de désordre et d'incapacité, il ne s'adresse pas isolément à la nutrition ou aux névropathies, à telle fonction ou à tel accident particulier, il a un rôle plus élevé et plus complet : il agit sur l'innervation tout entière, sur cet état constitutionnel, diathèse ou cachexie, principe de toutes les déviations morbides. Il commence par affermir et enchaîner l'action nerveuse déprimée et pervertie ; il fait disparaître d'abord le nervosisme, puis l'anémie qui en dépend. La chlorose reste donc seule et déjà considérablement améliorée ; le plus souvent, elle finit par se dissiper, entraînée elle-même dans le mouvement de régénération, ou bien elle persiste ; mais alors, dégagée des éléments morbides qui l'embarrassaient, réduite à sa plus simple expression, elle retrouve dans le fer la puissance curative qu'il avait perdue accidentellement.

Ces réflexions vont se trouver confirmées par une série d'observations diverses. Dans la première, il s'agit d'une ancienne chlorose compliquée d'état nerveux intense où le fer est resté insuffisant : le médicament, après avoir produit d'excellents effets sur la chlorose, échoue contre les névropathies, malgré le secours des calmants; l'arsenic lui est alors substitué et termine heureusement le traitement.

Observation XXVII. — Chloro-névropathie avec cachexie. — Anémie; pâleur caractéristique ; atonie générale ; maigreur ; dégoût; constipation. — Amyosthénie. — Aménorrhée. — Gastralgie et vomissements invétérés. — Essoufflements; palpitations. — Insomnie. — Eréthisme nerveux. — Fer ; son efficacité contre la chlorose, son impuissance contre les névropathies. — Bismuth, opium et belladone ; leur insuccès. — Arsenic complémentaire du fer.

La fille P...., 17 ans (1861), a toujours été pâle, maigre et délicate. La mère et les sœurs, avec une constitution identique, ont été chlorotiques dans leur jeunesse et sont restées névropathiques.

Examen de la malade le 20 novembre 1861 :

Chlorose datant de plusieurs années, arrivée aujourd'hui à un degré très-avancé. Troubles profonds de la nutrition ; cachexie; pâleur caractéristique ; atonie générale ; maigreur excessive ; pas d'appétit; constipation. Pas de forces; essoufflements; palpitations du cœur; insomnie habituelle; éréthisme nerveux.

Depuis un an, gastralgie avec vomissements se répétant plusieurs fois chaque jour et aggravant encore la situation. Rarement glaireux, très-souvent alimentaires, ceux-ci ont lieu à la suite des repas; sont précédés pendant vingt ou trente minutes de douleurs épigastriques violentes, atroces, énervantes, cessant dès que l'estomac est débarrassé, et laissant immédiatement après le bien-être.

Quelquefois ces douleurs se montrent hors du temps de la digestion; dans ce cas, elles durent davantage, une ou deux heures environ, et, chose bizarre, elles se calment assez facilement alors par l'introduction de quelque aliment.

Première, faible et unique apparition des règles, il y a six mois.

Prescriptions : fer; hygiène appropriée.

20 *décembre*. — La gastralgie et les vomissements n'ont pas été modifiés. Ils se réitèrent plusieurs fois par jour, comme par le passé, et exigent enfin une médication spéciale.

Le sous-nitrate de bismuth, l'opium et la belladone sont successivement employés. Leur action reste incomplète, éphémère et définitivement nulle. Les douleurs et les vomissements ont été temporairement éloignés et amendés; ils n'ont totalement manqué qu'un seul jour, mais ils ont recommencé ensuite avec les mêmes caractères, la même fréquence et la même intensité, malgré le traitement local et général.

20 *janvier*. — Sous l'influence du fer toujours continué, la chlorose s'améliore sensiblement; l'assimilation se relève; le sang se reconstitue, la peau se colore; l'appétit et les forces renaissent. Les règles ont reparu ce mois-ci.

Cependant la guérison ne vient pas; elle rencontre un obstacle insurmontable dans la continuation des souffrances et l'insuffisance de la nutrition. En effet, les névropathies, les palpitations, la gastralgie et les vomissements persistent au même degré. Ces derniers, malgré le réveil de l'appétit, enrayent l'assimilation et perpétuent la maigreur en soustrayant la plus grande partie des aliments confiés à l'estomac.

Dès lors l'acide arsénieux est pris tous les jours à la dose de 12 milligrammes.

Les douleurs, les vomissements et les palpitations ne tardent pas à se dissiper. Ils ont cessé vers la fin de janvier.

Le système nerveux enchaîné, l'arsenic est administré à la dose de un centigramme seulement. Sous son influence réparatrice, la synergie des fonctions se rétablit définitivement : appétit énergique, digestions faciles sans constipation ; vigueur musculaire; embonpoint ; teint coloré ; physionomie naturelle; calme général; sommeil. Menstruation régulière. Dégagée de toute entrave, la santé s'affermit d'une manière prompte, complète et durable.

Voici deux exemples de chloroses anciennes et récidivées, avec nervosisme intense. Réfractaires au fer, elles ont été entièrement guéries par l'arsenic seul.

Observation XXVIII. — Chloro-névropathie récidivée. — Gastro-entéralgie; vomissements; névralgie trifaciale, mobilité nerveuse. — Anémie; pâleur des tissus. — Langueur des fonctions digestives. — Anéantissement des forces. — Dysménorrhée. — Insuccès du fer. — Prompte efficacité de l'arsenic.

Mlle P. M., 20 ans (1862). Constitution assez forte. Tempérament nerveux, sur un fond lymphatique. Chlorose dès l'âge de 15 ans ; depuis cette époque, la maladie reparaît de temps en temps, mais elle est évidemment diminuée et transformée. L'état nerveux s'y est substitué progressivement ; il est prépondérant aujourd'hui et, dans ses explosions diverses, il provoque facilement la récidive de la chlorose. La santé est irrégulière : la souffrance alterne avec des époques de bien-être et d'embonpoint.

Les règles n'ont jamais manqué depuis l'âge de 17 ans. Elles reviennent tous les mois; seulement, dans les périodes de nervosisme, le sang devient rare et séreux.

Au commencement de juillet 1862, à la suite de fatigues, a lieu une des plus fortes recrudescences de l'état nerveux. Gastralgie, entéralgie violentes, avec redoublements dans la journée; vomissements irréguliers; névralgie trifaciale intense; mobilité nerveuse ; susceptibilité exagérée des organes des sens; irascibilité du caractère ; insomnie. — Peu d'appétit ; diarrhée alternant avec la constipation ; amaigrissement. Sanguification languissante; anémie ;

pâleur extrême de la peau et des muqueuses; teint chlorotique; anéantissement des forces; nonchalance ; paresse.

Un traitement ferrugineux, continué pendant tout le mois de juillet, ne modifie pas la santé. Il est surtout sans effet sur les névropathies et l'éréthisme nerveux.

Il est remplacé, dans les premiers jours d'août, par l'acide arsénieux. Le médicament, pris d'abord à la dose de 15 milligrammes, est administré ensuite à la dose de un centigramme, dès que les accidents névrosiques ont cédé.

L'économie se trouve rapidement modifiée. La gastro-entéralgie diminue et disparaît la première, puis les douleurs de tête elles-mêmes. Les fonctions digestives se rétablissent à leur tour : appétit régulier et vif; sommeil; teint frais et naturel; vigueur musculaire. L'innervation a repris le calme et la force ; la nutrition s'est reconstituée. La santé est normale.

Ce résultat définitivement assuré, l'arsenic, après avoir été suffisamment employé, est suspendu vers le milieu de septembre.

Observation XXIX. — Chloro-névropathie. — Chlorose ancienne récidivée, avec prédominance de l'état nerveux. — Gastralgie ; vomissements; migraine; essoufflements; palpitations.—Dégoût; constipation. — Anémie ; teint chlorotique. — Amaigrissement. — Amyosthénie. — Dysménorrhée ; métrorrhagies. — Insuffisance des ferrugineux. — Arsenic.

La femme M... a 23 ans (1862). Elle n'a pas encore eu d'enfant. Tempérament nerveux, constitution délicate. Atteinte de chlorose à la puberté, elle a conservé depuis une tendance à la récidive. Seulement la maladie s'est atténuée avec l'âge, et a laissé une large place à l'état nerveux qui, chaque année, s'est prononcé davantage, se révélant, dans ses manifestations principales, par une gastralgie intense avec des névralgies trifaciales et intercostales. Les souffrances alternent avec des périodes de santé en apparence parfaite. Les ferrugineux ont été fréquemment employés, d'abord avec efficacité, mais maintenant avec un insuccès complet sur la chlorose, et surtout contre les symptômes nerveux.

Examen de la malade le 20 juin 1862 :

Depuis vingt à vingt cinq jours, réapparition de l'état nerveux :

gastralgie très-violente avec vomissements et migraine revenant par accès irréguliers. Ceux-ci, d'une intensité toujours croissante, ont chacun une durée actuelle de cinq à six heures, et se renouvellent une ou deux fois par jour; éréthisme nerveux; essoufflements, palpitations du cœur; insomnie; perte des forces; abattement, tristesse; perte d'appétit, constipation opiniâtre rendant indispensable l'usage des lavements. Depuis le retour du nervosisme, la nutrition s'est altérée de nouveau; anémie; amaigrissement; la face a pris un fond jaune caractéristique, tout en conservant une partie de sa coloration naturelle. La chlorose a manifestement récidivé à un certain degré.

Menstruation tantôt normale, tantôt irrégulière avec dysménorrhée et retard des règles, ou quelquefois, comme actuellement, avec des métrorrhagies véritables augmentant encore la faiblesse de la malade.

Institution du traitement arsenical le 20 juin. Au début, 15 milligrammes d'acide arsénieux, élevés rapidement à 2 centigrammes par jour.

Les douleurs de l'estomac et de la tête se régularisent d'abord, et ne reviennent qu'une seule fois l'après-midi. Au bout de deux à trois jours, elles décroissent, ne durent plus que trois, deux, une heure, une demi-heure. Dix jours après, elles ont complétement cessé.

1er *juillet.* — Les névropathies dissipées, l'arsenic est réduit et continué à la dose quotidienne de un centigramme.

L'amélioration fait des progrès : appétit, digestions faciles; plus de constipation, ni d'essoufflements, ni de palpitations; calme du système nerveux; sommeil la nuit; forces; embonpoint; bien-être. Rétablissement complet.

La médication arsenicale est suspendue à la fin de juillet.

L'observation qu'on va lire offre un nouvel intérêt. Dans une chloro-névropathie plusieurs fois récidivée, et, en dernier lieu, rebelle aux ferrugineux, l'arsenic a d'abord une action rapide, décisive, complète. Cependant il ne prévient pas lui-même la récidive; mais déjà il a débarrassé pour toujours la chlorose de l'état nerveux, et, dans ces conditions, il restitue au fer sa première et habituelle efficacité.

Observation XXX. — Chloro-névropathie. — Récidives. — Anémie; pâleur caractéristique; faiblesse musculaire; dégoût; amaigrissement; dysménorrhée. — État nerveux; névralgie trifaciale; gastralgie violente; mobilité nerveuse; spasmes viscéraux; essoufflements; palpitations cardiaques; aura hystérique; exagération de la sensibilité cérébrale et périphérique. — Arsenic et fer se complétant réciproquement.

La fille B.. a 18 ans en septembre 1861; le lymphatisme domine chez elle et dans toute sa famille; presque tous ses frères et sœurs portent même le cachet du scrofulisme; le père est mort phthisique Jusque dans ces derniers temps, elle a été forte, bien portante et colorée. Elle a commencé à être réglée en novembre 1860; dès lors sa santé s'est détériorée, et la chlorose s'est établie : langueur des fonctions, perte de l'appétit et de l'embonpoint; anémie, décoloration des tissus; névropathies d'abord vagues et fugaces, ensuite progressivement plus intenses; dysménorrhée, sang rare et pâle; chlorose confirmée.

Depuis le début des accidents, trois traitements ferrugineux ont été faits. Leur efficacité a été rapide, mais la récidive a toujours suivi de très-près l'interruption du médicament. En général, l'action du fer a été, au commencement, plus prompte, plus complète et plus durable; vers la fin, avec l'accroissement des troubles nerveux, elle était devenue très infidèle.

Voici l'état de la malade le 26 septembre 1861 :

La chlorose est plus fortement accentuée. Pâleur caractéristique; physionomie indiquant la souffrance. Dégoût insurmontable; maigreur; faiblesse musculaire considérable; mollesse; apathie. Dysménorrhée : les règles manquent presque complétement.

L'état nerveux s'est aggravé. Il y a vingt-cinq jours environ, apparut une névralgie trifaciale droite, intense, périodique, durant de 9 heures du matin à 8 heures du soir, et remplacée, cinq ou six jours après, par une gastralgie. Celle-ci a pour caractère une douleur lancinante et très-violente au creux de l'estomac, avec exacerbations dans la journée ; elle débute et cesse brusquement ; la digestion, sans avoir une grande influence sur elle, la soulage plutôt; pas de vomissements. Semblable à la névralgie de la tête, cette gastralgie se continue de 9 heures du matin à 9 heures du soir. Elle ne laisse aucune trace pendant l'intermission. Nuits calmes, quoique à peu près sans sommeil. Mobilité nerveuse : essoufflements, palpitations cardiaques; aura hystérique; susceptibilité très-grande des organes des sens, irascibilité de caractère.

Dès le 26 septembre, 12 milligrammes acide arsénieux.

3 *octobre*. — D'importants changements se sont opérés depuis huit jours. L'état actuel contraste déjà avec les souffrances encore récentes du passé. Le visage reprend une teinte animée et naturelle. Deux jours après le début du traitement, les accès gastralgiques deviennent plus éloignés et plus faibles; ils cessent complétement le 30 septembre, mais sont remplacés de nouveau par la névralgie trifaciale. Celle-ci, très-légère, se montre seulement pendant deux matinées de suite, au lever de la malade, pour ne plus revenir.

10 *octobre*. — Les névropathies viscérales ont à leur tour définitivement manqué, comme la gastralgie et la névralgie de la tête. Système nerveux calme; sommeil la nuit; appétit excellent; teint frais et coloré; santé déjà très-satisfaisante.

Le traitement arsenical est suspendu à la fin d'octobre. A cette époque, les deux éléments de la maladie, la chlorose et l'état nerveux, se sont dissipés. L'innervation générale et la nutrition, remontées au degré de stimulation normale, ont assuré l'appétit, les forces et le bien-être. Enfin, sous l'influence de l'harmonie rendue à toutes les fonctions, la menstruation elle-même s'est régularisée vers le milieu du mois, et a fourni pendant quatre jours un sang plastique et abondant. Le rétablissement est complet.

Vers la mi-décembre quelques douleurs se réveillent à l'épigastre et à la tête. Elles sont légères, et cèdent rapidement à une nouvelle et courte administration de l'arsenic. D'ailleurs, l'état général est toujours excellent : la fille B... a pris un développement physique extraordinaire; elle est grande, forte, bien portante et vivement colorée.

18 *janvier* 1862. — La chlorose récidive manifestement; seulement, cette fois, il n'y a pas chloro-névropathie complète, il y a simplement chlorose avec prédominance de l'anémie : la sanguifi-

cation est seule frappée d'insuffisance. Moins d'appétit, de force et de sommeil ; indolence, lassitudes, essoufflements faciles, pâleur ; la menstruation redevient languissante ; sang moins plastique.

L'usage de l'arsenic (1 centigramme) continué pendant vingt-cinq jours, du 18 janvier au 12 février, relève une fois encore promptement l'organisme.

16 *mars*. — Nouvelle récidive semblable à celle du mois de janvier. La maladie est encore réduite aux phénomènes chlorotiques simples sans accidents nerveux. Je reviens au fer. La médication suffisamment continuée remet et maintient la nutrition au niveau convenable, et assure définitivement la guérison de la chlorose.

5° *Règle générale sur l'emploi de l'arsenic dans la chlorose.* — Des considérations précédentes découle naturellement le principe suivant, destiné certainement à jouer un rôle important dans la thérapeutique de la chlorose ; je le formulerai ainsi :

Dans la chlorose, avec état nerveux, surtout lorsqu'elle est ancienne, récidivée et accompagnée de cachexie, ouvrir le traitement par l'arsenic ; persister jusqu'à la fin, si la guérison est régulièrement obtenue ; terminer par le fer si, après la disparition des complications, la marche de la chlorose reste stationnaire. Voici l'application de ce précepte fécond :

Observation XXXI.— Chlorose et l'état nerveux. — Gastralgie et vomissements opiniâtres. — Perte d'appétit ; constipation. — Névralgies. — Viscéralgies thoraciques. — Éréthisme nerveux. — Dysménorrhée ; aménorrhée.— Anémie.— Amaigrissement. — Amyosthénie.— Arsenic contre l'état nerveux ; fer contre la chlorose.

Mlle P..... a 22 ans (1862). Toute sa famille est entachée d'herpétisme. Son grand-père, sa mère, sa tante et ses cousines ont souvent offert, sur la peau et sur les muqueuses, des manifestations de cette diathèse. La grand'mère était névropathique. La jeune sœur de notre malade, actuellement âgée de 11 ans, a été chlorotique de bonne heure; elle fait le sujet de l'observation XXIV.

Dès l'âge de 9 à 10 ans, Mlle P..... est atteinte à la fois de chlorose et d'état nerveux. Ces deux états pathologiques, encore persistants aujourd'hui, ont toujours marché parallèlement. Les névropathies, constituées dès le début par des palpitations cardiaques, de l'essoufflement, des douleurs d'estomac avec vomissements, ont été se dessinant et s'aggravant sans cesse, malgré des variations et des intermittences passagères.

15 *septembre* 1862. — Depuis plusieurs mois, la maladie subit une des plus fortes recrudescences qu'elle ait éprouvées. Tous les jours, gastralgie violente, suivie de nombreux et pénibles vomissements, soit glaireux, soit alimentaires, se montrant également avant et après les repas. Perte d'appétit; constipation. Eréthisme nerveux. Insomnie. Névralgies mobiles à la tête et au tronc. Dysménorrhée habituellement augmentée dans ces derniers temps; sang pâle et de plus en plus rare. Aménorrhée depuis trois mois. Chlorose, pâleur caractéristique de la peau et des muqueuses. Amaigrissement; faiblesse musculaire excessive, lassitude après le moindre exercice.

Le traitement est commencé le 15 septembre. Les deux premiers jours, pour tâter la tolérance, dose quotidienne de 8 milligrammes d'acide arsénieux, élevée aussitôt à 12 milligrammes continués jusqu'à la fin.

22 *septembre*. — La gastralgie et les autres douleurs ont cessé. Réveil de l'appétit et des forces. Sommeil. Les vomissements persistent encore, mais faciles et de plus en plus rares. Les palpitations ont diminué.

30 *septembre*. — Mieux. Il n'y a eu que deux à trois vomissements dans toute la semaine passée. Constipation détruite. Presque pas de palpitations.

8 *octobre*. — Depuis quatre jours les vomissements sont définitivement arrêtés. Appétit vif; alimentation substantielle; digestions régulières; retour vers l'embonpoint. Le système nerveux est enchaîné; les synergies fonctionnelles se rétablissent. Calme général, vigueur. Il ne reste plus que la chlorose pure et simple, dégagée de toute complication. L'arsenic est remplacé par le fer.

22 *octobre*.— La nutrition, à son tour, s'élève au ton général des

autres fonctions. L'anémie disparaît. Coloration de la peau et des muqueuses.

25 *novembre.*— Etat très-satisfaisant. Appétit énergique, embonpoint, forces, exercice prolongé et sans fatigue; tissus bien colorés. Ce mois-ci, règles normales après une interruption de six mois; sang plastique. Innervation générale et nutrition parfaitement harmonisées. Après dix semaines de traitement, la malade a atteint un degré de bien-être et de santé jusqu'alors inconnu pour elle.

Août 1863. — Mlle P..... a continué de se bien porter. Ni le teint anémique, ni la chlorose, ni les névropathies n'ont reparu. Seulement, le mois dernier, il y a eu quelques rares vomissements, avec diminution de l'appétit et sans douleurs gastralgiques. Tout rentre facilement dans l'ordre, peu de jours après le début d'un nouveau traitement arsenical qui n'a pas duré plus de deux à trois semaines. La dose quotidienne de 1 centigramme d'acide arsénieux a suffi.

§ II. — *Appendice.*

De l'arséniate de fer dans la chlorose et l'état nerveux.

Après avoir reconnu les avantages de l'arsenic et du fer associés, mais pris séparément et successivement, il était naturel de rechercher quels seraient les effets de leur combinaison sous la forme de l'arséniate de fer.

J'ai souvent employé ce médicament dans l'état nerveux et la chlorose; peut-être n'ai-je pas opéré sur un nombre de faits suffisants pour me prononcer sur sa valeur définitive. Cependant les résultats constants et décisifs qu'il m'a donnés m'ont permis d'avoir une idée assez nette de son action thérapeutique sur ces deux névroses.

Administré à la dose quotidienne de 6 à 12 ou 15 milligrammes en pilules, la solution aqueuse étant impossible, l'arséniate de fer, très-bien supporté, a produit entre mes mains les effets de l'arsenic plutôt que ceux du fer. Il agit peut-être un peu plus lentement que le premier; mais, comme lui, il calme promptement et sûrement les névropathies, réveille les fonctions digestives et stimule les forces. Il demande plus de temps que le fer pour rendre à la peau sa coloration naturelle. Jusqu'à présent, du moins, je ne lui ai pas trouvé d'avantages sur l'arsenic et le fer prescrits séparément ; aussi je lui préfère l'usage isolé ou alternatif de ces deux médicaments, dont les effets, parfaitement clairs, se combinent et se graduent avec une extrême facilité. Voici deux observations destinées à confirmer cette opinion :

Observation XXXII. — Chloro-névropathie. — Anémie. — Troubles nerveux variés. — Perte de l'appétit; constipation. — Amyosthénie. — Aménorrhée. — Arséniate de fer.

M... T....., âgée de 15 ans; le père a été toute sa vie rhumatisant ; la mère et le frère sont tuberculeux.

11 *janvier* 1864. — Cette jeune fille est profondément chlorotique ; anémie très-prononcée ; pâles couleurs ; essoufflements ; palpitations ; céphalalgie ; névralgies intercostales mobiles ; gastralgie avec nausées et parfois des vomissements ; pas d'appétit ; constipation ; perte des forces ; amaigrissement. Les règles se sont montrées pendant trois mois consécutifs, et n'ont plus reparu depuis deux mois ; les accidents chloro-névropathiques ont alors redoublé.

A partir de ce jour, je prescris :

Arséniate de fer, 20 centigrammes ;
Poudre de réglisse, 5 grammes ;
Sirop de gomme, q. s.

M. S. A. Diviser en 100 pilules. Chacune d'elles contient 2 milligrammes du médicament.

Commencer par trois pilules par jour, prises isolément.

18 *janvier*. — Rien de nouveau. Six pilules en trois fois.

27 *janvier*. — Mieux. Les névropathies ont diminué. Le 2 février, elles sont presque nulles. L'appétit et les forces renaissent. La peau se colore faiblement.

13 *février*. — Les troubles nerveux ont définitivement cessé. Appétit énergique ; pas de constipation ; retour de l'embonpoint ;

vigueur musculaire; la coloration des tissus s'est prononcée davantage.

L'arséniate de fer est suspendu au commencement de mars. Les règles sont revenues les mois suivants. La santé s'est maintenue depuis.

Observation XXXIII. — Adynamie; anémie; cachexie; état nerveux à la suite d'un allaitement immodéré. — Arséniate de fer.

M... T....., femme de 27 ans, épuisée par un allaitement conduit sans mesure pendant 18 mois. Quoiqu'elle ait sevré son enfant au commencement d'octobre 1863, son état s'est encore aggravé.

Le 9 janvier 1864, elle est dans la situation suivante : maigreur extrême ; pas d'appétit ni de forces; anémie ; cachexie. Depuis un mois environ elle est prise de spasmes hystériques, avec sentiment de boule, de constriction à la poitrine et à la gorge ; étouffements; palpitations cardiaques ; angoisses ; insomnie ; anéantissement ; ces accidents nerveux sont devenus de plus en plus intenses, prolongés et répétés ; ils sont maintenant quotidiens et durent toute la journée.

Prescriptions : arséniate de fer selon la formule précédente. Dose quotidienne, quatre pilules, en quatre fois, c'est-à-dire 8 milligrammes du médicament.

Les 10, 11 et 12 janvier, les névropathies s'affaiblissent ; elles manquent du 13 au 17; les 18 et 19, encore deux jours de spasmes légers, disparaissant ensuite sans retour.

A partir de ce moment, l'appétit, le sommeil et les forces reviennent; le rétablissement marche régulièrement. L'arséniate de fer est suspendu à la fin du mois.

III.

TRAITEMENT DE L'ANÉMIE. — RÔLE DE L'ARSENIC ET DU FER. — DANGERS DES FERRUGINEUX. — INDICATIONS ET AVANTAGES DE L'ARSENIC.

Il est nécessaire de compléter les études précédentes par quelques mots sur le traitement de l'anémie.

Ce symptôme, d'une fréquence extrême en dehors de la chlorose, ne tarde pas de survenir après toute maladie dont l'effet a été d'enrayer le mouvement de nutrition.

Par suite d'idées sans doute un peu imbues de chimisme et d'anatomisme, on a exagéré le rôle du fer dans l'anémie et on l'a appliqué avec une banale prodigalité. Pourtant ce médicament est loin de répondre toujours aux espérances qu'on a fondées sur lui : autant son action est sûre contre la vraie chlorose, autant elle est douteuse contre l'anémie proprement dite.

Dans la chlorose, la force d'assimilation est essentiellement déprimée ; il suffit de la relever directement pour ramener l'harmonie entre elle et ses actes déviés. On y arrive aisément au moyen des toniques seuls, de l'arsenic, du quinquina, des amers, de l'hydrothérapie..., et surtout du reconstituant par excellence, le fer.

Dans l'anémie, cette force est atteinte d'une manière consécutive et plus complexe : elle doit suffire à la fois aux actes pervertis de la nutrition et supporter les attaques incessantes du mal qui produit et entretient l'altération du sang. On ne parviendra pas à la remonter uniquement par les toniques. Tous les efforts dirigés isolément contre la nutrition resteront impuissants : la maladie pèse de tout son poids sur cette fonction primordiale et sur l'économie entière ; l'équilibre ne pourra être rétabli tant que la cause de l'anémie persistera. L'effet des toniques sera nécessairement subordonné à l'effet des agents qui s'adresseront à l'affection principale dont l'aglobulie est le symptôme : en conséquence, on combattra avant tout l'anémie syphilitique par le mercure et l'iode, l'anémie palustre par le quinquina et l'arsenic, l'anémie des femmes en proie à la cachexie nerveuse par ce dernier médicament, etc. Voilà pourquoi les toniques seuls restent infidèles ; pourquoi le fer surtout, par son influence limitée, exclusive sur la nutrition, demeurera si incertain ; pourquoi les toniques dont l'action est plus étendue lui seront préférés; pourquoi l'arsenic, en particulier, par ses propriétés à la fois toniques générales et modificatrices spéciales, se montre supérieur à lui. Et si alors il ne guérit pas toujours, s'il ne peut pas guérir radicalement certains états pathologiques graves, par exemple des nosorganies avancées et incurables, au moins est-il capable de reconstituer les grandes fonctions : il met l'organisme, sur le point de succomber, en mesure de prolonger avantageusement la lutte, et donne à la maladie des périodes de trêve remarquables et inespérées que l'on aurait en vain demandées à d'autres médicaments.

Non-seulement les ferrugineux sont fréquemment infidèles ou inutiles dans l'anémie, mais ils peuvent encore devenir dangereux : évidemment on a été trop disposé à les regarder comme entièrement inoffensifs.

Depuis longues années, M. Trousseau a appelé l'attention sur cette grave question de thérapeutique, et a signalé les désastreux effets de ces médicaments sur la marche de certaines phthisies encore mal caractérisées. Quoique ses opinions n'aient pas été généralement partagées, les faits qu'il rapporte n'en restent pas moins avec leur sombre éloquence et leur haut enseignement.

Pour ma part, j'ai eu fréquemment à constater les inconvénients du fer dans ces chloroses bâtardes dont j'ai parlé plus haut, états pathologiques complexes, parfois difficiles à diagnostiquer, qui tiennent en même temps de la chlorose, de l'anémie et de l'état nerveux, et qui dépendent assez souvent d'une maladie chronique, d'une nosorganie latente, obscure ou imminente. L'erreur est d'autant plus facile que l'on a presque toujours affaire à de jeunes filles ou de jeunes femmes de vingt à trente ans restées névropathiques, anémiques et mal réglées, après avoir été chlorotiques à la puberté. A certaines époques, ordinairement à la suite d'un redoublement de nervosisme, elles perdent l'appétit et les forces, maigrissent et pâlissent : on les croit volontiers atteintes de chlorose, et l'on administre les ferrugineux. Sous leur influence, le sang devient bientôt plus riche en globules ; elles reprennent des couleurs ; plus tard même, la face se congestionne vivement ; il survient de l'oppression, des maux de tête, des épistaxis ; la sanguification et la circulation ont acquis un degré de plénitude et d'activité anormales ; la pléthore est produite ; et cependant les accidents nerveux ne se calment pas, la menstruation ne s'accomplit pas mieux. Dès lors, le diagnostic et la thérapeutique doivent être fixés : il est temps de reconnaître l'inopportunité du fer.

Dans la vraie chlorose, ce médicament a une action précise : en général bien toléré, il donne des résultats rapides, nets, décisifs. Donc, toutes les fois qu'il sera mal supporté, qu'il aboutira à des effets lents, obscurs, incomplets, à une surexcitation extra-physiologique, défions-nous ; hâtons-nous d'en suspendre l'usage : il est au moins inutile ; persister serait imprudent et dangereux, surtout chez un individu voué à quelque influence héréditaire funeste.

Mes convictions sur le traitement de l'anémie sont arrêtées depuis longtemps. Sans rejeter systématiquement le fer, sans méconnaître les services qu'il peut rendre, je l'emploie avec réserve, et j'en surveille attentivement les effets. En général, je lui préfère de beaucoup l'arsenic, qui a sur lui de grands avantages, sans en avoir les inconvénients. D'ailleurs, c'est ici le cas, surtout pendant les longs traitements, d'associer ou d'alterner ces deux médicaments complémentaires : on empêche les suites fâcheuses et opposées de leur abus sur la composition du sang ; on prévient l'accoutumance ; on maintient l'organisme sous l'impression des agents modificateurs, et on se ménage indéfiniment de salutaires ressources.

Je ne m'étendrai pas sur l'efficacité de l'arsenic dans les nombreuses espèces d'anémies. Au chapitre premier, j'ai parlé de son action curative sur l'anémie et la cachexie nerveuses et sur la consomption des nourrices; aux chapitres quatrième et sixième, on verra quelle est son utilité dans l'anémie liée soit à la convalescence des maladies aiguës, soit aux maladies chroniques. Pour le moment, je me bornerai à dire un mot de la fausse chlorose qui m'a occupé tantôt, et à formuler la règle de conduite habituellement suivie par moi.

Dans toute anémie indéterminée et persistante, survenant spontanément ou après une maladie aiguë quelconque, j'administre l'arsenic de préférence au fer. J'agis ainsi, surtout quand je vois, au milieu d'une famille déjà frappée par la phthisie, un membre, jusque-là bien portant, maigrir, pâlir, s'étioler, perdre l'appétit et les forces, devenir anémique, éprouver des névropathies diverses; j'hésite encore moins, si déjà il y a de la toux, des hémoptysies et quelques signes stéthoscopiques suspects.

Ce principe va trouver son application dans les deux exemples suivants, auxquels on peut joindre l'observation III, page 41.

Observation XXXIV. — Diathèse nerveuse. — Anémie profonde. — Névralgies trifaciales, cervicales et intercostales. — Gastralgie. — Etouffements. — Palpitations. — Aura et boule hystériques. — Mobilité nerveuse. — Insomnie. — Métrorrhagies. — Toux; hémoptysies; prédisposition héréditaire à la phthisie. — Perte de l'appétit et des forces. — Amaigrissement — Arsenic.

La fille L. .. a 24 ans (1860). Son père, sa mère et ses deux frères sont morts de phthisie pulmonaire. Elle reste seule enfant de la famille; est blonde, pâle, anémique, lymphatique, maigre, délicate et très-nerveuse. Toujours abondamment menstruée, ses règles finissent souvent par de véritables métrorrhagies qui l'affaiblissent beaucoup. Depuis une dizaine d'années, elle est presque constamment tourmentée par une gastralgie et de violentes névralgies siégeant à la face, au crâne et aux nerfs intercostaux. Celles-ci se sont ensuite compliquées de diverses névropathies viscérales mobiles.

Habituellement, toux nerveuse, sèche, dégénérant facilement l'hiver en bronchite catarrhale très-tenace. Hémoptysies déjà plusieurs fois renouvelées. Cette jeune fille est évidemment sous l'influence d'une diathèse tuberculeuse nullement encore localisée, mais transformée chez elle, et ayant abouti jusqu'à présent à des névroses invétérées, en vertu des prédispositions nerveuses spéciales au sexe, de la résistance apportée par les aptitudes individuelles, et de l'antagonisme opposé à l'hérédité par l'innéité.

Elle a été soumise à de nombreuses médications, ayant pour bases le quinquina, le fer, l'iodure de fer, l'huile de foie de morue, le sulfate de quinine, les narcotiques, etc.

20 *octobre* 1860. — Depuis deux mois, la gastralgie et les névralgies ont reparu. Elles sont très-intenses le jour, moins la nuit. Souffrances continuelles. Exaltation et mobilité nerveuses excessives; insomnie; spasmes viscéraux; sentiment de constriction à la gorge et à la poitrine; étouffements; palpitations; aura et boule hystériques. Dégoût. Perte des forces. Pâleur; anémie. Amaigrissement considérable.

Traitement : Dans les premiers jours, 15 milligrammes d'acide arsénieux, réduits bientôt à un centigramme.

Le 24, les névralgies intercostales et la gastralgie se sont dissipées. Celles de la tête, plus faibles, persistent encore. L'appétit commence à se réveiller.

31 *octobre*. — Les douleurs de la tête ont cessé à leur tour; les autres n'ont pas reparu. Les viscéralgies sont en pleine décroissance et presque nulles. Calme général. Sommeil. Appétit très-énergique. Retour des forces.

Suspension de l'arsenic après trente jours de traitement.

La santé s'améliore de plus en plus. Reconstitution de la nutrition; vigueur; embonpoint; coloration des tissus.

Observation XXXV. — Adynamie. — Anémie. — Etat grave à la suite d'un catarrhe pulmonaire. — Imminence de phthisie. — Dégoût. — Anéantissement des forces. — Amaigrissement. — Sueurs nocturnes. — Fièvre. — Arsenic.

A..., agriculteur, 24 ans (1862), a joui jusqu'à présent d'une bonne santé. Il est très-lymphatique, comme tous les membres de sa famille, sa mère et ses sœurs. Son père est mort phthisique, il y a six ans.

En septembre 1862, ce garçon est pris de toux opiniâtre, avec oppression, expectoration légère ; fièvre à type remittent et paroxysmes le soir ; sueurs très-abondantes la nuit ; douleurs intercostales mobiles à gauche ; douleur thoracique fixe à droite ; perte de l'appétit ; anéantissement rapide des forces ; maigreur ; anémie. L'examen attentif de la poitrine révèle seulement à la partie moyenne et postérieure du poumon droit un point circonscrit avec matité et moins d'expansion vésiculaire. Il n'y a peut-être pas là encore nosorganie confirmée ; pourtant l'allure des symptômes, la constitution du malade, les influences d'hérédité qu'il subit, font redouter, avec raison, l'explosion d'une phthisie pulmonaire.

Au commencement d'octobre, le traitement suivant est institué : belladone, digitale, vésicatoire, puis quinquina. Il en résulte une amélioration sensible, mais de courte durée.

Les accidents reprennent bientôt leur marche envahissante. Le dégoût, l'amaigrissement se prononcent davantage ; l'adynamie est plus radicale ; prostration ; les sueurs nocturnes, devenues excessives, obligent de changer plusieurs fois, du soir au matin, les linges du malade. La toux et l'oppression persistent. Fièvre.

Telle est la situation le 14 novembre. A partir de ce jour, je prescris un centigramme d'acide arsénieux jusqu'au 10 décembre.

L'appétit et les forces ne tardent pas à renaître et à ramener la fraîcheur et l'embonpoint. Les sueurs, la fièvre, la toux et l'oppression disparaissent.

Le 10 *décembre*, A..., vigoureux et bien portant, n'est plus reconnaissable, tant la transformation est complète.

En 1863 et 1864, la santé s'est maintenue très-satisfaisante.

IV.

DE L'ACTION TONIQUE ET DE L'ACTION DÉGLOBULISANTE DE L'ARSENIC.

A propos du traitement de la chlorose et de l'anémie par

l'arsenic, il ne sera pas inutile de dire un mot de ses propriétés tantôt toniques, tantôt déglobulisantes. Ce fait, en apparence contradictoire et paradoxal, ne l'est pas plus que le mercure type des altérants, et l'iode, autre antiplastique, guérissant l'anémie et la cachexie syphilitiques, et devenant ainsi des médicaments hématiques et reconstituants.

L'action tonique et régulatrice de l'arsenic sur l'innervation et la nutrition est une vérité acquise. Je l'ai surabondamment démontrée dans ce travail, je n'y insisterai donc pas ici.

Ses propriétés déglobulisantes ne sont pas moins certaines. Elles sont prouvées par la clinique et surtout par la toxicologie (1). L'administration prolongée du médicament aboutit à l'anémie ; plus tard elle amènerait indubitablement la cachexie. A ce point de vue, on a raison de le regarder comme un altérant et de le placer à côté du mercure, de l'iode et des alcalins.

Toute action médicamenteuse est le produit de deux facteurs : l'organisme et le médicament, celui-ci invariable, ou du moins subordonné à la graduation du médecin ; celui-là variant à l'infini, selon chaque individualité physiologique ou pathologique. En d'autres termes, les résultats médicamenteux dépendent non-seulement du mode d'administration, des doses et de la durée du traitement, mais encore de l'état sain ou morbide de l'économie. Ce grand fait domine toute la thérapeutique et explique comment le même médicament est susceptible de dérouler des effets si variés et parfois si opposés. Les exemples de cette nature fourmillent; je pourrais les multiplier indéfiniment. Je me bornerai à en citer quelques-uns plus directement en rapport avec mon sujet. En voici d'abord un simple et saisissant :

Les alcooliques, vin, rhum, punch, sont le type des exci-

(1) *Voir* plus bas, chapitre septième : IV. Accidents.

tants ; leur action vive, prompte, passagère, convient merveilleusement dans un moment de dépression accidentelle, de défaillance subite ou imminente, par exemple lorsque l'organisme lutte contre un froid excessif, contre une grande fatigue, contre un accès de fièvre intermittente au commencement de la période algide, etc... Mais supposez la stimulation élevée par eux à son maximum d'intensité, elle descendra nécessairement, si on continue leur usage. Aux effets bienfaisants du début succéderont la dépression du système nerveux, l'anéantissement des forces : les excitants deviendront des stupéfiants.

L'hydrothérapie, suivant son mode d'application et suivant les cas, est tour à tour sédative, stimulante ou tonique, réglant et harmonisant les diverses fonctions de l'organisme.

Le fer est également emménagogue ou hémostatique contre l'aménorrhée ou la métrorrhagie dues à la chlorose.

La plupart des médicaments développent leurs effets physiologiques dans la maladie comme dans la santé. Les altérants, dont j'ai à m'occuper particulièrement ici, sont ordinairement dans ce cas : à doses élevées, ils n'ont que des propriétés générales et communes, irritantes ou hyposthénisantes ; à faibles doses, ils manifestent leur action diffluente spéciale et distincte, parfois excitante au début. Tous n'agissent pas avec la même rapidité : ainsi il faut peu de jours au mercure, plus de temps aux alcalins, bien plus encore à l'arsenic.

Certains médicaments, par exemple les toniques et surtout les spécifiques, le quinquina, le sulfate de quinine, le mercure, l'iode, l'or, l'arsenic, etc., ont en outre des aptitudes particulières. Ils ne les possèdent que dans des conditions pathologiques déterminées : alors seulement se révèle leur véritable puissance curative. Ces propriétés nouvelles n'ont aucun rapport avec l'action physiologique ; elles n'en dérivent pas, elles peuvent même lui être opposées.

Dans les maladies spécifiques, elles sont les premières, souvent les seules à se montrer, les effets physiologiques paraissant beaucoup plus tard.

Maintenant voyons ce qui se passe pour l'arsenic :

Son action tonique spéciale ne se manifeste franchement que sur l'innervation déprimée ou pervertie ; elle est accusée de très-bonne heure ; ainsi quelques heures suffisent pour prévenir un violent accès de fièvre ou de névralgie ; huit ou quinze jours pour mettre fin aux souffrances chroniques de l'état nerveux ; quinze à trente jours pour améliorer profondément ou dissiper la cachexie la plus invétérée.

L'action déglobulisante, au contraire, se développe très-tard. Sur un individu sain ou pléthorique, elle est à peine sensible à la quatrième ou cinquième semaine ; elle n'est réellement manifeste qu'après plusieurs mois. Ce fait a été mis hors de doute par M. Lamare-Picquot (1). Sur les sujets habituellement névropathiques, cette propriété se montre bien plus lentement et plus difficilement encore. Je n'ai jamais vu l'anémie survenir ou s'aggraver chez les très-nombreux nervosiques ou cachectiques soumis par moi à la médication arsenicale, même après les traitements les plus longtemps continués et allant parfois jusqu'à provoquer une intolérance décidée pour le médicament. Et, comme la vérole est opposée à l'action antiplastique du mercure et de l'iode, de même l'atonie et les désordres nerveux aigus ou chroniques créent, pour l'arsenic, une espèce de tolérance indéfinie, un véritable antagonisme contre ses effets altérants.

Telles sont les propriétés du médicament et l'ordre de leur succession : l'action déglobulisante arrive lentement ; l'action tonique, prompte au contraire, a tout le temps de se développer avant que l'autre ne survienne. De plus, l'état

(1) Recherches nouvelles sur l'apoplexie cérébrale ; Paris, 1860.

de névropathie ou de cachexie constitue pour l'organisme une sorte d'immunité par laquelle les effets physiologiques ne se manifestent pas tant que les effets thérapeutiques sont nécessaires ou ne sont pas encore épuisés : en conséquence, l'anémie, loin d'être aggravée, sera favorablement influencée par l'arsenic, le médicament attaquant d'abord ou faisant disparaître les divers états pathologiques qui l'ont engendrée.

CHAPITRE III.

ARSENIC DANS LES NÉVRALGIES ET LES NÉVROSES PARTICULIÈRES.

Dans les chapitres premier et deuxième, j'ai examiné à un point de vue général les diverses affections du système nerveux ; je les ai considérées comme parties intégrantes du nervosisme. Je vais maintenant les envisager sous une autre face, comme maladies isolées et indépendantes. Nous verrons l'arsenic conserver, dans ce cas, à peu près la même efficacité que nous lui avons reconnue plus haut. Du reste, dans le chapitre qu'on va lire, je renverrai fréquemment aux deux premiers, afin de comparer l'influence de cet agent sur les névroses semblables liées ou non à l'état nerveux et à la chlorose : ce sera un moyen de le mieux juger.

J'étudierai les effets de la médication arsenicale successivement : dans les névralgies, les névroses viscérales et les névroses convulsives.

I.

NÉVRALGIES.

§ Ier. — *Parallèle de l'arsenic avec les analgésiques et le sulfate de quinine. Indications de la médication arsenicale. L'arsenic n'est pas un hyposthénisant.*

Après avoir produit des résultats si concluants dans les fièvres intermittentes, les préparations arsenicales ont été surtout employées contre les névralgies, et en particulier les névralgies périodiques. Là encore elles ont justifié leur importance thérapeutique ; c'est une question à peu près résolue maintenant ; aussi ne la traiterai-je pas dans tous ses détails. Je m'attacherai spécialement à présenter les indications comparatives de l'arsenic et des principaux médicaments usités contre les névralgies, tels que les analgésiques et le sulfate de quinine. De ce parallèle ressortiront plus nettement encore les effets de la médication arsenicale.

N'ayant pas à faire ici une étude complète sur le traitement des névralgies ; devant me borner, au contraire, à mettre en relief quelques principes généraux de thérapeutique, je laisserai de côté les médications exceptionnelles et surtout la médication spécifique dirigée, dans certains cas déterminés, moins contre la douleur que contre ses influences génératrices spéciales : les diathèses syphilitique, palustre, dartreuse, rhumatismale, etc.

Les médicaments analgésiques, quel que soit leur mode d'administration, et à leur tête l'opium et la belladone, calment la douleur en enrayant et en suspendant les fonctions du système nerveux, en stupéfiant purement et simplement la sensibilité. Leur action est nette, rapide, directe.

Par leur puissance sédative, ils rendent tous les jours de grands services dans les affections douloureuses.

Plus l'élément douleur prédomine, plus il est essentiel, récent, dégagé de complications, et semble constituer à lui seul tout le mal, plus aussi leur action est sûre, prompte et durable.

A mesure que la douleur perd ces caractères, ils descendent de plus en plus au rang de palliatifs faibles et illusoires.

Ils deviennent alors incapables d'enlever le symptôme douleur, parce que celui-ci dépend d'une cause plus complexe, évidente ou obscure, qui l'entretient, le perpétue, et qu'il faut aller attaquer d'abord par des modificateurs plus profonds ou des agents spéciaux.

Les analgésiques conviennent donc, en général, dans les névralgies intermittentes ou continues, aiguës, récentes, de première invasion, idiopathiques, ayant surtout besoin d'une action médicamenteuse de courte durée, locale et pour ainsi dire superficielle.

Plus particulièrement usités dans les névralgies irrégulières, ils peuvent aussi rendre des services dans les névralgies franchement périodiques, non-seulement pour suspendre un accès existant, mais encore pour en prévenir le retour : dans ce but, on administrera l'opium ou la belladone, soit intérieurement, soit par la méthode endermique, une heure, une demi-heure au moins avant l'accès, de manière à obtenir l'effet narcotique juste au moment de la période paroxystique.

Les stupéfiants n'ont plus qu'un rôle très-secondaire dans le traitement des névralgies anciennes : leur action, n'étant ni assez durable, ni assez profonde, reste insuffisante.

Le sulfate de quinine et l'arsenic sont essentiellement indiqués dans les névralgies périodiques : le premier est d'un usage vulgaire ; le second, moins employé, a déjà fait ses preuves. Tous deux révèlent ici leurs aptitudes communes, et, au lieu de porter directement leur action sur une seule propriété nerveuse, la sensibilité, ils l'exercent d'une manière plus générale. plus élevée et plus complexe. Ils agissent sur l'ensemble des fonctions du système nerveux, sur la force nerveuse; ils la relèvent, la fixent, la concentrent, la mettent en mesure de résister aux influences morbides qui, en l'atteignant, ont porté le désordre dans ses actes, et par là ils modèrent ces derniers et rétablissent leur harmonie troublée. Ils arrivent d'autant plus facilement à ce résultat, que l'intermittence est plus tranchée, plus régulière, et qu'elle permet à l'innervation de se retremper dans des intervalles de santé plus complète.

Ces médicaments ont donc une efficacité spéciale contre cet attribut constant de la pathologie nerveuse, l'intermittence, périodicité ou rémittence, quelles qu'en soient les formes, qu'elle se manifeste par le désordre de la sensibilité, de la motricité, de la calorification, de l'intelligence, des fonctions digestives, respiratoires, circulatoires, pour donner lieu à des névralgies, des convulsions, du frisson, de la chaleur, de la sueur, de la fièvre, du délire, des névroses viscérales.

Dans les névralgies périodiques, l'arsenic et la quinine d'un côté, les narcotiques de l'autre, atteignent le même but, l'effet sédatif, mais par des procédés inverses : les premiers calment la douleur en emportant l'intermittence ; les seconds annulent l'intermittence en suspendant la douleur. Ceux-là, véritables toniques-névrosthéniques, augmentent la force et règlent l'action ; ceux-ci, au contraire, en vrais hyposthénisants, enchaînent l'action et dépriment la force. Je ne conteste certainement pas les propriétés hyposthénisantes et même fortement stupéfiantes qu'ont, sur l'innervation, le sel de quinine et l'arsenic à hautes doses et dans certaines conditions physiologiques ou pathologiques déterminées; mais, contrairement à l'école italienne, je n'admets cette action pas plus dans la guérison des névralgies ou névroses périodiques que dans la guérison des fièvres intermittentes simples ; je ne l'admets pas davantage dans le traitement de l'adynamie et des cachexies si heureusement influencées surtout par l'arsenic ; je l'admets bien moins encore dans la disparition d'un accès pernicieux, caractérisé par l'algidité, le collapsus, la résolution de toutes les forces et de tous les actes de l'organisme.

Quoique congénères, l'arsenic et le sulfate de quinine ne possèdent pas une égale puissance contre les névralgies périodiques. Sous ce rapport, il y a entre eux une différence réelle, et je place la médication arsenicale bien au-dessus de l'autre.

L'arsenic a une plus longue portée, une action plus profonde, plus durable, plus étendue, plus complète ; il prévient mieux les récidives. Il n'est pas seulement le médicament de la périodicité chronique, comme le sel du quinquina est le médicament de la périodicité aiguë ; il est de plus capable de remplacer ce dernier dans la généralité des cas, sans pouvoir, très-souvent, être suppléé par lui : c'est même là un de ses traits caractéristiques, un de ses principaux avantages.

La quinine, si précieuse contre les fièvres intermittentes de première invasion ou peu anciennes, est beaucoup moins sûre dans les névralgies et les névroses même les plus récentes et les plus régulièrement périodiques, surtout quand elles ne sont pas d'origine palustre. Cela se conçoit, car, ne l'oublions jamais, les affections nerveuses, quelles que soient la soudaineté et la violence de leurs explosions, ne sont en général que des maladies chroniques, marquant déjà une atteinte profonde de l'organisme.

L'arsenic guérit, au contraire, beaucoup de névroses, et en particulier les névralgies périodiques, d'une manière plus rapide et plus assurée ; bien souvent il les emporte avec autant de facilité que les fièvres intermittentes simples. A mes yeux, cette supériorité lui est incontestablement acquise. Enfin il présente sur son congénère un dernier avantage digne d'être signalé : il est mieux supporté et plus rarement suivi de phénomènes d'intolérance. Le sulfate de quinine, pour sa part, doit aux nécessités du dosage un sérieux inconvénient, surtout manifeste dans le traitement des névralgies périodiques : celles-ci, en effet, exigent habituellement des doses élevées, que leur insuffisance oblige parfois d'augmenter encore; de là, sur le système nerveux et le tube digestif, des accidents toxiques qui n'empêchent pas toujours la névralgie de récidiver avec une violence d'autant plus grande qu'elle a été plus péniblement contenue.

Mais, si l'usage du sel quinique reste à peu près limité aux névralgies récentes et périodiques, là ne s'arrête pas le rôle de l'arsenic.

Cet héroïque médicament triomphe réellement dans les névralgies anciennes, récidivées, invétérées, rebelles et malheureusement si communes ; affections indéterminées, obscures dans leur origine, provenant d'influences individuelles ou héréditaires dégénérées et portant généralement une grave atteinte à l'innervation et à la nutrition. Aucun médicament ne lui est comparable, et si, à la rigueur, les narcotiques et la quinine peuvent lui être substitués dans bien des cas, il est ici sans égal. Dans ces circonstances exceptionnelles où la thérapeutique n'a plus de règles fixes, où elle tâtonne et marche au hasard, la médication arsenicale reste encore comme méthode régulière et certaine. Les services qu'elle rend alors sont immenses : si elle ne conserve pas toute son efficacité, elle opère au moins des améliorations profondes, de véritables transformations dans l'existence tourmentée de certains malades ; et par les modifications intimes qu'elle fait subir au système nerveux, elle prépare merveilleusement le succès d'autres agents d'une grande portée, mais restés jusque-là eux-mêmes impuissants, tels les analgésiques, la térébenthine, les vésicatoires, la cautérisation, l'électricité, etc.

Cependant on aurait tort de réserver l'arsenic aux seuls cas rebelles. Son emploi dans les névralgies récentes constitue une méthode aussi simple dans son application qu'elle est rapide et sûre dans ses résultats. L'extrême promptitude de ses effets surtout est remarquable et le rend fréquemment supérieur aux stupéfiants et au sulfate de quinine. C'est sur lui, bien souvent, que je fonde tout traitement, même à l'exclusion des narcotiques naturellement indiqués ici ; je n'hésite pas à le préférer particulièrement dans les névralgies très-violentes. Outre son degré d'efficacité, il l'emporte encore, au point de vue posologique, sur ces derniers médicaments qu'il faut alors donner à hautes doses : il agit sur l'organisme bien plus aisément qu'eux, avec moins d'efforts, est infiniment mieux supporté et ne provoque pas ces phénomènes d'intoxication qui, sans être redoutables entre les mains d'un médecin exercé, n'en constituent pas moins une limite à leur puissance curative.

L'arsenic conserve son efficacité dans tous les types des névralgies.

Quoique généralement plus prompte et plus décisive dans les névralgies périodiques, son action est encore très-certaine dans les névralgies continues ou plutôt rémittentes. Dans ces dernières même, j'ai vu plusieurs fois le médicament emporter d'un seul coup le paroxysme attendu et la douleur intercalaire (*voir* observation XLI). Cependant, surtout dans une névralgie ancienne, la douleur commence ordinairement par passer du type continu au type franchement intermittent, ce qui marque déjà une réduction dans l'intensité de la maladie ; puis les accès s'éloignent, se régularisent davantage, s'atténuent et cessent définitivement (voir observations XLIV et XLVIII).

L'arsenic est incapable de calmer le symptôme douleur, quand celui-ci ne dépend pas d'une névralgie proprement dite, quand il est lié, au contraire, à une lésion de texture, par exemple à une phlegmasie, une plaie, une fissure, et probablement à la compression du nerf par une tumeur ; néanmoins, lorsque l'altération porte exclusivement sur le tissu nerveux lui-même, il n'en est pas toujours ainsi ; car j'ai vu le médicament suspendre rapidement les intolérables douleurs de l'ataxie locomotrice progressive. Quoi qu'il en soit, divers essais ayant pour but d'éclaircir la question dont je m'occupe en ce moment m'ont démontré que l'action du remède est complétement nulle, ou du moins très-fugace, contre la douleur symptomatique. Ici les narcotiques règnent sans partage : nouvelle preuve que l'arsenic, aux doses thérapeutiques ordinaires, procède différemment qu'eux contre les névralgies, et qu'il agit par ses propriétés toniques-névrosthéniques, et non pas hyposthénisantes. S'il était un hyposthénisant direct de la douleur, l'observation suivante serait bien capable de le démontrer.

Observation XXXVI. — Il s'agit d'un homme de 32 ans, vigoureux, atteint d'inflammation et de resserrement spasmodique du col vésical, avec douleurs atroces semblables à celle de la fissure anale et traitées par l'acide arsénieux à la dose de 3 et 4 centigrammes (10 centigrammes en quarante-huit heures). Pris d'uréthrite le 13 décembre 1861, cet individu avale une forte solution de poudre à canon, et par ce moyen abortif vulgaire se trouve débarrassé quelques jours après de son écoulement. Le 28, à la suite d'un excès de vin, il commence à ressentir des douleurs aiguës au col de la vessie avec envies continuelles et illusoires d'uriner.

Je vois le malade pour la première fois le 3 janvier 1862 ; les souffrances ont progressivement augmenté ; elles sont horribles, nocturnes et diurnes, rémittentes, se modèrent par courts intervalles, pour redoubler ensuite; difficulté extrême d'uriner, strangurie, ténesmes vésical et anal; angoisses, insomnie. Pas d'inflammation uréthrale ou vésicale; aucune douleur à l'hypogastre, ni aux aines ni aux reins ; pas d'écoulement par l'urèthre. La sonde pénètre facilement et sans souffrance dans le canal, rencontre un obstacle opiniâtre au col, le franchit avec peine et, arrivée dans la vessie, qui en n'est nullement offensée, elle est violemment et douloureusement étreinte par le sphincter.

Ce jour-là, à partir de 7 heures du soir, 3 centigrammes d'acide arsénieux en solution sont pris en six fois d'heure en heure. Le caractère rémittent et surtout spasmodique des douleurs, une analogie grossière, je l'avoue, justifie jusqu'à un certain point cette médication.

Le 4, au matin, il n'y a rien de nouveau. Encore 3 centigrammes d'arsenic. Tolérance. L'après-midi, amélioration très-sensible; calme des douleurs, miction facile; le malade peut dormir pendant plusieurs heures, ce qui ne lui était pas arrivé depuis quatre jours.

Le 5, les souffrances ont reparu depuis hier soir avec toute leur violence. 4 centigrammes d'acide arsénieux donnés dans la journée restent sans effet thérapeutique et mettent fin à la tolérance : nausées, deux vomissements. Le médicament est remplacé le soir par l'opium et la belladone associés et prescrits à doses progressives poussées jusqu'à un degré de narcotisme suffisant.

Dès le lendemain, la sensibilité est émoussée et les douleurs commencent à se calmer,

L'amélioration marche lentement. Les stupéfiants sont nécessaires et continués jusqu'au 12. Le rétablissement a lieu ensuite peu à peu.

Ici se termine l'exposé des principes généraux que je voulais formuler sur l'emploi de la médication arsenicale dans les névralgies. Basés sur des études cliniques très-nombreuses et attentivement poursuivies depuis huit ans, ils servent de règle à ma pratique journalière. Je puis maintenant les résumer en deux mots :

L'arsenic est pour les névralgies un agent curatif de premier ordre. Modificateur souverain de l'innervation, conservant son efficacité à la fois dans les névralgies récentes et anciennes, il constitue une méthode générale de traitement supérieure aux autres autant par sa puissance que par son universalité.

§ II. — *Névralgies crâniennes, cervicales et intercostales. Action de l'arsenic.*

Les névralgies de la tête et du cou, et, en particulier, celles du trifacial, sont les plus communes et les plus douloureuses de toutes. Aux chapitres premier et deuxième, en remarquant leur fréquente association avec l'état nerveux et la chlorose, nous avons pu constater les excellents effets qu'elles retirent alors de l'arsenic (1). Maintenant nous allons voir le médicament conserver une égale influence sur ces névralgies fixes et isolées.

Je l'ai employé contre elles un nombre très-considérable de fois, et, si exceptionnellement elles résistent avec une invincible opiniâtreté à tous les efforts de la médecine, puisque sur elles principalement a été dirigé ce moyen extrême, la résection du nerf malade, cependant, je dois le dire, elles trouvent en général une ressource merveilleuse dans la médication arsenicale. (Très-souvent même elles guérissent avec une surprenante rapidité, emportées sans retour par la première dose d'acide arsénieux. *Voir* observations XXXVII, XXXVIII, XL, XLI et XLII.) J'ajouterai qu'elles lui cèdent plus facilement que celles des membres, la sciatique, par exemple : la même remarque est également commune au sulfate de quinine ; je note cette similitude en passant.

Quelques exemples vont confirmer ces considérations ; ils seront choisis de préférence parmi les plus violentes névralgies que j'ai traitées ; je m'attacherai à les varier, pour donner une idée plus complète de l'efficacité de l'arsenic, et mettre en saillie sa puissanee curative dans les névralgies de tous les âges, franchement périodiques ou irrégulières,

(1) *Voir* les observatious III, IV, VI, VIII, IX, X, XII, XIII, XV, XVI, XVII, XVIII, XX, XXVI, XXVIII, XXX, XXXI et XXXIV.

intermittentes ou rémittentes, récentes ou anciennes, récidivées et rebelles à d'autres traitements.

Observation XXXVII. — Névralgie trifaciale récente et périodique. — Arsenic.

14 *août* 1863. — E... P..., homme de 45 ans, bien constitué. Névralgie trifaciale gauche, de première invasion, affectant les nerfs dentaire inférieur, mentonnier et temporal superficiel; existant depuis une quinzaine de jours; très-intense; augmentant progressivement de violence; très-régulièrement périodique; commençant à 4 heures du soir et finissant à 3 heures du matin. Intermission complète le reste du temps.

Dans la matinée du 14 août, arsenic 15 milligrammes.

L'accès du soir manque, sauf une douleur faible et passagère de dix minutes seulement. Nuit excellente.

15 *août*. — Nul vestige de souffrance. Même traitement.

Guérison définitive. A partir du 16, un centigramme arsenic pendant huit jours.

Observation XXXVIII. — Névralgie cervico-occipitale récente et périodique. — Arsenic.

D..., femme de 36 ans, éminemment scrofuleuse. Depuis le 20 mars 1862, névralgie cervico-occipitale, ayant spécialement son siége sur la branche postérieure du deuxième nerf cervical droit. La douleur se fait sentir sur toute la moitié postérieure du crâne et à la partie supérieure du cou. Elle est violente et revient tous les jours, de 11 heures du matin à minuit.

1er *avril*. — 15 milligrammes d'acide arsénieux administrés de très-bonne heure, entre le moment où l'accès du 31 mars a cessé et 7 heures du matin.

Dès ce jour suspension définitive de la névralgie.

3 *avril*. — L'arsenic est réduit à un centigramme et continué encore une semaine.

Observation XXXIX. — Névralgie trifaciale récente et intermittente. — Arsenic.

Femme B...., 62 ans, maigre, usée. Depuis le 21 octobre 1862, névralgie trifaciale gauche étendue aux régions orbitaire, temporale, pariétale et parotidienne. Elle est intermittente, quotidienne, et dévance tous les jours de deux heures environ : ainsi elle commence à 4 heures du soir le 21 octobre, et à 6 heures du matin le 26. Elle se termine toujours vers 8 ou 9 heures du soir.

Chaque accès croît en durée et en violence. Il se compose d'une douleur sourde, continue, affectant toutes les branches nerveuses malades, et d'élancements intermittents, violents, atroces, à retours fréquents, limités à divers points, la tempe, le pariétal, les régions sus et sous-orbitaires.

Pendant l'accès, il y a souvent des vomissements.

L'intermission est complète ; nuits calmes.

Depuis le commencement de la névralgie, la conjonctive est injectée, rouge et larmoyante. L'appétit est perdu.

26 *octobre*. — L'accès a duré quinze heures. Dès le soir, avant qu'il soit complétement terminé, administration de 15 milligrammes d'arsenic en plusieurs fois.

27 *octobre*. — Pas de névralgie. Même traitement.

Le 28, à 1 heure du soir, douleur courte, vague, légère, sans exacerbations. Le 29, pour la dernière fois, elle apparaît encore, mais plus faible, presque nulle. Même traitement.

A partir du lendemain, l'arsenic est réduit à un centigramme pendant une semaine environ. Tolérance. Retour de l'appétit et de la santé.

Observation XL. — Névralgie trifaciale récente et périodique. — Affaissement; adynamie. — Vésicatoire morphiné; amélioration. — Arsenic; guérison.

19 *octobre* 1861. — D....., 30 ans. Cet homme est atteint depuis cinq jours d'une névralgie trifaciale gauche, occupant les régions temporale, pariétale et orbitaire. Elle est quotidienne et se montre

régulièrement de 5 heures du soir à 7 heures du matin. Douleurs atroces ; nuits sans sommeil et très-mauvaises.

Traitement : vésicatoire morphiné.

24 *octobre.* — La névralgie a rapidement diminué ; mais elle conserve, avec le même type, encore beaucoup d'intensité.

Cet homme est sans force de résistance et sans énergie. La moindre cause le plonge dans l'abattement et l'adynamie. Quoique récente, sa violente névralgie, véritable et abondante hémorrhagie nerveuse pour lui, a donc produit l'effet d'une longue maladie : perte complète de l'appétit ; langueur de la nutrition ; altération des traits ; maigreur déjà prononcée ; affaissement. L'action stupéfiante et toxique de la morphine s'ajoute encore à ce résultat et contribue surtout à enrayer les fonctions digestives.

A ce dernier médicament je substitue alors avec avantage l'arsenic, dans le but de compléter le traitement de la névralgie et de relever l'innervation générale et la nutrition. Dose : 15 milligrammes d'acide arsénieux en quatre fois.

Dès la première nuit, l'accès névralgique cesse sans retour.

La santé ne tarde pas à se rétablir. Le 31 octobre, la transformation est radicale : appétit énergique ; forces ; calme ; sommeil parfait ; physionomie fraîche et naturelle ; retour vers l'embonpoint.

L'arsenic, réduit à un centigramme depuis la disparition de la douleur, est continué encore pendant une semaine.

Observation XLI. Névralgie puerpérale étendue à la tête, au cou et au membre supérieur, d'abord intermittente, puis rémittente. — Opium, belladone, vésicatoire morphiné : disparition lente. — Récidive. — Arsenic : guérison rapide et définitive.

M..... D....., femme de la campagne, 28 ans, forte constitution ; accouche heureusement de son quatrième enfant le 21 novembre 1861.

Elle se lève le lendemain de grand matin, par un froid très-vif. A la suite de cette double imprudence, elle est prise de frissons répétés, de douleur sous-ombilicale, de fièvre, en un mot de tous les symptômes d'une métro-péritonite, d'ailleurs très-bénigne.

Cet état se dissipe à peu près complétement le 30 novembre, pour être remplacé aussitôt par une névralgie trifaciale et cervicale gauche, véritable névrose puerpérale. Elle occupe les branches temporales, pariétales, orbitaires, et s'étend de là sur le côté du cou et sur toute la longueur du membre supérieur correspondant. Elle est très-intense, quotidienne, régulièrement périodique, et apparaît de 6 heures à 10 heures du soir, pendant deux jours, le 30 novembre et le lendemain. L'intermission est complète. Absence d'appétit et de forces.

2 *décembre.* — Traitement : extraits d'opium et de belladone en pilules. Doses graduées et proportionnées à l'intensité de la douleur. Commencer l'administration une heure avant l'accès.

3 *décembre.* — La névralgie a diminué cette nuit. Mais, dès lors, elle change de type : d'intermittente elle devient continue avec paroxysmes irréguliers de une demi-heure à deux heures. Même traitement.

5 *décembre.* — Elle s'affaiblit, mais très-lentement, tout en conservant la même forme. 70 à 80 centigrammes d'extraits ont déjà été pris. Je remplace aujourd'hui les pilules par un vésicatoire morphiné.

La douleur disparaît peu à peu les jours suivants. Le 9, elle a enfin cessé. Retour du calme, de l'appétit, du sommeil et du bien-être.

18 *décembre.* — A 2 heures du soir, la névralgie récidive brusquement et cause des souffrances atroces. Elle a même siége qu'auparavant, et a gagné de plus la région sus et sous-maxillaire, de sorte qu'elle occupe tout le côté gauche du crâne, de la face et du cou, plus le membre supérieur. Elle se modère à 8 heures du soir, mais ne cesse pas complétement et devient rémittente.

Le 19 *décembre*, nouveau redoublement aussi violent et plus prolongé que la veille ; il dure de 7 heures du matin à 8 heures du soir. Je prescris 2 centigrammes d'acide arsénieux à prendre à doses fractionnées, dans la nuit, entre 6 heures du soir et 2 heures du matin.

20 *décembre.* — La douleur n'a plus reparu aujourd'hui, ni pendant, ni après la période paroxystique. Fourmillements légers sur le trajet des branches temporales du trifacial. — Arsenic, 2 centigrammes ; même administration. A partir du lendemain, il est

donné à doses décroissantes et continué à un centigramme pendant une semaine environ.

Guérison définitive et durable. Retour de la santé. La femme n'a cessé d'allaiter son enfant, qui a toujours bien tété et digéré, s'est normalement développé, sans jamais être influencé par les diverses médications de la mère.

Observation XLII. — Névralgie trifaciale périodique récidivée. — Arsenic.

Femme J..... M....., 34 ans, bonne santé. Première atteinte de névralgie trifaciale droite à la fin de l'année 1860.

La même névralgie apparaît de nouveau le 13 décembre 1861. Elle occupe le nerf dentaire inférieur, les branches temporales, dentaires supérieures et sous orbitaires. Elle est périodique, exclusivement nocturne et nulle le jour. Sa durée et sa violence ont constamment augmenté. Elle devance tous les jours, de sorte que le 13 décembre elle commence à 9 heures du soir, et le 17 à 6 heures, pour se prolonger jusqu'à 7 heures du matin. Pas de sommeil la nuit.

Le 18 décembre, je vois la malade à 1 heure après midi. Quoiqu'un peu tard pour prévenir l'accès suivant, j'ordonne immédiatement 15 milligrammes d'acide arsénieux à prendre en quatre fois, avant 4 heures du soir.

19 *décembre*. — Pas de douleur cette nuit ; sommeil calme ; la malade s'est éveillée une ou deux fois avec un léger fourmillement au côté droit de la face ; mais elle s'est endormie aussitôt.

Même traitement dans la journée.

La névralgie ne reparaît plus. L'arsenic est continué pendant quelques jours à la dose de un centigramme.

Observation XLIII. — Névralgie cervico-occipitale intermittente récidivée. — Arsenic.

T..... M....., 60 ans ; habituellement bien portant ; bonne constitution ; tempérament nerveux ; atteint une première fois, il y a douze ans, de la même névralgie pour laquelle il réclame mes soins, aujourd'hui 19 février 1862. Celle-ci fut alors modérée, périodique, dura une vingtaine de jours et céda à l'usage des opiacés.

La névralgie reparaît le 13 février 1862. Elle occupe, à droite, les régions temporale, pariétale, auriculaire, mastoïdienne, occipitale et cervicale jusqu'à l'épaule, la clavicule et le sternum.

Elle siége donc sur les branches auriculaire, mastoïdienne, sus-claviculaire et sus-acromiale du plexus cervical; sur la branche postérieure du deuxième nerf cervical, et enfin sur le nerf temporal superficiel de la cinquième paire crânienne.

Toute la partie latérale du crâne et du cou est douloureuse. Le moindre mouvement redouble les souffrances. Il y a plusieurs foyers d'élancements que la pression exaspère, entre autres un point occipital, un point pariétal, et un point cervical derrière le muscle sterno-mastoïdien, au point d'émergence des branches superficielles du plexus cervical.

La névralgie est assez régulièrement périodique. Elle commence à 2 ou 3 heures du soir et finit à minuit.

Son intensité a toujours été croissant. Elle a été de plus en plus violente les 16, 17 et 18 février surtout.

Pendant ces jours-là, le malade, en souvenir de sa première névralgie, a employé les opiacés, mais sans succès cette fois.

Le 18, la douleur débute à 2 heures, comme d'habitude; mais, contrairement aux jours précédents, au lieu de cesser à minuit, elle continue toute la nuit et la journée du lendemain jusqu'à 6 heures du soir : elle dure ainsi vingt-huit heures consécutives.

19 *février*. — 2 centigrammes acide arsénieux en quatre fois, dans la matinée.

20 *février*. — Intermittence complète depuis hier soir jusqu'à aujourd'hui deux heures après midi. L'accès recommence alors pour finir au bout de quatre heures. Il est très-court et très-faible. Même traitement.

Les 21, 22 et 23, la névralgie est réduite, chaque soir, à quelques instants de sensibilité à peine appréciable.

Le 24 et les jours suivants, la douleur est absolument nulle. L'arsenic est donné à la dose d'un centigramme seulement.

3 *et* 4 *mars*. — La névralgie reparaît de midi à 5 heures du soir, mais très-faible.

Le 5, 2 centigrammes arsenic dans la matinée. Même accès.

6 mars, douleur légère de 3 à 5 heures du soir.

A partir du 7, la guérison est définitive. L'arsenic est suspendu le 10.

Observation XLIV. — Névralgie trifaciale ancienne, irrégulière. — Arsenic.

11 *août* 1862. — Femme de 35 ans, maigre et usée. Névralgie trifaciale droite, irrégulière, datant de huit mois, bornée à la tempe et au pourtour de l'orbite. Depuis le 1er août, elle est continue avec paroxysmes quotidiens très-intenses, revenant de minuit à 8 heures du matin.

Le 11, arsenic, 15 milligrammes.

Le 12, accès encore très-fort, mais beaucoup plus court. Il commence plus tard et ne dure que deux à trois heures seulement. Intermission complète. Même traitement.

A partir du 13, la névralgie ne revient plus. L'arsenic est continué pendant quelques jours à un centigramme.

Je n'ai employé l'arsenic qu'une seule fois dans la névralgie intercostale réellement indépendante; je vais rapporter ce cas; en revanche, je l'ai appliqué bien souvent contre la même névralgie unie à l'état nerveux ou à la chlorose. Les chapitres consacrés à ces deux névroses générales sont remplis d'exemples de cette nature. (Observations III, VI, VII, VIII, IX, XI, XII, XIII, XVI, XVIII, XXXI, XXXIV.)

Observation XLV. — Névralgies trifaciales et intercostales anciennes et irrégulières. — Insuffisance de l'opium, de la belladone, des vésicatoires morphinés et du fer. — Arsenic : guérison.

T..., 22 ans, grand, bien développé, assez maigre, pâle, participe au lymphatisme très-prononcé de sa famille. Il est actif, travaille avec ardeur, souvent même avec excès. Malgré cela, appétit et sommeil bons; constipation habituelle.

Depuis deux ans, il est atteint à la fois de névralgies trifaciales et intercostales.

Ces dernières apparaissent en divers points des parois thoraciques. Elles sont mobiles, mais persistent plus ou moins longtemps sur le même nerf, avant d'aller se fixer ailleurs.

Les névralgies du trijumeau, tantôt droites, tantôt gauches, se révèlent par une douleur continue et sourde le long des branches malades, et par des élancements au niveau des points temporaux, pariétaux, sus et sous-orbitaires.

La durée et l'intensité de ces douleurs sont très-variables. Il est rare qu'elles cessent complétement; elles deviennent souvent très-fortes; elles se développent et augmentent principalement aux époques de fatigue excessive.

Pendant les mois d'octobre et de novembre 1862, elles ont acquis un degré de violence et de ténacité insolites; l'anémie et la maigreur sont beaucoup plus prononcées.

Diverses médications opium, belladone, vésicatoires morphinés et fer n'ont produit que des améliorations très-courtes.

1er *décembre*. — Depuis plusieurs jours, le malade traverse une période de recrudescence névralgique extraordinaire. J'ordonne 2 centigrammes d'arsenic, à doses fractionnées.

Les douleurs diminuent rapidement et cessent au bout de trois à quatre jours. Le médicament est continué dès lors, à la dose d'un centigramme, jusqu'à la fin du mois, à titre de tonique et reconstituant.

§ III. — *Névralgie sciatique. — Action de l'arsenic.*

Cette névralgie est une des plus importantes par son intensité, sa fréquence, sa ténacité et ses récidives : nulle autre ne s'implante avec autant d'opiniâtreté, malgré l'énergie et la persévérance des traitements appropriés.

Quoique j'aie rencontré la sciatique moins souvent que les névralgies de la tête, je l'ai pourtant traitée un grand nombre de fois par l'acide arsénieux. Le médicament conserve ici sa puissance; cependant j'ai quelques réserves à faire : ainsi, dans les sciatiques récentes, quel qu'en soit le type, son action, tout en étant encore prompte et sûre (*voir* observations XLVI et XLVII), m'a paru un peu moins immédiate, probablement parce que la périodicité est plus rare dans ces névralgies. Dans les sciatiques anciennes, elle est également un peu plus lente et incertaine. Cela tient-il à la nature plus réfractaire de la névralgie, ou bien au caractère même de l'ancienneté? Sans répondre à ces deux questions qui, en somme, n'en font peut-être qu'une seule, je me bornerai à une remarque : de toutes les névralgies que j'ai traitées, les sciatiques étaient, en général, les plus invétérées; quelques-unes même dataient de plusieurs années; or c'est là toujours une cause d'aggravation et de ténacité.

Voici quelques observations de sciatiques récentes et anciennes à l'appui des réflexions précédentes :

Observation XLVI. — Sciatique remittente datant de dix jours. — Arsenic.

Femme de 67 ans, maigre, atteinte depuis dix jours d'une sciatique droite, rémittente, de moyenne force.

A partir du 29 octobre 1860, elle prend, pendant cinq jours seulement, un centigramme d'acide arsénieux. Guérison rapide.

Observation XLVII. — Sciatique rémittente datant de dix-sept jours. — Arsenic.

B..., femme de 25 ans, forte, lymphatique, dont la mère est atteinte elle-même de sciatique et de diverses autres névralgies anciennes.

Depuis le 15 novembre 1861, douleur intense aux lombes, ayant ensuite gagné tout le membre droit, à partir de l'échancrure sciatique jusqu'aux orteils. Rémittente et irrégulière, la névralgie a redoublé de violence dans les derniers jours.

Le 2 décembre, 15 milligrammes d'acide arsénieux.

Le 3, mieux. Peu de jours après, la sciatique a disparu. Le traitement est suspendu le 10.

Observation XLVIII. — Sciatique datant de huit mois. — Insuccès des vésicatoires morphinés. — Arsenic.

Femme de 60 ans, forte, bien portante. Depuis huit mois, sciatique gauche, continue avec redoublements fréquents, irréguliers, violents, nocturnes ou diurnes. Dans ces derniers temps, difficulté ou impossibilité de marcher; peu ou pas de sommeil. Les souffrances se font sentir sur tout le membre, depuis les reins jusqu'aux derniers orteils.

Du 4 au 15 octobre 1860, plusieurs vésicatoires, fortement morphinés, sont appliqués le long du nerf malade. Ils ne produisent que des effets insuffisants et temporaires.

A partir du 16 octobre, 2 centigrammes d'acide arsénieux sont administrés tous les jours, à doses fractionnées.

Le 18, mieux déjà très-sensible; la situation est loin d'être comparable à ce qu'elle était auparavant. Il y a encore eu deux forts accès de douleur, ayant chacun une heure de durée. Mais il y a aussi des périodes de calme complet. La malade reprend le sommeil et marche plus aisément.

19 *octobre*. — 3 centigrammes d'arsenic. Ce jour-là se manifestent quelques signes d'intolérance, coliques légères, avec diarrhée, mais sans nausées ni vomissements. Le soir, tous ces symptômes ont disparu.

20 *octobre*. — Le médicament est interrompu aujourd'hui. Etat local et général bon. Les douleurs ont cessé. Il ne reste que des fourmillements et de l'engourdissement sur le trajet du nerf.

L'arsenic est repris le 21, jusqu'à la fin du mois, à la dose d'un centigramme.

Dès le 23, la malade peut faire une promenade de quatre kilomètres environ.

4 *novembre*. — La névralgie est guérie. Les fourmillements et l'engourdissement du membre se sont eux-mêmes dissipés.

Observation XLIX. — Sciatique depuis quinze mois. — Insuccès des narcotiques et des vésicatoires. — Arsenic.

M... X..., 50 ans, fort et bien portant, atteint depuis quinze mois d'une sciatique gauche attribuée à l'humidité. La névralgie, presque continue, offre de fréquents redoublements : elle entraîne la difficulté et souvent l'impossibilité de marcher. Elle a été soumise, sans succès, à diverses médications, surtout aux vésicatoires, à l'opium et à la belladone.

Novembre 1860. — Traitement arsenical pendant une vingtaine de jours, à la dose quotidienne de 15, puis de 10 milligrammes. A partir de cette époque, disparition à peu près complète de la douleur, malgré l'entrée dans un hiver froid et pluvieux ; marche facile ; le malade cesse de faire usage de la canne qui lui était indispensable depuis le début de la névralgie.

Observation L. — Sciatique avec névralgie crurale et névralgie de plusieurs autres branches du plexus lombaire. — Récidives. — Divers traitements. — Efficacité et insuffisance de l'arsenic.

C... V..., homme de 36 ans, atteint depuis neuf ans de sciatique droite de moyenne intensité et récidivant fréquemment. Pas de signe apparent de diathèse.

26 *mai* 1862. — Depuis dix jours, la névralgie a reparu avec une violence extrême, inaccoutumée. Siégeant sur toute la longueur du membre, elle est continue, avec redoublements nocturnes et diurnes. En outre, il est survenu, pour la première fois, une névralgie fémorale antérieure, affectant la grande branche musculo-cutanée du nerf crural. Celle-ci a les mêmes allures que la précédente.

A partir de ce jour, un centigramme d'acide arsénieux.

Les 27, 28 et 29, la double névralgie change de type, devient intermittente, cesse le jour pour ne se montrer que la nuit, par accès forts et se prolongeant pendant plusieurs heures.

30 *mai*. — La dose d'arsenic est élevée à 2 centigrammes.

31 *mai.* — Cette nuit, l'accès névralgique, plus faible, n'a duré que deux heures, de 11 heures du soir à une heure du matin.

1, 2 et 3 juin, la douleur s'atténue de plus en plus. Dans la nuit du 4, elle se fait ressentir pour la dernière fois, pendant quelques minutes seulement. L'arsenic est réduit à la dose d'un centigramme pendant huit jours encore.

Vers le 10 novembre 1863, la névralgie sciatique et crurale récidive de nouveau. Elle occupe de plus la paroi antérieure de l'abdomen et les téguments des organes génitaux : elle s'est donc étendue aux deux branches abdomino-génitales et à la branche fémoro-génitales du plexus lombaire. Comme précédemment, elle est intense, rémittente, avec paroxysmes irréguliers.

Du 18 au 30 novembre, l'arsenic, administré à la dose de 2 centigrammes, produit des effets rapides : il fait disparaître toutes les névralgies, sauf celle de la région postérieure de la cuisse (sciatique crurale), qui est du reste considérablement diminuée. Pourtant la douleur conserve encore un certain degré d'acuité au niveau de l'échancrure sciatique.

1er *décembre.* — Je substitue à l'arsenic les capsules d'huile essentielle de térébenthine, associées plus tard au valérianate de quinine.

25 *décembre.* — La névralgie s'est encore atténuée, mais le point douloureux a été peu modifié au niveau du grand trochanter fémoral ; la cautérisation nitrique (procédé Hamon) en vient définitivement à bout.

II.

NÉVROSES VISCÉRALES. — ACTION DE L'ARSENIC.

Après avoir reconnu l'efficacité de l'arsenic dans les névroses viscérales, si fréquemment liées à l'état nerveux ou à la chlorose, il reste à déterminer l'action du médicament sur les mêmes névroses isolées et constituant à elles seules toute la maladie. Autant, dans le premier cas, la question était facile à résoudre, autant elle est, dans le second, remplie de difficultés.

En effet, l'état nerveux, malgré la mobilité et l'alternance de ses manifestations infinies, est surtout caractérisé, comme névrose générale, par sa prodigieuse fréquence, par sa durée prolongée, par la rémittence ou la continuité. Au contraire, les névroses particulières, l'asthme, les viscéralgies, l'épilepsie, une forme de l'hystérie convulsive, etc., sont moins communes et offrent le plus souvent, dans leurs attaques, des explosions brusques et irrégulières, séparées par des intermittences franches, variables, parfois très-longues. Dans les deux cas, l'expérimentation thérapeutique se trouve entourée de conditions différentes : dans l'un, il est aisé de suivre la marche de la maladie et d'observer journellement sur elle l'effet du médicament; dans l'autre, on opère sur des faits cliniques lentement et laborieusement recueillis, péniblement contrôlés et exigeant plus que jamais, de la part du médecin et du malade, une entière bonne foi et une persévérance inébranlable.

Quoi qu'il en soit, voici les principes qu'une observation attentive m'a permis de formuler :

En général, les névroses viscérales sont plus rapidement et plus heureusement modifiées par l'arsenic, quand elles sont inhérentes à l'état nerveux ou à la chlorose, que lorsqu'elles en sont indépendantes.

Il y a une différence parmi elles : les névroses douloureuses, essentiellement caractérisées par l'exaltation de la sensibilité, telles la gastralgie, l'entéralgie, l'hépatalgie, l'angine de poitrine, etc., cèdent d'ordinaire plus facilement à l'arsenic que les névroses dues au désordre de toute autre propriété ou fonction nerveuse : tels l'asthme, la toux convulsive, les palpitations cardiaques. Sous ce rapport, les viscéralgies ou névralgies des plexus splanchniques, à peu près sur la même ligne que les névralgies cérébro-spinales, jouissent des mêmes avantages.

Habituellement, ce n'est pas par sa violence qu'une névrose est rebelle au traitement arsenical, c'est surtout par son ancienneté et sa fixité. Cette remarque s'applique à toutes les névropathies dépendantes ou non du nervosisme.

Ainsi les névroses viscérales isolées reçoivent de l'arsenic une influence curative d'autant plus prompte et complète qu'elles sont plus récentes. Les plus fixes et les plus invétérées sont aussi les plus réfractaires.

L'action thérapeutique du médicament ne manque presque jamais de se faire sentir, même sur ces dernières. Sa durée est alors variable; il est rare qu'elle ne se prolonge pas au moins pendant tout le temps que l'organisme est sous l'impression immédiate de la médication.

L'arsenic, modificateur exceptionnel de l'innervation, comme tel, supérieur, par l'étendue de sa puissance, à tous les médicaments connus, rencontre lui-même des limites à son action régénératrice, et doit, à un moment donné, céder la place à un autre ordre de moyens doués de propriétés transformatrices plus élevées, plus appropriées, plus intimes. Cela arrive dans les névroses graves, certaines viscéralgies, certaines convulsions, quelques névralgies qui marquent dans les familles un degré toujours avancé de la maladie chronique. Mais alors on se trouve en face d'un véritable écueil, on a devant soi un de ces états pathologiques invétérés, complexes, abâtardis, obscurs dans leur origine, un de ces états qu'il faut attaquer plutôt dans ses profondeurs que dans ses formes extérieures : désormais la matière médicale ne suffit plus à la thérapeutique, et, quelle que soit son efficacité, un médicament ne parvient pas ici à faire taire définitivement l'expression symptomatique, parce qu'il est incapable à lui seul de détruire ou au moins d'affaiblir le germe même de la diathèse.

Ces conclusions ressortent des études et des observations suivantes. Je parlerai successivement des névroses abdominales et des névroses thoraciques. Pour les névroses cérébrales, je renvoie aux observations XVII et XXI, comme exemples de nervosisme cérébral ; aux observations XX, XXVI, LV et LVII, comme exemptes de céphalées nerveuses.

§ Ier. *Névroses abdominales.*

1° *Gastralgie. Vomissements.* — La gastralgie est sans contredit la névrose viscérale la plus commune ; c'est aussi celle que l'arsenic modifie et guérit le plus facilement. Ce double fait aura déjà été remarqué pour la gastralgie dépendante de l'état nerveux ou de la chlorose ; sans rappeler tous les exemples où la névralgie de l'estomac s'est montrée associée à l'une ou à l'autre de ces névroses générales, je signalerai spécialement les observations III, IV, VI, XIII, XX, XXVI, XXVII, XXVIII, XXIX, XXX, XXXI et XXXIV.

J'ajouterai ici que j'ai trouvé l'arsenic également efficace contre les gastralgies fixes et isolées. Pour le prouver, je me bornerai à citer quatre exemples qui m'ont paru très-concluants ; j'ai choisi parmi des espèces complétement différentes. Dans le premier cas, la gastralgie était consécutive à un diabète sucré ; dans le second, elle était idiopathique et datait de quinze ans ; enfin, dans le troisième et le quatrième, il s'agissait de vomissements spasmodiques chez des enfants dont l'un, âgé de 11 mois, était sous l'influence de la dentition (1).

(1) Les observations LXXVII, LXXVIII et LXXIX sont encore des exemples de vomissements, avec ou sans diarrhée, également influencés par la médication arsenicale. Si ces trois faits ne représentent pas de véritables gastro-entéralgies, il faut pourtant tenir compte de l'éréthisme nerveux, qui complique si fréquemment les lésions du tube digestif, dans les cachexies.

A propos des troubles digestifs dont je m'occupe en ce moment, je n'ai plus à revenir sur l'efficacité de l'arsenic dans les dyspepsies consécutives soit à l'état nerveux, à la chlorose ou aux autres névroses, soit aux maladies aiguës ou chroniques ; je m'y suis arrêté suffisamment aux divers chapitres consacrés à

Observation LI. — Gastralgie et vomissements rebelles dans la dernière période du diabète sucré; cachexie. — Arsenic.

M..., âgé de 60 ans. Cystalgie datant de quinze ans. Ses progrès ont, à la fin, exercé une très-fâcheuse influence sur la santé et amené l'hypochondrie.

Depuis plusieurs mois, diabète sucré, arrivé aujourd'hui (septembre 1861) à l'état de cachexie avancée. Altération profonde de la nutrition, anémie, pâleur, infiltration des jambes, amaigrissement, perte de l'appétit et des forces; langueur et atonie générales.

Le trouble des fonctions digestives est venu compliquer encore la situation. En effet, depuis le mois de mai dernier, vomissements continuels, d'autant plus graves qu'ils sont exclusivement alimentaires et qu'ils privent le malade d'à peu près toute nourriture. Ils succèdent aux repas. Précédés de nausées et de douleurs gastralgiques, ils sont quotidiens et se renouvellent plusieurs fois dans la journée. Très-rarement, ils s'interrompent pendant vingt-quatre heures. L'estomac a la même intolérance pour les aliments et les boissons. Tout est indistinctement rejeté, excepté l'eau pure.

Depuis la fin de juillet, diarrhée irrégulière, atonique, sans coliques; selles toujours très-fétides; tantôt de consistance naturelle, tantôt plus ou moins liquides; leur nombre varie de une à huit par jour.

Je suis appelé à donner mes soins à M... le 1er septembre 1861.

En face de désordres si complexes, d'un délabrement pareil de l'organisme, l'indication suivante dominait toutes les autres : reconstituer la nutrition, sans laquelle il n'y a pas de vie possible, et pour cela arrêter les vomissements, rétablir les fonctions digestives, seules capables de remettre en jeu l'assimilation.

Dans ce but, je m'adresse à la médication arsenicale. Je débute par 3 milligrammes, pour tâter la susceptibilité organique, et j'élève bientôt la dose à un centigramme.

chacun de ces groupes pathologiques; de nombreuses observations y constatent ce fait thérapeutique.

En même temps, je conseille les modifications suivantes dans l'alimentation : j'engage le malade, malgré ses hésitations et ses répugnances, de substituer la viande, le gibier, etc., aux purées, fécules, farineux, dont il se nourrit exclusivement.

10 *septembre*. — Les vomissements ont cessé depuis quatre jours. L'estomac digère mieux. Le regime azoté est bien toléré.

20 *septembre*. — Pas de vomissements. Amélioration très-marquée des fonctions digestives ; pourtant la diarrhée persiste, mais faiblement.

En résumé, l'arsenic a une action rapide et salutaire. Il a suspendu les vomissements et a stimulé la nutrition générale. Le malade mange davantage et digère mieux ; ses forces reviennent ; les infiltrations des jambes sont considérablement réduites ; en un mot, les symptômes de la cachexie ont très-sensiblement rétrogradé.

Ce premier résultat atteint, il devient rationnel de songer aux autres indications. Mais, je dois le dire, malgré son importance, ce moment de bien-être ne fut qu'un temps de répit pour le malade ; il succomba plus tard, devant la marche toujours envahissante des autres symptômes de la maladie.

Observation LII. — Gastralgie idiopathique violente et invétérée. — Arsenic.

J....., 46 ans, forte constitution, mais déjà usée par la souffrance. Sa mère a été asthmatique toute sa vie. Son père est mort cancéreux.

Depuis quinze ans, il est lui-même atteint de gastralgie. En voici les caractères :

Douleurs d'estomac déchirantes. Elles éclatent brusquement, atteignent rapidement leur summum d'intensité, deviennent alors atroces et arrachent des cris au malade. Elles s'exaspèrent à la moindre pression, se montrent par accès dont la durée est de une à quatre heures, deux heures en moyenne, et dont le nombre varie de deux à trois par jour.

Elles apparaissent irrégulièrement le matin, dans la journée ou le soir, mais jamais la nuit.

L'état de vacuité ou de réplétion de l'estomac n'a pas d'influence sur elles ; on les voit survenir aussi bien avant qu'après les repas.

Nulles l'hiver, exclusives à l'été, elles se succèdent, dans cette saison, sans interruption d'un seul jour. Augmentant avec la chaleur, leur violence arrive à son degré extrême dans les mois de juillet et d'août ; elle est telle, que le malade est obligé de suspendre son travail la moitié de l'année, de mai en octobre.

Il y a fréquemment des nausées et jamais des vomissements. Selles normales.

Saignées, sangsues, larges vésicatoires simples ou morphinés, pommade stibiée, opium, belladone, quinine, bismuth, glace, etc., etc., telle est la série des moyens inutilement employés depuis le début de la maladie.

Le 1er août 1861, j'institue le traitement arsenical. Je commence par 5 milligrammes d'acide arsénieux, pour arriver rapidement à 2 centigrammes dès le quatrième jour.

Peu de changements dans la première semaine.

A partir du 8 jusqu'au 14 août, il n'y a qu'un seul accès dans la journée ; ordinairement faible, il revient à des heures irrégulières.

15 *août*. — Pas de douleur, pour la première fois depuis plusieurs mois.

Pendant les quatre jours qui suivent, il y a un accès léger, revenant périodiquement de 1 heure à 2 heures du soir. Je donne 25 milligrammes d'arsenic.

Les accès deviennent de plus en plus courts et atténués. Ils manquent complétement dès le 24 août.

Le malade a le bonheur insolite de reprendre son travail quelques jours après, sans attendre la fin d'octobre.

L'arsenic est suspendu vers le 10 septembre, après avoir été réduit à 2, puis à 1 centigramme.

Réflexions. — Cette observation est remarquable à plus d'un titre.

1° elle représente une forme de gastralgie des plus violentes et des plus tenaces, empruntant un caractère de gravité spéciale à son ancienneté et à son origine, c'est-à-dire à la transformation héréditaire dont elle est évidemment l'expression.

2° L'arsenic a une action très-manifeste sur la marche de cette névrose.

Celle-ci, rapidement modifiée et enrayée, l'a été précisément à l'époque de l'année où elle arrivait habituellement à son maximum d'intentisité, bien avant le moment de son extinction naturelle.

Néanmoins, cette observation reste incomplète, parce que j'ai malheureusement perdu cet homme de vue. En effet, il eût été intéressant de l'étudier pendant les années suivantes, de voir ce qui serait advenu, et de juger si la médication arsenicale reprise, selon mes conseils, au printemps, c'est-à-dire avant le réveil annuel de la névropathie, eût fini par prévenir et faire totalement disparaître cette maladie si profondément invétérée.

Les vomissements spasmodiques ou nerveux et la diarrhée de même nature ne sont rares ni chez l'adulte, ni chez l'enfant. Très-communs surtout à l'époque de l'évolution dentaire, on les observe d'autant plus souvent qu'ils représentent, tantôt une maladie essentielle, toujours identique à elle-même jusqu'à la fin, tantôt le premier degré de l'inflammation du tube digestif, deux affections également très-fréquentes à cette période de la vie.

Dans le vomissement et la diarrhée spasmodiques, il y a simplement hypersécrétion muqueuse, avec contraction de l'estomac et accélération du mouvement péristaltique de cet organe vers l'anus, mais sans gastro-entérite, sans altération de texture, sans lésion anatomique appréciable. On les a décrits sous les noms de vomissement et de diarrhée spasmodiques, nerveux, idiopathiques, catarrhaux ; spasme et excitation nerveuse de la tunique musculaire.

L'arsenic sera utilement employé pour combattre les vomissements et la diarrhée de cette espèce. Je l'applique tous les jours avec avantages, particulièrement dans le jeune âge, où ces accidents si communs acquièrent une gravité extrême. Les deux observations suivantes feront ressortir toute son importance dans la forme pathologique que je signale (1).

OBSERVATION LIII. — Vomissements nerveux dus à l'évolution dentaire. — Arsenic.

Garçon de 11 mois, bien portant; actuellement sous l'influence du travail de la dentition. Le 27 mai 1861, il est pris de vomissements spasmodiques très-abondants, avec diarrhée séreuse; dix à douze selles par vingt-quatre heures.

Le sous-nitrate de bismuth et le laudanum arrêtent bientôt la diarrhée et régularisent les fonctions de l'intestin.

Quant aux vomissements, ils persistent, mais avec une modification très-importante, et c'est là une nouvelle preuve de leur nature nerveuse. De continus, ils deviennent périodiques et exclusivement nocturnes. Les 2, 3, 4 et 5 juin, pendant le jour, l'enfant tète, boit et digère parfaitement; pendant la nuit, au contraire, l'estomac ne tolère absolument rien.

6 *juin*. — Trois cuillerées à café de solution minérale renfermant 3 milligrammes d'acide arsénieux, sont administrées à midi, 3 et 6 heures du soir. La médication est continuée pendant quatre jours.

Dans la nuit du 6 au 7, le petit malade ne vomit plus, mais il a encore des nausées.

La nuit suivante, celles-ci ont cessé à leur tour. La digestion stomacale redevient normale. La santé est rétablie.

(1) L'arsenic n'est pas seulement utile contre les diarrhées simplement spasmodiques et catarrhales, il l'est encore dans les diarrhées chroniques dues à une altération ancienne et profonde de l'intestin, dans les diarrhées consécutives aux cachexies, comme il l'est encore dans toutes les sécrétions morbides dues à une lésion invétérée grave de la nutrition et de l'innervation. Je reviendrai sur cette question au chapitre sixième.

OBSERVATION LIV. — Vomissements spasmodiques excessifs, avec diarrhée. — Arsenic.

Petite fille de 4 ans, prise en pleine santé de vomissements et de diarrhée, le 22 mai 1863. Les évacuations continuent modérément pendant une semaine.

29 mai: sous-nitrate de bismuth.

Le 30 et le 31, les évacuations diminuent.

1er *juin*. — Diarrhée faible. Mais, dans la nuit et la journée, les vomissements ont redoublé avec une fréquence excessive. Ils sont muqueux et très-abondants. La plus petite quantité de boissons les renouvelle obstinément; tout est rejeté. Fatigue extrême; prostration; pâleur; altération des traits; excavation des orbites; émaciation rapide; physionomie cholérique. Etat grave.

Le soir: vingt grammes de solution, contenant 4 milligrammes d'acide arsénieux, à prendre en quatre fois de trois en trois heures

2 *juin*. — L'enfant n'a vomi plus qu'une fois cette nuit. Mieux. Même dose de solution.

3 *juin*. — Une seule selle, presque naturelle. Alimentation bien supportée; 2 milligrammes d'arsenic, continués pendant trois jours. Rétablissement rapide.

2° *Entéralgie*. — Infiniment plus rare que la gastralgie, l'entéralgie était toujours unie à l'état nerveux ou à la chlorose, quand j'ai eu à la traiter par l'arsenic. Ici encore les effets du médicament ont été excellents; je l'ai constaté sur une femme et une jeune fille qui souffraient cruellement de cette névrose. (*Voir* Observations XX et XXVIII.)

3° *Hépatalgie*. — J'ai plusieurs fois, avec l'aide de l'acide arsénieux, fait cesser rapidement, à leur début, des accès d'hépatalgie habituellement violents, prolongés et répétés. Ils se montrent de temps en temps, depuis plusieurs années, chez un homme de 41 ans, appartenant à une famille dont plusieurs membres ont été affectés de diverses névroses graves.

§ II. — *Névroses thoraciques.*

Les névroses du cœur et de l'appareil respiratoire interviennent très-fréquemment dans le nervosisme. Nous en avons rencontré plus haut des cas remarquables par leur variété, leur intensité, leur gravité, et nous avons pu juger quelle était alors la puissance de la médication arsenicale ; je renvoie surtout aux observations I, III, VI, XIV, XVI, XVIII, XXII, XXIII, comme exemples de névroses cardiaques, et aux observations III, X, XI, XIX, XXII, comme exemples de névroses respiratoires. J'appelle l'attention sur la plupart d'entre elles : la fixité et la violence des troubles spéciaux, leur prédominance sur le reste de l'état nerveux, leur donnent ici un intérêt plein d'actualité. A cette nombreuse série, je vais joindre trois cas de névroses thoraciques isolées : les deux premiers représentent des asthmes récents et disparaissant complétement par l'effet du traitement arsenical ; le dernier a pour objet un asthme ancien et confirmé, enrayé pendant trois ans, tant que l'organisme a été sous l'influence de l'arsenic. Je terminerai cette étude par quelques mots sur la coqueluche.

1° *Asthme.*

Observation LV. — Asthme récent et céphalée nerveuse intenses. — Arsenic ; prompte guérison.

Femme F..... 70 ans, tempérament nerveux, a eu, dans le cours de son existence, plusieurs atteintes de névralgie trifaciale extrêmement violente ; elle est sujette à une céphalée nerveuse opiniâtre, à type rémittent et à paroxysmes irréguliers. Pas de maladie organique de la poitrine.

Depuis le 27 octobre 1860, oppression continue, faible le jour et redoublant la nuit avec une grande intensité ; respiration sifflante ; sentiment de constriction pénible derrière le sternum ; orthopnée ;

suffocation ; anxiété ; angoisses. Pendant les paroxysmes, dépression générale, pâleur; algidité. Insomnie rebelle. Céphalée habituelle. Perte d'appétit.

Dès le 1er novembre, 15 milligrammes acide arsénieux par jour. A partir du 3, mieux tranché. Le 5, état très-satisfaisant; oppression presque insensible; douleurs sternales nulles; la céphalalgie a cessé, la nuit a été bonne; sommeil calme et prolongé. Même traitement.

Les dernières traces de la souffrance se dissipent rapidement et définitivement les jours suivants.

Avec le bien-être, réveil de l'appétit et des fonctions digestives. La médication est suspendue le 15 novembre.

Observation LVI. — Asthme de moyenne intensité. Première invasion. — Arsenic. Disparition rapide des accidents.

J... R.., 40 ans, très-vigoureux. Le père est mort phthisique; la mère est tourmentée par des névralgies trifaciales et sciatiques.

Le malade jouit ordinairement d'une bonne santé; pas de maladie organique de la poitrine; pas de névropathie habituelle.

Le 20 avril 1862, pour la première fois, il est atteint d'asthme avec douleur sternale; dyspnée; respiration sifflante. Aggravation progressive des symptômes; presque tous les jours, il y a un accès de plus en plus long et intense.

Le 25 mai : 15 milligrammes d'acide arsénieux.

31 *mai*. — Les accès sont déjà beaucoup plus faibles. Ils ne tardent pas à s'atténuer encore, à être séparés par des journées d'intermission de plus en plus nombreuses et à disparaître totalement. L'arsenic est suspendu après vingt jours de traitement.

Observation LVII. — Asthme ancien; céphalée nerveuse. — Arsenic; son efficacité rapide mais temporaire.

B.... forte constitution; lymphatique; pas d'affection organique du cœur ou des poumons. Parents sains, sans traces apparentes de diathèse.

Cet homme s'était toujours bien porté jusqu'en 1856 ; il avait alors 25 ans. En juillet de cette même année, il est pris de bronchite opiniâtre, avec toux fréquente; oppression et abondante expectoration.

En automne, le catarrhe arrive sur sa fin et se transforme en une toux sèche, convulsive, nerveuse, fatigante, tenace. Dès lors, commence l'asthme.

De 1856 à 1860, la nouvelle affection se présente avec les caractères suivants :

Attaques généralement nocturnes, renfermant un ou plusieurs accès dont la durée varie de trois à douze heures.

Chaque attaque offre trois ordres de symptômes simultanés : 1° l'asthme proprement dit, avec sa physionomie spéciale, la suffocation, l'orthopnée, la respiration sifflante ; — 2° une céphalalgie fronto-temporale, très-vive, débutant avec l'oppression, la précédant quelquefois et disparaissant avec elle. Cette céphalée nerveuse n'a jamais manqué ; elle a atteint souvent une très-grande violence, et fréquemment elle est en rapport inverse d'intensité avec la suffocation, de sorte que, l'une étant forte, l'autre reste faible, et réciproquement ; — 3° une toux convulsive précédant ou accompagnant la gêne respiratoire.

Une abondante expectoration filante ou épaisse et opaque annonce la fin des accès.

Les influences atmosphériques sont décisives sur les retours de l'asthme. Rare en été, il se montre habituellement au printemps et surtout en automne. Les vents humides de l'est, les pluies, les orages, le froid humide en provoquent facilement les attaques. Celles-ci, toujours plus fortes dans la mauvaise saison, apparaissent au moins une fois par mois, ordinairement plusieurs fois. L'intervalle qui les sépare est d'autant plus long qu'elles ont été plus violentes. Leur nombre, dans l'année, est de dix à douze. Leur intensité et leur durée ont été progressives.

En dehors des accès, santé parfaite, sauf une très-grande susceptibilité des bronches pour les catarrhes.

Diverses médications ont été appliquées : narcotiques ; antispasmodiques ; iode ; huile de foie de morue ; balsamiques ; fumigations ; inhalations, etc., etc. ; leur succès a été nul ou éphémère.

Année 1860. — Le mois d'octobre débute, comme d'habitude,

par un accès d'asthme nocturne, violent et très-prolongé, se renouvelant les deux ou trois nuits suivantes.

Traitement : du 15 octobre au 15 janvier 1861, 1 centigramme d'arsenic par jour.

Année 1861. — 30 janvier, un accès d'asthme nocturne court et faible.

Du 1er février au 31 mars, nouveau traitement arsenical, à la même dose qu'auparavant, dans le but de prévenir, au printemps, l'explosion périodique de la maladie.

De l'aveu du malade, l'hiver qui vient de finir a présenté une différence frappante avec les années précédentes. Le printemps et l'été se passent très-bien.

En septembre, octobre et novembre, en trois mois, cinquante jours de médication arsenicale, afin d'empêcher encore le retour annuel de l'asthme. Dose : 15 milligrammes d'acide arsénieux.

Dans les premiers jours d'octobre, pendant une nuit, très-léger accès d'oppression et de céphalalgie disparaissant rapidement. Depuis le 30 janvier, le malade n'avait rien ressenti.

En décembre, bronchite simple, avec toux et expectoration ordinaires. Contrairement à ce qui, autrefois, arrivait aisément, il n'en résulte aucun accès d'asthme.

Sous l'influence de l'arsenic, l'appétit et les forces ont redoublé; l'embonpoint a très-notablement augmenté : ce fait est très-manifeste depuis la fin de l'année dernière.

Année 1862. — En juillet, dyspnée faible pendant une demi-heure.

En approchant de l'automne, à partir du 15 septembre, reprise de l'arsenic, dose 15 milligrammes pendant deux semaines seulement. B..... ne continue pas par négligence.

10 *novembre*. — Un petit accès de trois quarts d'heure, avec un peu d'oppression et de sifflement; céphalalgie aussi courte et à peine sensible. L'asthme ne fait pas d'autre apparition, malgré un fort catarrhe pulmonaire.

Années 1863 *et* 1864. — Le malade, par insouciance, ne prend plus d'arsenic.

Santé bonne au printemps et dans l'été de 1863. En automne et en hiver, l'asthme reparaît de temps en temps; seulement les accès sont beaucoup moins forts et ne sont plus accompagnés de céphalalgie.

2° *Coqueluche.* — Les excellents résultats que m'avait donnés l'arsenic dans certaines toux nerveuses, convulsives, opiniâtres, l'exemple du médecin anglais Ferriar, cité par M. Trousseau (1), m'avaient donné l'idée d'employer l'arsenic dans la coqueluche. Je l'ai fait plusieurs fois, et toujours j'ai constaté une diminution et un éloignement rapides des quintes, avec réduction facile de la maladie, une guérison infiniment plus prompte que par toute autre méthode. Malheureusement, je n'ai pu appliquer la médication arsenicale que dans la coqueluche sporadique, et nullement encore dans la coqueluche épidémique, c'est-à-dire arrivée à son plus haut degré de concentration. L'occasion s'étant offerte à M. Millet, de Tours, il lui a été possible d'expérimenter convenablement l'arsenic et de démontrer, par une série de faits, tous les avantages qu'on en peut retirer dans cette dernière forme de la maladie. Sur 36 enfants de 4 à 13 ans, 22 ont guéri du vingtième au vingt-cinquième jour; 3 du vingt-troisième au vingt-huitième jour; 5 du trentième au trente-sixième jour. Sur les 6 derniers, le résultat a été nul après vingt jours de traitement; mais alors la belladone a promptement fait justice des accidents nerveux. Les doses ont varié de 1 à 6 milligrammes d'acide arsénieux pris à doses fractionnées dans la journée (2).

(1) Traité de Thérapeutique. Tome Ier. Arsenic.
(2) Bulletin médical du nord de la France, avril, 1864, p. 163.

III.

NÉVROSES CONVULSIVES.

§ Ier. — *Chorée. — Efficacité de l'arsenic. Parallèle avec les autres médications.*

La médication arsenicale exerce sur la chorée une action curative que l'on ne rencontre dans aucune autre névrose convulsive. Par son importance, je la mets au premier rang, comme méthode générale de traitement.

Je l'ai appliquée cinq fois, on va le voir bientôt, et, entre mes mains, elle a confirmé les résultats avantageux qu'elle a déjà donnés à plusieurs médecins français et étrangers : j'ai eu affaire à des chorées aiguës, récentes ou nullement encore invétérées, datant de 8, 15, 20, 30, 60 jours. Les sujets étaient jeunes, de 3, 8, 9, 12 et 24 ans, actuellement bien portants, mais évidemment soumis à une influence morbide héréditaire, puisque tous provenaient de parents névropathiques, rhumatisés, scrofuleux ou tuberculeux. Dans ces cinq cas, la guérison a été prompte, définitive et jusqu'à présent exempte de récidive; elle est arrivée d'autant plus rapidement que les convulsions étaient plus violentes et plus généralisées (1); une seule fois, elle montra de l'hésitation au début, précisément dans une chorée légère, localisée au membre supérieur gauche (2); ce qui confirme une fois de plus cette loi de thérapeutique arsenicale que j'ai si souvent vérifiée en d'autres affections :

(1) *Voir* les observations LVIII et LIX.

(2) *Voir* l'observation LXII.

« l'intensité des symptômes, comme leur ancienneté, loin d'être opposée, est plutôt favorable à l'efficacité de l'arsenic. » Enfin la disparition de la maladie a été obtenue dans une moyenne de dix-neuf jours, résultat en rapport avec les chiffres que je donnerai plus bas.

L'arsenic retrouve donc ici à un haut degré la puissance qu'il possède dans plusieurs autres névroses. Il mérite d'être placé à la tête des médications réputées les plus avantageuses contre la chorée, car nulle autre ne produit des effets à la fois plus rapides, plus constants, plus durables et plus complets, dans cette maladie si fréquente, si disposée aux récidives, et dont la durée moyenne, d'après les monographies les plus récentes, est de 60 à 90 jours quand elle ne se perpétue pas indéfiniment.

Sans croire à l'infaillibilité des préparations arsenicales, sans avoir de préférence absolue, sans professer non plus d'exclusion arbitraire, sans avoir une foi aveugle dans les statistiques qui, en thérapeutique, ne tiennent pas toujours un compte suffisant des circonstances spéciales, je vais indiquer ici la durée moyenne des principaux traitements usités : la comparaison fera mieux ressortir encore le fait important que je veux mettre en relief.

D'après M. le docteur Moynier (1), la moyenne du traitement serait : par la strychnine, de 33 jours pour les filles et de 74 jours pour les garçons ; par la gymnastique et les bains sulfureux, de 35 jours pour les filles et de 87 jours pour les garçons.

L'électricité a donné une moyenne de 30 jours environ, sur huit jeunes filles traitées par M. Briquet (2). Je dois ajouter que, depuis, cette méthode a donné des résultats moins heureux.

(1) Gazette des Hôpitaux, 1858, page 83.

(2) Quelques Recherches thérapeutiques sur la chorée. Union médicale, 1859, tome IV, p. 271.

Le docteur Gagnion, de Vitry-le-Français, a obtenu avant le quarante-cinquième jour du traitement la disparition de trente chorées, par l'usage des révulsifs cutanés, huile de croton tiglium, vésicatoires, cataplasmes sinapisés et ventouses sur toute la longueur du rachis (1).

Dans les expériences comparatives faites par le docteur Stone, cité par M. Millet, de Tours, la moyenne fut de 44, 6 jours par le sulfate de zinc; de 44, 2 jours par le fer; de 26, 3 jours par l'arséniate de potasse (2).

La médication par l'émétique à haute dose, qui a eu beaucoup de retentissement dans ces dernières années, a produit les résultats suivants à Gillette et à M. Bonfils, ses deux principaux instigateurs : sur neuf cas de guérison, la durée du traitement a été de 4 jours au minimum, et de 24 jours au maximum : durée moyenne, 16 jours (3).

Enfin Gillette, d'après le docteur Gellé, son interne, avait guéri avec les préparations arsenicales dix chorées aiguës dans l'espace de 8 à 20 jours; et M. Wannebroucq, de Lille, en a guéri quatre dans un espace de 7 à 14 jours (4).

Les succès les plus remarquables ont donc été fournis par le tartre stibié et l'arsenic. Mais quelle est la valeur relative des deux méthodes? Pour moi, je n'hésiterai pas à préférer, en général, la médication arsenicale; en voici les motifs : jouissant d'une complète innocuité, elle est mieux tolérée, moins incommode et moins fatigante; elle est, en un mot, d'une administration plus facile et plus simple, avantage précieux surtout en face des exigences de la pratique civile; elle prévient plus sûrement les récidives, nullement rares après l'emploi de l'émétique, comme le

(1) Traité des maladies nerveuses; Sandras et Bourguignon, 2e édition, 1860, tome I, p. 443.

(2) De l'emploi thérapeutique des préparations arsenicales; Bulletin médical du nord de la France, mars 1864, p. 123.

(3) Gazette des Hôpitaux, 1858, page 82.

(4) Union médicale, 1863, tome XVIII, page 514.

prouvent mes propres recherches; enfin, par ses effets toniques-névrosthéniques et reconstituants, par son action modificatrice profonde, spéciale sur l'économie, elle s'adresse mieux à toutes les causes capables d'amoindrir les forces, d'appauvrir le sang, de pervertir les fonctions nerveuses, et elle convient merveilleusement pour combattre l'élément diathésique quel qu'il soit, dont l'influence est manifeste sur la pathogénie de la chorée.

Observation LVIII. — Chorée générale violente. — Arsenic.

Petite fille de 8 ans; bonne santé habituelle. Le père et la mère sont actuellement bien portants, mais le grand-père paternel et plusieurs de ses enfants sont morts phthisiques. Une frayeur est la cause assignée à la maladie. Chorée générale datant d'une semaine et arrivant, en peu de jours, à un degré de violence extrême. Impossibilité absolue de se tenir debout, de se servir des membres et de parler. Convulsions très-étendues et continuelles le jour, nulles la nuit. On est obligé de tenir l'enfant sur un large matelas à terre, pour éviter les chutes et les blessures.

23 *novembre* 1859. — Traitement : au début, 6 milligrammes d'acide arsénieux. Tous les deux jours augmenter de 2 milligrammes jusqu'à 15.

A la fin de la première semaine, la petite malade peut rester debout et marcher. Les contractions désordonnées vont toujours se modérant; elles ont complétement et définitivement cessé le vingtième jour.

Après la guérison, il reste un certain degré de paralysie musculaire : lenteur des mouvements, embarras de la parole. Ces accidents se dissipent d'eux-mêmes rapidement. La médication est continuée jusqu'à la fin de décembre.

Observation LIX. — Chorée générale violente. — Arsenic.

Petite fille de 12 ans, habituellement bien portante, teint frais et coloré. La mère est morte phthisique trois ans auparavant.

Examen de la malade le 9 août 1863 :

Depuis vingt jours environ, chorée générale progressivement croissante.

Aujourd'hui, mouvements désordonnés caractéristiques des membres ; ils sont plus prononcés aux supérieurs qu'aux inférieurs, à gauche qu'à droite. L'enfant se tient debout avec beaucoup de peine, tombe constamment, fauche et louvoie en marchant.

Difficulté très-grande de se servir du membre supérieur droit. Impossibilité absolue d'accomplir le moindre mouvement volontaire avec le membre supérieur gauche : nulle autre part les convulsions ne sont aussi exagérées. L'enfant est incapable de boire ou de manger seule.

Elle grimace horriblement. Sa parole, très-embarrassée, est inintelligible.

Assise, elle ne saurait rester un instant en place. Les diverses parties de son corps, tête, tronc et membres, sont perpétuellement en mouvement.

Elle est amaigrie, pâle, triste et pleure souvent sur son impuissance de parler.

Affaiblissement de la mémoire. Douleurs dans les membres, plus vives aux inférieurs.

Fonctions digestives en assez bon état. La nuit, sommeil calme et absence de convulsions.

Traitement : du 9 au 11 août, solution avec six milligrammes d'acide arsénieux pris en deux fois, matin et soir. Du 12 au 15, un centigramme.

Etat de l'enfant le 16 août :

La maladie est en décroissance depuis le 11. Aujourd'hui la transformation est aussi profonde qu'elle a été rapide.

Le défaut de coordination des mouvements a considérablement diminué partout. La marche et l'attitude assise sont fermes et assurées, et, sans quelques spasmes légers et très-éloignés, on ne se douterait pas que la petite fille a été choréique. Les contractions involontaires restent toujours un peu plus marquées aux membres supérieurs. Depuis trois jours, la jeune malade peut de nouveau se servir de ses mains, manger même avec la gauche. La parole a repris à peu près sa netteté habituelle. Les traits du visage ont recouvré leur régularité et leur gaîté : à peine une faible contraction s'y rahit-elle de loin en loin.

Les douleurs des membres ont cessé.

Même traitement : un centigramme arsenic.

23 *août*. — La guérison est complète. La physionomie, la parole, la démarche et l'attitude assise sont naturelles. Un œil exercé distingue très-difficilement un dernier vestige de maladie dans un léger embarras conservé par certains mouvements, par exemple quand on ordonne à l'enfant de presser ou de ralentir le pas, d'en changer les allures. Du reste, elle coud avec assez de précision, boit même de la main gauche, avec une cuiller à café, sans verser une goutte de liquide.

Teint frais et coloré ; satisfaction ; bien-être ; appétit vorace.

L'arsenic toujours toléré est continué à la dose de un centigramme, et suspendu à la fin du mois.

Observation LX. — Chorée générale de moyenne intensité. — Arsenic.

Garçon de 3 ans, fort et bien développé ; constitution scrofuleuse transmise par le père ; a déjà eu des éruptions cutanées et des conjonctivites spécifiques.

Dans la première quinzaine d'octobre 1862, les parents remarquent déjà un léger désordre des mouvements, et l'attribuent négligemment à la maladresse de l'enfant.

La singularité de ses manières attirant plus sérieusement l'attention, je suis appelé le 7 décembre. Je constate les symptômes suivants :

Mouvements choréiques de la face et des quatre membres. Ils sont plus forts à droite qu'à gauche ; ont progressivement augmenté. Les contractions et les allures du petit malade sont brusques, anguleuses, bizarres, désordonnées. Il grimace sans cesse. Il marche en fauchant et en louvoyant comme un individu ivre. Il tombe souvent. Il se sert maladroitement de ses mains. A table on est obligé de le faire boire et manger. Qu'il soit assis ou debout, qu'il veuille ou non rester immobile, il est continuellement agité de mouvements involontaires, soit à une région, soit à une autre, Douleurs très-vives dans les membres, surtout les inférieurs. Appétit conservé. Nutrition normale.

Traitement : acide arsénieux ainsi gradué : du 7 au 11 décembre,

3 milligrammes; le 9, 6 milligrammes; le 12, un centigramme. Cette dernière dose est continuée.

16 *décembre.* — Amélioration très-marquée. Les convulsions ont cessé entièrement aux membres gauches; ils ont beaucoup diminué à droite, ainsi qu'à la face. Démarche assurée; l'enfant ne tombe plus; les douleurs sont les mêmes.

20 *décembre.* — Les contractions anormales sont nulles partout, sauf au membre supérieur droit, où elles ont très-légèrement persisté. 12 milligrammes d'arsenic.

La guérison est complète et définitive dans les premiers jours de janvier. Le médicament toujours toléré est continué jusqu'au 15, à doses décroissantes.

Observation LXI. — Chorée générale de moyenne intensité. — Arsenic.

P... P... petite fille de 9 ans. Ses quatre sœurs et la mère sont névropathiques.

Vers la fin de décembre 1862, les parents constatent chez l'enfant des grimaces étranges, une maladresse et une bizarrerie insolites dans les mouvements.

La chorée se prononce de plus en plus, et, le 5 janvier 1863, elle offre les caractères suivants :

Les convulsions sont générales; elles ont plus d'intensité aux muscles de la face qu'ailleurs, aux membres supérieurs qu'aux inférieurs, à droite qu'à gauche. La petite fille grimace continuellement et d'une manière horrible; elle se sert très-difficilement de ses mains, plus aisément de ses jambes. Pourtant, elle fauche en marchant, et, après quelques pas assez réguliers, des contractions désordonnées viennent tout d'un coup trahir le vice des fonctions locomotrices. Assise, elle s'agite constamment sur son siége, et tous les efforts de sa volonté ne peuvent lui assurer un moment d'immobilité.

État général en souffrance; perte d'appétit; anémie; pâleur; teint jaunâtre; amaigrissement; tristesse.

Institution du traitement arsenical le 5 janvier. Au début, 5 milligrammes d'acide arsénieux, portés rapidement à 10, 15 et 20 milligrammes.

Les mouvements choréiques ne tardent pas à s'affaiblir ; à la fin du mois, ils ont totalement disparu des régions suivantes : membres inférieurs, tronc et membres supérieurs ; ils persistent à la face, mais considérablement atténués.

La nutrition s'est réveillée et régularisée ; appétit : coloration et animation des traits ; vigueur ; bien-être.

En février, les grimaces, toujours plus faibles et éloignées, décroissent pourtant avec lenteur ; elles constituent un de ces tics qui remplacent parfois la chorée. Evidemment, elles sont aujourd'hui moins l'effet de la maladie que le résultat de l'habitude elle-même ; cela est prouvé par un examen suivi : ainsi, elles augmentent si l'enfant s'aperçoit qu'on l'observe ; elles sont très-rares, au contraire, tant que son attention n'est pas excitée. Dans cet état, toute médication me semble d'autant plus superflue que l'on peut prévoir, sans peine, la fin prochaine de ces dernières contractions involontaires.

Je suspends donc l'arsenic le 20 février. En mars, toute trace de convulsion faciale s'est dissipée et la physionomie a repris son aspect naturel.

Observation LXII. — Chorée partielle. — Arsenic.

Mlle E... P....., 24 ans, sœur de l'enfant qui fait le sujet de l'observation précédente. Santé généralement bonne ; nervosisme habituellement modéré, mais plus accentué dans ces derniers temps. Hérédité nerveuse dans la famille ; de plus, rhumatisme et herpétisme. (*Voir* l'observation XXIII.)

Depuis le milieu du mois de novembre 1863, douleurs très-vives dans tout le membre supérieur gauche et chorée localisée à l'avant-bras et à la main du même côté. Contorsions modérées de la face en parlant ou en riant. Faiblesse musculaire générale. Le caractère est devenu d'une susceptibilité et d'une bizarrerie extrêmes.

16 *décembre*. — Le désordre des mouvements du membre a augmenté. La main est sans cesse agitée de contractions involontaires. Mlle E.. P....., d'une maladresse excessive, ne peut presque plus s'en servir. Traitement arsenical ; dose initiale, 1 centigramme d'acide arsénieux par jour, porté à 17 milligrammes le 18 décembre.

Le 24, diminution marquée des mouvements. Du 24 au 28, interruption du médicament par négligence. Les convulsions reviennent à peu près aussi fortes qu'auparavant.

6 *janvier* 1864. — Les contractions désordonnées sont presque nulles. Mlle E... P..... peut reprendre ses ouvrages au crochet, qu'elle avait abandonnés. Les douleurs ont cessé. L'arsenic est réduit à la dose de 1 centigramme, après avoir provoqué, dans les derniers jours, quelques nausées, avec vomissements sans diarrhée.

15 janvier, guérison définitive, et suspension du traitement le 20.

§ II. — *Névroses convulsives diverses.*

1° *Hystérie. Hystéro-épilepsie. Ataxie locomotrice progressive. Tétanos.* — Ma pratique personnelle ne m'a pas fourni encore des matériaux suffisants pour formuler sur le traitement arsenical appliqué aux névroses convulsives une opinion aussi nette, aussi complète qu'il m'a été permis de le faire pour les névralgies, les névroses viscérales et la chorée. Je dois donc me borner à consigner ici des résultats partiels.

J'ai employé l'arsenic une fois dans chacune des maladies convulsives suivantes, toutes très-graves : l'hystérie, l'hystéro-épilepsie, l'ataxie locomotrice progressive et le tétanos traumatique.

Dans les deux premiers cas, le médicament modifia avantageusement et rapidement des attaques violentes plusieurs fois répétées dans la journée. J'ai rapporté plus haut l'histoire de ces deux névroses remarquables ; je n'ai donc pas à y revenir ici. (*Voir* observations XV et V, page 22, à la note.)

De même, je renvoie à mon travail sur l'ataxie locomotrice progessive, publié par l'*Union médicale* (1), pour ap-

(1) 1862, tome XVI, pages 248, 249, 294 à 297.

précier les services que m'a rendus la médication arsenicale dans cette maladie. Toutefois je dois rappeler que mes efforts, suivis d'un prompt succès, avaient été dirigés, non pas contre des désordres actuellement irrémédiables du mouvement, mais bien contre d'atroces douleurs, unies à divers autres troubles intolérables de la sensibilité.

L'arsenic échoua complétement dans le cas de tétanos.

Observation LXIII. — Il s'agissait d'un homme de 34 ans, adonné au vin et déjà usé. Le 12 février 1863, dans un moment d'ivresse, renversé par une charrette et pris sous les roues, il fut relevé atteint, à la jambe droite, de vastes fractures comminutives, avec larges plaies extérieures, et, à la jambe gauche, de violentes contusions comprenant l'articulation tibio-tarsienne, le mollet et le genou. Les irrigations froides, mal supportées, durent être interrompues plusieurs fois. Cependant, le douzième jour, le blessé était dans un état local et général satisfaisant, lorsque les mâchoires commencèrent à se raidir. Le tétanos se généralisa bientôt, et dix jours après il arrivait à son terme fatal, malgré l'emploi simultané de l'opium à haute dose, des inhalations de chloroforme et de l'arsenic; si les traitements mixtes sont en général peu favorables à l'étude précise des médicaments, ce dernier n'aurait probablement pas mieux réussi, s'il eût été administré seul.

2° *Eclampsie des enfants.* — J'ai essayé l'acide arsénieux un certain nombre de fois, et avec des résulats différents, dans les convulsions essentielles des enfants, les sujets ayant de deux mois à trois ans. Je ne puis donner encore d'opinion rigoureuse, ces maladies étant si variables dans leur étiologie, leur marche et leur pronostic. Cependant quelques faits graves par leur intensité et leur durée, terminés heureusement, m'autorisent à recommander cette médication, à mon avis, très-rationnelle.

CHAPITRE IV.

ARSENIC DANS L'ADYNAMIE LIÉE A LA CONVALESCENCE DES MALADIES AIGUES.

I.

ACTION DE L'ARSENIC. — PARALLÈLE AVEC LE QUINQUINA, LES TONIQUES ET LES EXCITANTS.

L'adynamie occupe une grande place en pathologie ; tous les jours elle se présente dans la pratique ; dans le cours de ce travail, on la retrouve partout, unie tantôt à l'état nerveux, à la chlorose, à l'anémie, aux névralgies, aux névroses, tantôt aux cachexies provenant des différentes diathèses. J'ai même examiné deux faces importantes de l'adynamie qui va m'occuper ici, de l'adynamie consécutive aux maladies aiguës : ainsi, au chapitre premier (II, § 1er, page 39), je l'ai déjà considérée dans ses rapports avec le nervosisme, qui la complique si souvent ; au chapitre cinquième, nous la verrons associée à l'ataxie aiguë fébrile pour former l'ataxo-adynamie.

Dans tous les cas, la puissance tonique de l'arsenic a été très-manifeste.

Ma tâche ainsi réduite, je n'ai plus qu'à envisager un côté de la question ; je vais le faire succinctement. J'étudierai donc l'adynamie pendant la convalescence des affections aiguës ; l'adynamie pure et simple, isolée, dégagée de la maladie qui l'a engendrée et des complications qui l'embarrassent fréquemment ; en un mot, l'adynamie uniquement constituée par la dépression générale de l'innervation, sans exaltation ou perversion notables de ses actes, sans névropathies.

Ici encore on constatera les immenses services que peut rendre l'acide arsénieux, et, à la fin, son action tonique contre l'adynamie en général restera comme un fait surabondamment prouvé.

L'adynamie offre de nombreux degrés de gravité, et elle trouve l'organisme qui en est frappé différemment capable de se relever.

Tantôt la réaction s'opère spontanément, ou du moins à l'aide de moyens naturels, comme une bonne hygiène, une alimentation suffisamment reconstituante : c'est alors qu'on voit les fonctions se réveiller parfois avec une prompte et étonnante énergie, et l'appétit, devenu insatiable, se proportionner à l'étendue de la réparation à accomplir.

Tantôt, au contraire, l'économie, à peu près dans l'impossibilité de réagir seule, a besoin d'une puissante stimulation pour sortir de cette espèce de torpeur où elle est plongée. Ces cas exigent impérieusement l'emploi des toniques, des excitants, des vins les plus généreux, du fer, des amers, et en particulier du quinquina en poudre, en décoction, en sirop, ou mieux en extrait, ou sous forme de vin.

En pareille circonstance, l'arsenic donne des résultats remarquables. J'en ai fait un très-fréquent usage vers la fin, ou dans la convalescence des phlegmasies et des pyrexies, après les catarrhes pulmonaires, les pneumonies, la grippe, les entérites, les rhumatismes articulaires aigus, les fièvres éruptives, les fièvres bilieuses, et surtout les fièvres typhoïdes; j'ai donc pu le comparer longuement avec le quinquina. Or voici le fait réellement important que m'a révélé l'observation :

L'acide arsénieux a une supériorité marquée sur ce dernier médicament parfois si lent à opérer ; il agit plus rapidement que lui ; en outre, il convient d'une manière particulière dans l'adynamie profonde, ancienne et pour ainsi dire insurmontable ; ici, comme toujours, il possède une efficacité spéciale contre les cas rebelles. Enfin il a un autre avantage sur lequel je n'ai plus à insister : doué de la propriété de régler les désordres de l'innervation, il calme aisément l'éréthisme ou l'état nerveux, si commun avec l'adynamie, et dissipe ainsi une des causes qui exercent le plus d'influence sur la prolongation des convalescences. La stimulation qu'il détermine est à la fois prompte, énergique, pénétrante, douce et durable ; sans analogie avec la stimulation vive et passagère produite par le vin, l'alcool ou les autres excitants, elle se rapproche de l'action du quinquina et des amers, mais elle est plus décisive, plus efficace.

Il me serait facile d'appuyer cette opinion sur des preuves cliniques nombreuses, si ce n'était superflu, après avoir répandu dans ce travail tant d'observations confirmatives. Je me bornerai à en citer trois nouvelles. Je les choisis dans mes notes, comme des types parfaits d'adynamie isolée, franche et invétérée, de convalescences lentes et stationnaires, enfin comme des exemples de l'action tranchée de l'arsenic. Toutefois les effets de la médication arsenicale ne sont pas toujours aussi prompts, aussi nets, aussi complets. Supposer le contraire serait une grande erreur : ce serait oublier les faits cliniques les plus vulgaires, ce serait méconnaître les lois de l'organisme, dont les réactions, subordonnées à l'énergie vitale individuelle, ne peuvent toujours être ni aussi régulières, ni aussi faciles.

En effet, il est des cas où l'ébranlement et l'épuisement de l'innervation ont été si considérables, où l'atteinte générale a été si prolongée et si grave, où la langueur des fonctions est descendue si bas, qu'il faut s'attendre à voir le réveil des forces vitales s'opérer avec une lenteur et une difficulté extrêmes, malgré l'emploi de tous les moyens. L'organisme n'a pas totalement perdu la faculté de réagir sous l'impulsion du médicament, mais cette aptitude est faible et s'épuise aisément; on ne l'entretient qu'en usant de tactique, qu'en suspendant souvent l'administration ou variant la nature de l'agent modificateur; j'ai rappelé quelques exemples de ce genre (*voir* observations IV et XV).

En présence d'un semblable écueil, l'arsenic reste encore à la tête des plus efficaces reconstituants, à la condition de l'appliquer avec intelligence. On se rappellera avant tout que son action tonique, d'ailleurs très-prompte, ne peut se manifester ici que pendant une courte période; alors seulement on aura droit de compter sur elle; il serait irrationnel de lui demander davantage : le plus puissant médicament ne donne rien en dehors de sa portée. En conséquence, on interrompra de temps en temps la médication, on l'alternera avec d'autres moyens, avec les amers, le quinquina, le fer, la strychnine, l'hydrothérapie, les bains de mer, etc. Cette règle de thérapeutique générale sera rigoureusement suivie pour l'arsenic; son oubli ne serait peut-être pas sans inconvénient; car l'effet primitif, tonique du médicament étant épuisé, on développerait indubitablement, par un usage abusif, ses effets secondaires, altérants et déglobulisants, particulièrement fâcheux ici, puisqu'ils s'opposeraient à la reconstitution de l'économie.

Observation LXIV. — Adynamie profonde et ancienne aggravée par une fièvre bilieuse. — Convalescence stationnaire. — Atonie générale. — Amaigrissement extrême. — Dégoût insurmontable. — Anéantissement des forces. — Arsenic : stimulation et rétablissement rapides.

H. D..., 42 ans (1863); bonne santé habituelle; grand, bien développé, robuste, actif, livré aux travaux de la campagne; sujet à de légères atteintes d'état nerveux (hypochondrie); sensibilité, aura, spasmes épigastriques; flatuosités; éructations; préoccupation de la santé.

Sa mère, du reste, profondément névropathique, a été tourmentée toute sa vie par des névralgies et surtout des viscéralgies abdominales et thoraciques.

Cet homme, à la suite d'excès de fatigue, commence à perdre l'appétit et les forces dès les premiers jours de juin 1863 ; il se voit bientôt obligé de suspendre son travail. Le repos et une hygiène convenable ne le rétablissent pas ; il arrive, vers le milieu de juillet, dans un état d'amaigrissement et de faiblesse considérables.

A cette époque, une fièvre bilieuse le tient au lit pendant une huitaine de jours, et vient encore aggraver le situation.

Examen du malade le premier août :

Organisme excessivement délabré ; convalescence stationnaire ; adynamie invétérée ; atonie générale ; langueur des fonctions ; nutrition très-profondément altérée ; anémie, teinte pâle et jaunâtre de la peau ; maigreur extrême ; dégoût insurmontable ; répulsion pour la viande ; constipation opiniâtre ; pas de fièvre ; pouls faible et lent ; pas de chaleur cutanée ; insomnie rebelle. D... essaye depuis huit à dix jours de se lever pendant quelques courts instants dans la journée ; il peut à peine se tenir debout, est vite exténué. Presque pas d'éréthisme nerveux ; abattement ; tristesse, hypochondriaque ; découragement.

Institution du traitement arsenical ; dose, un centigramme d'acide arsénieux.

10 *août*. — La stimulation de l'organisme est déjà très-sensible. Réveil de l'appétit et des forces.

18 *août*. — Transformation complète ; appétit vif et régulier ; une selle par jour ; vigueur musculaire ; sommeil naturel ; le malade a déjà repris, avec sa physionomie alerte et gaie, une partie de l'embonpoint qu'il avait trois ou quatre mois auparavant.

Santé affermie. Suspension de l'arsenic le 25 août.

Observation LXV. — Adynamie après un catarrhe fébrile intense. —Convalescence stationnaire. — Atonie persistante. — Dégoût. — Débilité. — Amaigrissement. — Arsenic.

B..., 65 ans ; dans le milieu de septembre 1861, catarrhe pulmonaire fébrile, intense, laissant, cinq semaines après, le malade dans l'état suivant :

Adynamie profonde et persistante; atonie générale; dégoût extrême ; lenteur des digestions; constipation ; amaigrissement ; débilité.

La convalescence restant stationnaire, l'arsenic est administré le 18 novembre à la dose quotidienne de un centigramme. Sous son influence, l'économie tout entière ne tarde pas à subir une stimulation douce et régulière. L'appétit se développe rapidement et devient insatiable, dès les premiers jours de décembre; aptitudes digestives très-prononcées; les forces renaissent à leur tour avec l'embonpoint. La santé se rétablit.

Le traitement arsenical a duré vingt jours.

Observation LXVI. — Epuisement après des excès de travail et une métrorrhagie grave. — Pas d'appétit; vomissements. — Inanition. — Anémie. — Prostration. — Arsenic.

La femme C..., 36 ans, en 1862, a eu plusieurs enfants; constitution maigre et usée par un travail excessif et la misère. Vers le milieu du mois d'avril, une métrorrhagie abondante achève de l'épuiser.

Je la vois pour la première fois le 9 mai. Elle est dans l'état suivant :

Adynamie profonde ; atonie générale ; prostration sans état nerveux prononcé; sensibilité exagérée ; insomnie depuis une vingtaine de jours. Pas d'appétit ; vomissement des aliments, ou plutôt régurgitation par intolérance et asthénie de l'estomac; nutrition enrayée : à l'anémie vient s'ajouter l'inanition. L'anéantissement des forces est tel, que le moindre mouvement dans le lit produit une syncope. Pouls petit, fréquent, misérable.

Traitement : du 9 au 31 mai, arsenic, 1 centigramme par jour ; alimentation proportionnée aux aptitudes digestives.

Les vomissements s'arrêtent bientôt; réveil de l'appétit et des forces; l'assimilation reprend son jeu; l'amélioration est déjà marquée le 14 mai. Le 19, la malade peut se lever.

Le rétablissement a lieu régulièrement et complétement.

CHAPITRE V.

ARSENIC DANS L'ATAXIE SURVENANT PENDANT LE COURS DES MALADIES AIGUES FÉBRILES.

I.

DE L'ATAXIE ET DE SES DIFFÉRENTES FORMES.

Le mot ataxie veut dire désordre ; c'est un terme générique ; je commencerai donc par préciser le sens que j'entends lui donner dans ce chapitre, afin de bien juger les effets de l'arsenic en ce grave sujet.

J'admets deux groupes principaux d'ataxies nerveuses.

Le premier est formé par les maladies proprement dites de l'appareil de l'innervation, par les névroses, et surtout par les troubles si communs et si nombreux du nervosisme. Cette espèce se distingue, en général, par trois signes tranchés : 1° sa chronicité ; 2° son antagonisme avec les maladies aiguës fébriles : 3° son absence de gravité immédiate.

En effet, les névroses, malgré l'acuité fréquente de leurs symptômes, ne sont le plus souvent que des maladies chroniques. Remarquables par la variété infinie de leurs formes, elles marchent rarement avec les maladies aiguës, sont au contraire atténuées ou enrayées par la fièvre (*febris spasmos solvit*), sauf à éclater ensuite avec plus d'intensité ; enfin elles peuvent durer très-longtemps, sans jamais constituer par leur nature un danger immédiat, même lorsqu'elles viennent à compromettre l'existence, en engageant les principaux appareils organiques, comme dans l'asthme, l'angine de poitrine, etc. Je fais pourtant à cette règle une exception capitale : c'est quand la névralgie ou la névrose, avec une apparence simple et bénigne, est l'expression d'une fièvre larvée grave, d'un état pernicieux, le signe d'une atteinte directe portée aux forces essentielles de la vie.

Telle est l'ataxie nerveuse ordinairement chronique et non fébrile, ou du moins n'étant guère compliquée, à une période avancée, que par la fièvre hectique. Je n'y insiste pas davantage ; j'en ai dit deux mots pour la comparer sommairement avec les espèces suivantes.

Le deuxième groupe, constitué par l'ataxie aiguë fébrile, m'occupera spécialement ici. Cette forme se distingue de la précédente par des caractères opposés. Elle renferme quatre variétés, dont je vais tour à tour faire ressortir les traits principaux, les rapports, les différences et le pronostic. Bien entendu, j'exclus de ces considérations les troubles nerveux symptomatiques d'une inflammation, ou de toute autre lésion évidente du cerveau, de la moelle, ou de leurs membranes.

L'ataxie fébrile la plus importante fixera d'abord mon attention. C'est celle qui complique si souvent les maladies aiguës, fièvres ou phlegmasies, et qui éclate au moment de leur plus grande intensité.

Elle est d'abord caractérisée par la perversion ou l'abolition des fonctions intellectuelles et sensoriales, par le délire, l'agitation, une mobilité extrême ou convulsive, l'exaltation ou la résolution de la force musculaire, des soubresauts, l'insomnie ou la somnolence, les rêvasseries, la stupeur, le coma, etc.

Dans les maladies aiguës fébriles, l'innervation de la vie animale est la première et souvent la seule à être frappée d'ataxie, tandis que l'innervation trisplanchnique est la dernière atteinte. Cette différence est la conséquence même de leurs attributions respectives.

En effet, le grand sympathique, base des phénomènes de la végétalité, siége essentiel de la résistance vitale, de la force médiatrice, est principalement chargé de réagir dans la maladie. A moins de sidération prompte et immédiate, d'atteinte portée d'emblée au foyer même de la vie, il soutient directement et activement la lutte, comme il est le dernier à l'abandonner. Pour arriver plus sûrement à son but, il s'absorbe, se concentre dans l'accomplissement de ses actes, fonctionne en silence, n'a pour ainsi dire pas le temps de distraire ses salutaires efforts et de les perdre en manifestations inutiles : aussi, l'élément nerveux, les spasmes viscéraux viennent-ils rarement compliquer la fièvre, et s'apaisent-ils, s'ils existaient auparavant.

Au contraire, le système nerveux cérébro-spinal est un appareil de luxe et de perfectionnement ; quoique par l'encéphale il soit le centre suprême de tout l'organisme, cependant, comme base de l'animalité, il est moins indispensable à l'entretien de la vie. Chez l'homme, il est le dernier à acquérir son entier développement, le premier à s'affaiblir avec l'âge, en général le premier à cesser de fonctionner aux approches de la mort. Pendant les maladies aiguës, il prête aux réactions un concours moins direct et moins important; aussi, dans les circonstances graves, quand l'existence est menacée, il est le premier à se fatiguer, à se séparer de la lutte, à refuser ses synergiques efforts, à accomplir ses actes d'une manière isolée et désordonnée, en un mot, à être envahi par l'ataxie : le cerveau, en particulier, dont l'énergie est affaiblie par la maladie, frappé d'incapacité de très-bonne heure, perd bientôt son influence régulatrice, sa prépondérance toute-puissante sur les autres systèmes.

Si le désordre peut rester limité aux seules fonctions de la vie animale, fréquemment il s'étend encore à l'appareil nerveux ganglionnaire. Les phénomènes ataxiques élevés ainsi à leur plus haute expression se compliquent de nouveaux accidents révélés, non plus seulement par les perturbations nerveuses ordinaires, mais par des symptômes d'une tout autre gravité, par l'excès, l'insuffisance, l'irrégularité des réactions, par le trouble de la calorification, des sécrétions, de la circulation, enfin par l'incohérence, la dépression, le collapsus des forces vitales.

L'ataxie survenant dans le cours des maladies aiguës fébriles est un signe redoutable de faiblesse. Pour le système nerveux principalement, où tout est régi avec une si parfaite unité, la force réside essentiellement dans la régularité, le calme et l'harmonie; rien n'atteste davantage l'impuissance que l'agitation et le désordre. Il ne faut pas s'en laisser imposer par un déploiement exagéré d'activité partielle. La preuve la plus certaine d'incapacité de la force nerveuse est précisément cette dépense extraordinaire et désordonnée de l'influx nerveux refusant son concours synergique aux réactions salutaires, pour entraver et confondre la marche naturelle des symptômes. Cette grande vérité trouve ici une de ses plus éclatantes affirmations : car l'ataxie s'associe presque toujours à l'adynamie, c'est-à-dire à la dépression de l'innervation tout entière, à l'épuisement des forces essentielles au maintien de la vie; toutes deux marchent de front, se sollicitent et s'aggravent réciproquement pour former les variétés infinies de l'ataxo-adynamie.

L'ataxie, cette dissociation de l'unité de notre organisme, cette tendance propre à chaque appareil de se détacher de l'harmonie générale pour devenir un centre isolé d'insurrection, est toujours une défaillance de la force de résistance, une menace prochaine pour la vie, et conséquemment une aggravation de la maladie qui lui a donné naissance, un signe avancé de dégradation fonctionnelle.

Elle offre divers degrés de gravité. Le véritable danger est moins dans le nombre et la violence des phénomènes ataxiques que dans l'anéantissement de l'énergie vitale; il dépend surtout du caractère insidieux ou pernicieux, lequel peut très-bien s'allier à des symptômes en apparence pleins de bénignité : certains individus, on le sait, délirent à la moindre fièvre; d'autres, au contraire, frappés soudainement et sans retour, foudroyés par la malignité de la cause morbide, incapables de lutter, s'affaissent calmes et conservant jusqu'à la fin leur intelligence, comme dernière lueur d'un foyer qui s'éteint.

La seconde espèce d'ataxie fébrile apparaît dans la dernière période des maladies aiguës, mais avant la convalescence. Comme la première, elle est encore signalée par le délire, l'agitation, les rêvasseries, l'hébétude et la stupeur, à la vérité moins intenses et plus mobiles; elle est en outre caractérisée par le réveil des spasmes viscéraux, par l'état nerveux, et quelquefois par des symptômes plus graves et plus tenaces : par la raideur tétanique, des convulsions, des paralysies sensitives ou motrices, divers troubles de l'intelligence, lesquels persistent jusqu'à une époque avancée de la convalescence, pour devenir même définitifs dans certains cas. Cette ataxie arrive surtout pendant le cours des affections prolongées ou septiques, chez des individus épuisés par la durée et les efforts de la lutte, ou bien ayant subi des évacuations, une abstinence excessives. Avant de s'implanter seule, elle marche quelque temps associée et confondue avec la forme précédente, et sert pour ainsi dire de passage sans ligne de démarcation tranchée entre l'ataxie aiguë et les perturbations chroniques du système nerveux. L'observation LXXV est un exemple de cette transformation.

La troisième variété d'ataxie aiguë est constituée à la fois par deux ordres de symptômes : d'un côté, délire, rêvasseries, agitation, exaltation et perversion de la sensibilité générale et spéciale, désordre des mouvements, éréthisme nerveux, névropathies diverses, spasmes viscéraux; de l'autre, paroxysmes fébriles plus ou moins réguliers et violents. Je n'ai observé cette espèce que chez des jeunes filles ou des femmes maigres, sèches, éminemment névropathiques. Je l'ai rencontrée dans deux circonstances très-différentes : tantôt sous la dépendance d'une fièvre parfaitement définie, comme la dothiénentérie (*voir* observation XIII), tantôt liée à un appareil fébrile continu, indéterminé, dont elle était étroitement solidaire (*voir* observation LXXVI). Là symptomatique, ici essentielle, elle se rapporte évidemment, dans le premier cas, à la forme ataxique ou nerveuse de la fièvre typhoïde; dans le second, au nervosisme aigu fébrile de M. Bouchut, ou à la fièvre nerveuse de Sandras et de quelques auteurs. Quand elle n'est qu'un élément, qu'un accident de la maladie, elle peut se montrer dans toutes les phases de celle-ci, mais surtout dans sa période d'accroissement; quand elle représente elle-même tout le cortége des manifestations pathologiques, on voit généralement la fièvre et les autres phénomènes ataxiques en rapport direct d'intensité. Quoi qu'il en soit, cette forme se distingue toujours par la multiplicité, la mobilité, l'incohérence, la confusion des symptômes, au point de jeter parfois beaucoup d'incertitude dans le diagnostic.

On remarquera la gradation entre les trois espèces d'ataxies précédentes : la première conduit à la seconde, celle-ci à la troisième; les deux dernières, à leur tour, établissent la transition insensible entre l'ataxie aiguë grave et l'état nerveux proprement dit.

Enfin, je regarde comme une quatrième forme de l'ataxie nerveuse l'intermittence, la périodicité ou la rémittence fébriles, considérées en général et indépendamment de leur cause génératrice, qu'elles soient bénignes ou graves, dues ou non à une influence palustre, essentielles ou symptomatiques et surajoutées aux fièvres typhoïdes, bilieuses, éruptives, aux phlegmasies, aux bronchites, grippes, pneumonies, péritonites, érysipèles, etc. L'intermittence ou la rémittence dans la fièvre, avec ses alternatives de redoublement et de calme pendant lesquels la force de résistance vitale faiblit, réagit et se relève tour à tour, n'est certainement qu'un désordre de l'innervation ganglionnaire. Cela est d'autant plus vrai que cette ataxie est presque toujours associée à l'ataxie cérébro-spinale, que les paroxysmes fébriles compliquent ordinairement le délire, l'agitation, les convulsions, les rêvasseries, et que les uns et les autres ressentent également les bons effets de l'arsenic. L'intermittence fébrile est une dépendance de la périodicité en général, c'est-à-dire de cette grande loi qui préside en même temps au fonctionnement physiologique et pathologique du système nerveux. Toutes les fois que l'intermittence se montre sous une forme ou dans un état morbide quelconque, elle accuse nécessairement un trouble de l'innervation : c'est là un fait des plus importants en pathologie et des plus féconds en thérapeutique.

II.

MÉDICATION ARSENICALE ; PARALLÈLE AVEC LES ANTISPASMODIQUES ET LES TONIQUES : MUSC, CASTORÉUM, SULFATE DE QUININE, QUINQUINA, ETC.

Fidèle à mon plan, je vais suivre la médication arsenicale dans les quatre formes d'ataxies aiguës fébriles que j'ai signalées. Je commencerai par la première : en raison de sa fréquence et de sa gravité, elle mérite une attention particulière.

Les principaux agents qu'emploie la matière médicale contre cette ataxie avec ou sans adynamie sont : parmi les antispasmodiques, le musc, le castoréum, le camphre, l'éther, la menthe, etc. ; parmi les toniques, le sulfate de quinine et le quinquina ; parmi les excitants, les vins, les alcools, l'ammoniaque, le café, etc. Je n'ai pas à formuler les règles qui en déterminent le choix. Je me borne à une simple énumération. Leur action comparative ressortira naturellement de l'étude suivante sur les effets et les indications de l'arsenic.

Les médicaments ne manquent pas, on le voit, pour combattre les accidents nerveux, qui embarrassent si souvent les fièvres ou les phlegmasies aiguës. Mais leur efficacité est loin d'être proportionnée à leur nombre. Aussi aurai-je démontré une vérité utile en prouvant que l'acide arsénieux doit être placé à leur tête, et qu'il conserve ici la puissance que nous lui avons tant de fois reconnue.

L'usage de l'arsenic dans l'ataxie grave est sans contredit une de ses plus importantes applications thérapeutiques. Habitué à l'employer contre l'élément intermittent surajouté aux maladies aiguës, je devais être nécessairement conduit à le mettre en présence de l'ataxie et à observer comment il se comporterait vis-à-vis d'elle.

En effet, je constatai pour la première fois ses propriétés nouvelles chez un homme atteint de fièvre typhoïde, avec paroxysmes fébriles revenant périodiquement tous les matins. Il y avait en même temps ataxie, délire violent et continu, perte de connaissance, agitation ou assoupissement. Une nuit, je prescrivis 15 milligrammes d'acide arsénieux uniquement pour prévenir l'accès du lendemain. Non-seulement celui-ci ne revint plus, mais, quelques heures après l'administration du médicament, le délire, l'agitation, etc., cessaient pour toujours; la maladie simplifiée suivit dès lors sa marche régulière (*voir* observation LXVII).

Cette disparition subite et définitive des phénomènes ataxiques, au moment de leur plus grande intensité, étaitelle une simple coïncidence, un pur hasard? ou bien dépendait-elle d'une action médicamenteuse réelle?

Pour moi, admettant déjà la nature nerveuse de l'ataxie et des paroxysmes fébriles, croyant au fond à leur identité, malgré la différence des formes, j'avais de fortes présomptions en faveur de l'arsenic. D'ailleurs un pareil fait avait trop d'importance pour être perdu. Je me mis donc à interroger attentivement l'expérimentation clinique, seule capable de résoudre la question. Voici les résultats généraux qu'elle m'a donnés depuis quatre ans :

J'ai employé souvent l'acide arsénieux contre l'ataxie. Mes recherches portent sur des individus d'âges, de sexes, de constitutions, de tempéraments différents, atteints de fièvre typhoïde, de fièvre bilieuse, de rhumatisme articulaire aigu, de grippe, de pneumonie, d'érysipèle, etc.

Les doses, chez l'adulte, étaient de 1 à 2 centigrammes, habituellement 15 milligrammes, dissous dans l'eau et pris en trois ou quatre fois, à une ou deux heures d'intervalle.

Il n'y a pas de temps d'élection pour l'administration du médicament, le délire et les autres désordres nerveux étant ordinairement continus ou irréguliers. Dans le cas contraire, je préfère le moment de la rémission, pour peu qu'elle soit tranchée : j'agis alors de manière à faire avaler la dernière prise quatre ou cinq heures avant le paroxysme.

L'ataxie cède avec une rapidité remarquable, généralement au bout de cinq, quatre et même trois heures, comme cela a lieu pour un accès de fièvre ordinaire. J'insiste sur cette analogie pleinement confirmée par la thérapeutique.

Le plus souvent, les phénomènes ataxiques disparaissent ainsi tout d'un coup et sans retour, après une seule dose de 15 milligrammes d'arsenic. D'autres fois, le délire et l'agitation, de violents et continus qu'ils étaient passent immédiatement au type intermittent, et les accès, de plus en plus affaiblis et éloignés, cessent entièrement le lendemain ou le surlendemain.

Deux fois la récidive a eu lieu peu de jours après l'interruption du remède (observations LXVIII et LXX); mais alors une seconde administration vint dissiper les accidents promptement et définitivement.

Le système nerveux enchaîné, on doit continuer la médication arsenicale pendant quelques jours encore, comme on le fait, par exemple, après la suppression d'un accès de fièvre ou de névralgie.

Dans la majorité des cas, j'ai prescrit l'acide arsénieux seul et d'emblée ; dans quelques circonstances, j'avais déjà employé sans succès le sulfate de quinine, le musc, le castoréum (observations LXXI et LXXII).

Jusqu'à présent, je n'ai pas encore vu échouer l'arsenic contre l'ataxie. Bien entendu, je donne ce résultat non pas comme une preuve de son infaillibilité devant cette redoutable complication, mais au moins comme un témoignage de son incontestable valeur.

En réprimant aussi les paroxysmes fébriles périodiques ou irréguliers qui accompagnent si fréquemment les phénomènes ataxiques, le médicament emporte d'un seul coup les différents troubles de l'activité nerveuse, dont se trouve embarrassée la marche de la maladie.

Il convient merveilleusement contre l'adynamie, à peu près inséparable de l'ataxie.

Enfin il simplifie, dans tous les cas, la fièvre ou la phlegmasie, et leur imprime conséquemment une impulsion favorable.

Tels sont, en quelques mots, les résultats de mes recherches thérapeutiques sur l'ataxie aiguë, fébrile, grave. Ils sont dignes d'attention assurément ; j'avais donc raison tantôt de proclamer la supériorité de l'arsenic sur les autres médicaments usités dans ces circonstances et énumérés plus haut.

Aucun d'eux ne peut lui être comparé. Il remplace avantageusement les antispasmodiques, le sulfate de quinine et le quinquina, pris isolément ou collectivement.

Il a une action plus rapide, plus énergique, plus constante, plus durable, plus sûre.

C'est un médicament plus complet, car il produit, à lui seul, les effets de plusieurs médicaments réunis.

Je ne le compare pas aux excitants simples, vins, alcools, ammoniaque, café, indiqués moins contre l'ataxie que contre l'adynamie avec affaissement général et uniforme de tout le système nerveux. Je ferai une seule observation : s'il ne possède pas la même instantanéité d'action, parfois si précieuse, il ne risque pas, comme eux, de dépasser le but qu'on veut atteindre, en provoquant une surexcitation nerveuse excessive, nuisible.

En résumé, l'arsenic manifeste ici encore ses éminentes propriétés toniques-névrosthéniques : il relève les forces radicales; restitue à l'organisme la résistance nécessaire; règle l'activité nerveuse exagérée ou pervertie ; ramène les synergies; rétablit l'ordre, soit en équilibrant entre elles l'innervation de la vie animale et l'innervation de la vie végétative simultanément troublées, soit en harmonisant chacune d'elles isolément désordonnée dans ses parties : tout le secret de sa puissance est dans cette unité d'action qu'il possède à un si haut degré.

Je n'étudierai pas la médication arsenicale dans la deuxième et la troisième espèces d'ataxies fébriles, puisqu'elles tiennent d'une part à l'ataxie aiguë grave, et d'autre part au nervosisme ou aux névroses en général. Je renvoie donc à ces deux ordres de perturbations du système nerveux, auxquelles j'ai déjà consacré toute l'attention nécessaire.

Je ne m'arrêterai pas non plus sur l'action de l'arsenic contre l'intermittence fébrile, essentielle ou symptomatique, due ou non à une influence miasmatique : car l'efficacité du médicament contre la névrose palustre ou fièvre intermittente en général est démontrée aujourd'hui ; j'ai prouvé, en outre, et je constate tous les jours qu'elle n'est pas moins réelle, dans le cas où l'élément intermittent complique les fièvres ou les phlegmasies (1).

(1) *Voir* mon Etude sur l'emploi thérapeutique de l'arsenic, *Union médicale* 1860, t. VI, p. 530, 550, 566.

III.

FAITS CLINIQUES.

A l'appui des considérations précédentes, je vais rapporter dix observations d'ataxie aiguë fébrile. J'ai varié les exemples : les différences portent sur la nature de la maladie principale, sur l'âge, le sexe, le tempérament, la constitution des individus.

Pour rendre plus évidents les effets du traitement arsenical et ôter toute incertitude, j'ai écarté les cas d'ataxie légère, mobile, fugace, et me suis spécialement attaché à produire des faits d'ataxie nette, fixe, intense et datant de plusieurs jours.

Les observations LXVII, LXVIII, LXIX, LXX, LXXI, LXXII, LXXIII, LXXIV (1), représentent la forme grave de l'ataxie, celle qui marche avec les maladies aiguës fébriles et qui surgit au moment de leur plus grande violence. Parmi ces exemples, on trouvera les phénomènes ataxiques associés : trois fois avec des fièvres typhoïdes franches ; une fois avec une pneumonie compliquée de fièvre typhoïde ; deux fois avec des pneumonies liées à la grippe ; une fois avec une érysipèle de la tête ; une fois avec des abcès du sein pendant l'état puerpéral.

Les observations LXXV et LXXVI se rapportent à la deuxième et à la troisième espèces d'ataxie aiguë fébrile.

(1) On peut y joindre l'observation XIII, qui signale encore les bons effets de l'arsenic dans l'ataxie aiguë fébrile liée à la fièvre typhoïde.

§ Ier. — *Ataxie fébrile grave dans la période d'accroissement des maladies aiguës.*

OBSERVATION LXVII. — Ataxie pendant le cours d'une fièvre typhoïde. — Agitation. — Délire continu. — Paroxysmes fébriles. — Arsenic.

J... M....., ouvrier scieur, 28 ans, grand, bien développé, constitution vigoureuse, tempérament sanguin, est atteint, vers la fin de novembre 1860, d'une fièvre typhoïde grave qui dure environ cinq semaines.

Dès les premiers jours de la maladie, il est pris d'ataxie : perte de connaissance ; assoupissement alternant avec une grande agitation, un délire loquace, violent et presque continu ; en même temps paroxysmes fébriles, revenant périodiquement tous les jours, de 11 heures du matin à 3 ou 4 heures du soir.

Le 3 décembre, de minuit à six heures du matin, je donne 15 milligrammes d'acide arsénieux en solution. Mon but exclusif est de prévenir l'accès fébrile de la journée.

Le délire s'arrête tout d'un coup dans la matinée, et plus tard, à l'heure attendue, le paroxysme manque complétement.

L'arsenic est continué pendant quelques jours.

Les deux symptômes ataxiques, délire et redoublements fébriles, ne se rencontrent plus ; calme, retour de l'intelligence. L'affection typhoïde poursuit sa marche régulière, pour aboutir à une terminaison favorable.

OBSERVATION LXVIII. — Coma ; rêvasseries ; délire ; paroxysmes fébriles dans le cours d'une fièvre typhoïde. — Arsenic : suspension de l'ataxie. — Récidive après l'interruption du médicament. — Reprise de l'arsenic et disparition définitive des accidents.

La fille J... T...., 23 ans, forte, bien portante, est prise de fièvre typhoïde grave au commencement de septembre 1861 ; durée de la maladie, cinq à six semaines.

Dès les premiers jours, il y a de la rémittence : tous les soirs, à quatre heures, redoublements de fièvre. En même temps éclate un délire intense non continu, mais fréquent, avec coma et rêvasseries.

Le 8 septembre, dans la matinée, j'administre 15 milligrammes d'acide arsénieux en plusieurs fois. Je continue jusqu'au 13. Les symptômes ataxiques et les paroxysmes fébriles se dissipent rapidement.

Après l'interruption de l'arsenic, le coma et les rêvasseries reviennent peu à peu, suivis bientôt du délire lui-même; le 17 septembre, ce dernier a persisté toute la journée.

Le 18, au matin, nouvelle administration de l'arsenic. Dans l'après-midi, l'ataxie disparaît pour toujours. La maladie principale, dégagée de cette complication, marche naturellement. L'acide arsénieux est continué pendant une semaine environ. La guérison a lieu plus tard.

Observation LXIX.— Fièvre typhoïde.— Délire nocturne violent. — Arsenic.

T....., enfant de 9 ans. Fièvre typhoïde de moyenne intensité. Symptômes caractéristiques se montrant à la fois du côté de la tête et du ventre. La maladie parcourt ses périodes du 20 juillet au 15 août 1862.

Délire dès les premiers temps. Rare le jour, il devient très-aigu et presque continuel la nuit. Il est progressif.

Dans la nuit du 30 juillet, et surtout dans celle du 31, il est très-violent; jamais il n'avait été aussi fort. Agitation très-grande, insomnie.

Le lendemain, dans la journée, le délire se renouvelle, mais il est plus modéré.

1er *août*. —Solution avec 8 milligrammes d'arsenic, pris en cinq fois, de 7 heures du matin à 3 heures du soir. Même médication pendant cinq jours.

2 *août*. — Nuit calme, comme il n'y en avait pas encore eu. Sommeil. Délire très fugace, à peu près nul.

3 *août*. — L'ataxie a définitivement cessé. Réduction de la maladie à des proportions bénignes. Terminaison heureuse.

L'observation suivante mérite une attention particulière.

Elle atteste la puissance de l'arsenic en face d'une situation très-compliquée et pleine de dangers. Toute autre médication n'aurait certainement pas mieux fait.

Observation LXX.—Pneumonie droite et fièvre typhoïde.—Ataxo-adynamie grave. — État alarmant. — Efficacité de l'arsenic d'abord contre le délire ataxique, ensuite contre des accès pernicieux, enfin contre l'adynamie.

L... P..., 63 ans, maigre, constitution profondément usée. Vers le 10 juin 1862, pneumonie droite traitée par le kermès, la digitale et un vésicatoire.

La phlegmasie pulmonaire se complique bientôt d'une fièvre typhoïde ayant la forme ataxo-adynamique. État très-grave.

22 *juin.* — Depuis quelques jours, délire progressif, devenu aujourd'hui presque continuel. Le matin, 15 milligrammes d'acide arsénieux sont prescrits en quatre fois, de deux en deux heures.

23 *juin.* — Pas de délire. Même dose d'arsenic.

Les 24, 25 et 26 juin, interruption du médicament; pas d'ataxie.

28 *juin.* — Depuis hier, retour du délire, qui se dissipe encore facilement, et cette fois définitivement après une nouvelle dose de 15 milligrammes d'acide arsénieux, donnés comme précédemment.

Le médicament est continué les 29 et 30 juin seulement.

Les jours suivants, la dothiénentérie, dégagée de sa complication, poursuit sa marche naturelle. L'adynamie prédomine à un haut degré. Ballonnement du ventre; gargouillement dans la fosse iliaque droite; selles fétides et porracées; pouls faible et fréquent à 100 et 110 pulsations. Hébétude, prostration.

Traitement : citrate de magnésie; quinquina; vin; alimentation proportionnée aux aptitudes digestives et réactives du malade.

6, 7 et 8 juillet, il y a un paroxysme de fièvre apparaissant d'abord de une heure à sept heures du soir. Celui-ci augmente rapidement d'étendue et de gravité, pour prendre bientôt le caractère pernicieux. Il se révèle alors par la sidération, l'algidité, des sueurs excessives, l'altération des traits, et laisse à la fin le malade dans un état d'affaiblissement considérable.

Dans la nuit du 8, une solution contenant 2 centigrammes d'arsenic est administrée, à doses fractionnées, entre huit heures du soir et six heures du matin. Même médication les nuits suivantes.

9 *juillet.* — L'accès se montre à la même heure, avec une égale durée ; mais il est très-bénin.

10 *juillet.* — Il retarde, est très-court, très-faible et presque nul. Il se prolonge à peine de 3 à 5 heures du soir.

Le lendemain, il manque complétement (1).

Le 12 juillet, l'arsenic est réduit à 1 centigramme par jour. Il est continué, contre l'adynamie, pendant deux semaines encore, jusqu'au moment où le malade est franchement entré en convalescence.

Voici deux exemples de redoutable ataxie pendant le cours de pneumonies développées elles-mêmes sous l'influence de la grippe qui a sévi dans le rigoureux hiver de 1863-64. Nous allons voir la rapidité et la sûreté des effets

(1) Outre cet exemple et les deux que j'ai publiés dans *l'Union médicale* (1860, tome VI, p. 551, et 1862, tome XV, p. 8), j'en puis citer encore deux nouveaux où j'ai employé avantageusement la médication arsenicale contre des accès pernicieux. Les voici reproduits en quelques mots :

Premier cas : petite fille de 5 ans, prise tout d'un coup, en pleine santé, d'algidité, de collapsus et de perte de connaissance. Traitement : 6 milligrammes d'acide arsénieux administrés à la fin du premier accès. Le second manque. Même médication pendant trois jours.

Deuxième cas : petite fille de 10 ans, convalescente de fièvre typhoïde ; accès de forme diaphorétique ; sueurs excessives, algidité, altération profonde de la physionomie, collapsus. Traitement : 1 centigramme d'acide arsénieux prescrit après le premier accès ; celui-ci avait été très-grave ; le second passa inaperçu, car le lendemain, pendant une demi-heure seulement, il y eut une très-légère atteinte de sueur et de froid. Continuation du remède pendant quatre jours, à la même dose.

Ces faits portent à cinq le nombre des fièvres pernicieuses que j'ai traitées par l'arsenic. Dans tous, l'action curative du médicament a été remarquable par la rapidité, la précision et l'innocuité. Un tel résultat parviendra, j'espère, à dissiper les craintes et les hésitations qu'inspire encore la médication arsenicale et à la faire envisager avec plus de confiance, dans les accès pernicieux.

de l'arsenic contraster avec l'impuissance des traitements ordinaires. On remarquera, en passant, la similitude des deux maladies, malgré l'âge et la constitution si opposés des sujets, et on retrouvera ainsi ce trait commun à toutes les épidémies dont la tendance générale est de faire disparaître les nuances, d'effacer les individualités pathologiques pour les fondre dans un type unique et presque invariable.

Observation LXXI.— Grippe et pneumonie compliquées d'ataxie. —Paroxysmes fébriles; agitation et délire violents.—Etat grave. — Insuccès du sulfate de quinine. — Arsenic : disparition rapide des phénomènes ataxiques; convalescence immédiate et franche.

J... S....., âgé de 17 ans, atteint de grippe depuis plusieurs jours, subit l'influence pathologique qui, dans l'hiver de 1863-64, a régné sur la plus grande partie de la France et dans la localité avec beaucoup d'intensité.

Le 25 février 1864, au matin, ce garçon est pris de pneumonie droite peu étendue : douleur subite et violente au-dessous du mamelon, difficulté extrême de respirer, toux, expectoration rare et rouillée, crépitation, matité; réaction forte, pouls à 100 pulsations.

Traitement : digitale, kermès, un vésicatoire.

26 *février* — La douleur se calme; respiration plus libre. Même médication. Bouillons et bientôt potages légers.

L'amélioration continue jusqu'au 29. Ce même jour, à la visite du matin, je trouve le malade dans un état très-satisfaisant; pouls bon à 80. Deux heures après, éclate un violent accès de fièvre caractérisé d'abord par un froid intense et prolongé, pâleur, dépression nerveuse, altération profonde des traits, petitesse et fréquence du pouls (110 pulsations), réveil de la douleur au côté, oppression; ensuite châleur et sueurs Cet accès, qui s'étend de 9 heures du matin à minuit, se complique, pendant toute sa durée, d'ataxie avec délire et agitation A ces symptômes succède la prostration.

Traitement : avant la fin du paroxysme, potion avec 80 centigrammes de sulfate de quinine administrée en deux fois, à court intervalle. Pansement du vésicatoire avec la morphine.

1er *mars.*— L'accès se renouvelle dès le matin, comme la veille; seulement il a un peu moins d'intensité. Mais, à partir de ce moment, l'ataxie ne cesse pas ; agitation violente, délire continuel ; pouls (110 puls.); 34 inspirations par minute, anhélation ; langue sèche ; peau aride. — 60 centigrammes de calomel, le matin. Dans la soirée et la nuit, 12 décigrammes de sulfate de quinine. — Bouillons.

2 *mars.* — Journée mauvaise ; état typhoïde ; situation grave; fièvre continue, pouls à 110 ; l'ataxie persiste à un degré extrême ; plusieurs personnes sont obligées, nuit et jour, de contenir le malade pour l'empêcher de se lever.

Voyant l'impuissance de la quinine, je prescris 2 centigrammes d'acide arsénieux en solution, à prendre en trois fois, de deux en deux heures, à partir de 6 heures du soir.

3 *mars.* — Il y a encore eu beaucoup de délire et d'agitation cette nuit jusqu'à 1 heure ou 2 heures. Mais, dès lors, le malade est devenu tranquille et a pu dormir pendant plusieurs heures.

A la visite du matin, mieux frappant et contrastant avec la situation des jours précédents. Calme ; l'ataxie a définitivement cessé ; délire nul ; idées nettes ; facies naturel ; peau souple, humide et modérément chaude ; respiration encore fréquente (32 inspirations), mais douce et silencieuse. Chose remarquable ! le pouls est descendu à 80 ; il est bon quoique faible ; le soir, il arrive à 70. Alimentation. 15 milligrammes d'arsenic dans la journée.

4 *mars.*— Nuit excellente; sommeil ; tranquillité et lucidité d'esprit parfaites. Etat général satisfaisant ; pouls à 60 ; respiration à 32. Un centigramme d'arsenic pendant six jours.

Dès ce moment, la convalescence s'établit franchement, sa marche est rapide et régulière. Pendant les trois jours suivants, le pouls et la respiration continuent de baisser, l'un jusqu'à 45, l'autre jusqu'à 24. Malgré cette sédation considérable, les forces se maintiennent et se rétablissent promptement ; l'appétit devient bientôt vif et énergique. Le malade commence à se lever le 8 mars Rétablissement facile et complet.

Observation LXXII.— Grippe et pneumonie compliquées d'ataxie. — Paroxysmes fébriles; agitation et délire violents; coma; prostration; carphologie. — Situation alarmante. — Sulfate de quinine et castoréum; leur insuccès. — Arsenic : disparition prompte de l'ataxie. — Rétablissement.

P...., âgé de 68 ans, constitution usée; depuis quelque temps, grippe avec catarrhe pulmonaire intense. Dans la nuit du 24 février 1864, pneumonie droite superficielle et peu étendue, débutant par une douleur subite et violente au niveau du mamelon ; oppression; toux ; expectoration abondante et rouillée; crépitation ; pouls à 100. — Potion avec digitale et kermès ; un vésicatoire.

Le 25, la douleur se calme. Même traitement ; bouillons.

Le 27, mieux ; état général bon; facies excellent ; respiration douce, malgré 35 inspirations ; pouls à 85. De 9 heures du matin à 10 heures du soir, accès de fièvre, commençant par le frisson et la pâleur pendant deux heures, et se terminant par la chaleur et la sueur. En même temps, réveil de la douleur, pouls à 110. Le paroxysme est très-grave, et se complique d'abattement, de coma et de délire.

La douleur cède bientôt à l'application de la morphine sur le vésicatoire. — Le soir, 60 centigrammes de sulfate de quinine en potion acidulée.

28 *février*. — La seconde partie de la nuit a été bonne et marquée par l'absence de phénomènes ataxiques. Dans la journée, nouvel accès de 11 heures du matin à 6 heures du soir ; il est sans gravité.— Le soir, 60 centigrammes de quinine.

29 *février*. — Dès 9 heures du matin, troisième accès durant quinze heures, plus inquiétant encore que celui du 27. Les symptômes sont les mêmes. 80 centigrammes de quinine dans la soirée.

1er *mars*. — Nouvelle aggravation ; la rémittence a disparu ; l'ataxie est continue : perte de connaissance, délire violent et loquace; agitation considérable alternant avec le coma et la prostration ; carphologie. Respiration et pouls faibles et fréquents, variant, celui-ci de 100 à 110, celle-là de 36 à 40. Situation alarmante. Constipation.

Traitement : calomel, 60 centigrammes. —Teinture de castoréum,

5 grammes ; sulfate de quinine, 80 centigrammes, le soir. — Vin ; bouillons.

2 *mars*. — Même état. Même traitement. Le matin, 60 centigrammes de sulfate de quinine ont encore été pris.

Le soir, n'ayant obtenu aucune espèce d'amendement dans les symptômes, je substitue à la médication précédente 15 milligrammes d'acide arsénieux en solution, pris en trois fois, de deux en deux heures, à partir de 6 heures.

3 *mars*. — Le délire et l'agitation ont continué jusqu'à une heure du matin. Dès ce moment, calme et sommeil. A la visite du matin, visage bon, intelligence complète ; pouls à 85. Respiration à 35, facile et douce. — 15 milligrammes d'arsenic.

Le soir, le mieux se maintient ; il y a eu seulement de temps en temps un peu d'assoupissement et de rêvasseries, sans agitation. Le malade se trouve un peu fatigué pour avoir trop parlé avec ses amis ; le pouls est remonté à 100. — Un centigramme d'arsenic.

4 *mars*. — Nuit très-bonne. Sommeil réparateur L'ataxie a disparu pour toujours. Pouls à 75 ; respiration à 32. Visage excellent. Le malade s'assied lui-même sur son lit pour prendre un potage.— Un centigramme d'acide arsénieux.

Dès ce moment, la convalescence s'établit et n'est ralentie que par le catarrhe pulmonaire seul persistant. — Le 5, suspension de l'arsenic. — Kermès, opium et belladone, eau de goudron. — Alimentation. Vin.

Le 8 mars, le pouls est à 65 et la respiration à 27. Le 12, le malade peut se lever. Rétablissement progressif des forces.

Observation LXXIII.— Érysipèle de la tête.— Fièvre intense avec paroxysmes.— Ataxie ; spasmes ; rêvasseries ; agitation ; délire. — Etat grave. — Arsenic.

La femme V....., 54 ans, d'un tempérament sanguin, d'une forte constitution, est atteinte, à partir du 23 mars 1862, d'un érysipèle qui envahit successivement la face, le cuir chevelu et le cou. Dès le début, 5 grammes d'alcoolature d'aconit par jour.

Cependant, la maladie provoque de bonne heure des symptômes de réaction violente. Fièvre intense, avec paroxysmes à type tierce. Ataxie, perte de connaissance, spasmes, rêvasseries, agitation considérable ; délire aigu presque continuel. État grave.

Traitement arsènical, depuis le 30 mars jusqu'au 10 avril. Dose quotidienne, 15 milligrammes d'acide arsénieux.

Le paroxysme du 31 est prévenu sans retour. Les phénomènes ataxiques disparaissent eux-mêmes très-promptement. L'érysipèle parcourt ses dernières périodes et finit heureusement.

Observation LXXIV. — Etat puerpéral. — Accidents divers. — Abcès volumineux aux deux seins. — Réaction vive. — Délire continu. — Arsenic.

Femme L... G...., 20 ans. délicate, nerveuse, lymphatique; chlorotique depuis la puberté; a été rachitique et conserve une légère déviation de la colonne vertébrale. Mariée depuis un an. Grossesse normale.

11 *mars* 1864. — Accouchement naturel d'un enfant à terme.

22 *mars.* — Dans les onze derniers jours, se sont développés les accidents suivants : 1° galactorrhée excessive, ayant continué depuis la fièvre de lait; 2° fièvre lente, pouls petit, très-fréquent; sueurs nocturnes très-abondantes; insomnie rebelle; éréthisme nerveux; irascibilité; 3° anéantissement des forces, épuisement; anémie; cachexie.

Il n'y a jamais eu de symptômes de métro-péritonite.

29 *mars.* — La galactorrhée et les sueurs ont cessé; le pouls conserve encore beaucoup de fréquence; cependant la peau est plus naturelle. L'adynamie et l'anémie sont très-prononcées.

Depuis plusieurs jours, gerçures profondes et douloureuses des deux mamelons; engorgement des seins; impossibilité d'allaiter; la mère finit par se décider à mettre son enfant en nourrice.

3 *avril.* — La tuméfaction des seins a augmenté : le gauche est dur, volumineux, peu sensible; l'inflammation y marche lentement; elle est beaucoup plus aiguë et avancée à droite; de ce côté, la rougeur et les élancements sont prononcés; la suppuration est imminente.

Fièvre, pouls à 120; délire toute la nuit; loquacité; insomnie. Potion avec 5 grammes de teinture de castoréum.

4 *avril.* — Même état, pouls à 120. Le délire continue nuit et jour; il est plus intense.

Arsenic, 1 centigramme pris en quatre fois, à 2, 4, 6 et 8 heures du soir.

5 *avril.* — Nuit calme ; sommeil de plusieurs heures ; le délire a cessé ; il a reparu très-léger un instant, vers 5 heures du matin, mais pour la dernière fois. Pouls à 105. Acide arsénieux, même dose.

Cependant les phlegmons des seins font des progrès. Les élancements augmentent toujours ; à droite, fluctuation profonde ; le soir, pouls à 115.

6 *avril.* — Ouverture d'un abcès très-volumineux au sein droit. L'abcès du sein gauche se forme lentement. Enorme lui-même, il est ponctionné le 12 avril seulement.

A partir de ce moment, la convalescence marche régulièrement.

§ II. — *Ataxie fébrile vers la fin des maladies aiguës.*

Observation LXXV. — Fièvre bilieuse. — Adynamie profonde. — Ataxie ; agitation ; spasmes ; convulsions ; raideur musculaire ; anesthésie cutanée. — Etat grave. — Arsenic.

T.., J....., 56 ans, agriculteur ; constitution usée ; maigreur habituelle. Cet homme est naturellement porté à la susceptibilité nerveuse, à la tristesse hypochondriaque, aux spasmes viscéraux.

Dès le commencement de juillet 1863, il perd l'appétit et les forces à la suite de fatigues et de chaleurs excessives, sans réparation suffisante.

Le 18, il se met au lit, avec une fièvre bilieuse compliquée bientôt d'un état typhoïde assez grave. Hébétude, rêvasseries, subdélirium, prostration, pouls à 100.

Les 1, 2, 3 et 4 août, diminution de l'appareil fébrile ; pouls faible à 90. Adynamie profonde ; amaigrissement squelettique. Aux phénomènes ataxiques précédents succèdent les suivants :

Agitation, spasmes, tremblement violent, mouvements convulsifs étendus, puis raideur tétanique des membres et du cou ; conservation de la connaissance, souffrance extrême, gémissements, angoisses ; impossibilité d'articuler une seule parole ; anesthésie cutanée aux membres ; perversion de la sensibilité générale et spéciale.

Ces accidents se montrent par accès de quinze à trente minutes. Rares le jour, ils sont très fréquents la nuit. Dans celle du 4, qui a été très-mauvaise, ils ont été plus violents et plus longs.

5 *août*. — Traitement, 15 milligrammes d'arsenic dans la journée. Nuit suivante bonne; pas d'accès; calme insolite; un peu de sommeil.

6, 7 et 8 août, même médication. Suspension définitive des symptômes ataxiques. Sommeil naturel.

Les jours suivants, l'arsenic est réduit à un centigramme jusqu'au 20. Alimentation substantielle et progressive. Le malade entre en pleine convalescence et se rétablit peu à peu.

§ III. — *Ataxie fébrile essentielle, liée à la fièvre nerveuse.*

Observation LXXVI. — Fièvre nerveuse rémittente. — Paroxysmes fébriles intenses. — État nerveux : céphalée; éréthisme; agitation; spasmes; exaltation de la sensibilité générale et spéciale; insomnie; rêvasseries; délire; toux nerveuse. — Adynamie. — Dégoût; atonie digestive; constipation. — Arsenic.

P... T..., 20 ans (1861); constitution très-délicate. Cette fille, sujette à l'état nerveux, est fréquemment atteinte de céphalées et de névralgies intercostales persistantes, accompagnées des désordres si variés de la mobilité nerveuse, tels que spasmes viscéraux; toux, palpitations cardiaques, oppression ; exagération de la sensibilité et irascibilité du caractère. Appétit variable; nutrition généralement languissante et incomplète, maigreur habituelle. Menstruation régulière, ordinairement précédée ou suivie de troubles névrosiques.. Pas d'affection organique. La malade habite une localité parfaitement située et très-salubre.

Le 23 septembre 1861, elle est prise de fièvre spontanément. Je la vois pour la première fois le 3 octobre; elle présente les symptômes suivants :

Appareil fébrile à type rémittent. Les paroxysmes, devenus de plus en plus réguliers et intenses, sont maintenant très-exactement périodiques, et commencent tous les jours vers 11 heures du matin, pour finir à 7 heures du soir. Ils sont caractérisés par une chaleur brûlante, la sécheresse de la peau, l'abattement, la rougeur de la face, le pouls petit, nerveux, fréquent, 100 à 110 pulsations. Le reste du temps, la nuit et le matin, la fièvre diminue, mais sans jamais cesser.

Céphalée occupant le vertex et les côtés de la tête. Continue et très-vive les premiers jours, elle devient ensuite irrégulièrement intermittente et offre une intensité variable.

Eréthisme nerveux ; agitation, délire léger ; inquiétude, exaltation de la sensibilité générale et spéciale ; susceptibilité et fatigue extrême aux moindres impressions ; insomnie ou sommeil court, léger, avec rêvasseries et cauchemars.

Petite toux fréquente, nerveuse, sèche. Rien dans les poumons et le cœur.

Adynamie profonde et amyosthénie. Le moindre mouvement, même dans le lit, est très-difficile et provoque des défaillances.

Dégoût insurmontable ; soif ; langue humide et non saburrale ; bouche amère, mauvaise ; pas de nausées, ni de vomissements ; ventre souple, indolore ; constipation.

Traitement, le 3 octobre : extrait de quinquina ; opium ; alimentation ; bouillons, chocolat, potages.

9 *octobre*. — Même état. Le paroxysme fébrile n'a pas varié. Je remplace les médicaments précédents par 15 milligrammes d'acide arsénieux en solution, pris entre minuit et 6 heures du matin ; je continue de même les nuits suivantes.

10 *octobre* — L'accès commence à 11 heures du matin et finit à 3 heures du soir. Il est plus court et plus faible. La peau perd son aridité, pour devenir souple et humide. Moins de céphalalgie.

11 *octobre*. — Amélioration très-marquée. Pas d'accès ; pas de céphalée. Retour de l'appétit. Système nerveux plus calme, sommeil plus naturel.

L'arsenic sera désormais réduit à la dose d'un centigramme dans la journée, et continué jusqu'à la fin du mois.

La fièvre cesse bientôt ; pouls faible et lent. L'appétit renaît. Alimentation ; bien-être.

18 *octobre*. — La convalescence s'établit régulièrement. Il ne reste plus qu'une atonie générale et une adynamie excessives. Elles se dissipent assez vite, grâce à la stimulation imprimée à toutes les fonctions, et surtout au réveil énergique de l'appétit et de la digestion.

CHAPITRE VI.

ARSENIC DANS LA CACHEXIE DES MALADIES CHRONIQUES.

I.

DES CACHEXIES EN GÉNÉRAL. — MÉDICATION ARSENICALE, SON IMPORTANCE. — PARALLÈLE DE L'ARSENIC AVEC LE FER, LE QUINQUINA, LE SULFATE DE QUININE, LE MERCURE, L'IODE, LE SOUFRE, ETC.

La maladie chronique a trois degrés :

1° L'état latent, qui comprend ses époques d'incubation et d'intermittence, pendant lesquelles elle vit en germe et sommeille au fond du blastème ; les tissus ne sont pas encore envahis ; l'individu a toutes les apparences de la plus parfaite santé.

2° La période d'éclosion et de confirmation, renfermant les manifestations spéciales à chaque espèce morbide. Les diathèses palustre, syphilitique, rhumatismale, scrofuleuse, dartreuse, nerveuse, cancéreuse, tuberculeuse, se révèlent alors par leurs caractères évidents et distinctifs ; elles persistent plus ou moins longtemps avant de retentir d'une manière fâcheuse sur l'ensemble de l'organisme.

3° Enfin, la période de cachexie ou de consommation. Aux lésions déterminées et spécifiques du degré précédent viennent se joindre les lésions indéterminées, communes à toutes les diathèses : l'innervation générale et la nutrition sont sérieusement atteintes ; l'altération progressive des grandes fonctions conduit au marasme et à la mort.

Pour rester dans les limites de mon sujet, je dois laisser

de côté les deux premières phases des maladies chroniques, et m'occuper seulement de la troisième.

L'étude des cachexies va nous montrer l'action tonique de l'arsenic sous une nouvelle et dernière face : ce ne sera pas la moins intéressante.

Dans un accès de névralgie, dans un accès de fièvre intermittente simple ou pernicieuse, dans l'ataxie aiguë fébrile, dans les désordres accidentels de l'innervation, dans les défaillances subites, légères ou graves de l'organisme, la médication arsenicale possède le précieux avantage de ranimer vivement et promptement l'énergie vitale près de fléchir ou de s'affaisser : c'est le vigoureux coup d'éperon qui relève le coursier au moment où il va s'abîmer avec son cavalier.

Au contraire, dans les cachexies consécutives aux maladies chroniques, la lutte a duré longtemps; les éléments morbides ont fini par l'emporter sur les éléments sains, et, dégagés de tout obstacle, ils se développent maintenant avec vigueur; le mouvement pousse activement à la destruction; tous les tissus sont envahis, toutes les fonctions perverties ou épuisées; la résistance vitale est sur le point de succomber; tout l'organisme, enfin, n'est que ruine et impuissance. L'arsenic va accuser ici des qualités non moins solides; il va développer ses propriétés à la fois toniques névrosthéniques et reconstituantes si admirablement adaptées à la chronicité. Nous les avons déjà rencontrées plusieurs fois, et en particulier dans l'adynamie liée à la convalescence des maladies aiguës graves et prolongées, c'est-à-dire dans cet état pathologique plein d'analogie avec les cachexies, quoique moins complexe et moins périlleux : dans le premier cas, en effet, la maladie a disparu; il suffit de remettre en jeu et de retremper les aptitudes, les ressorts affaiblis de l'organisme; dans le second, il faut lutter à la fois contre une désorganisation déjà avancée et contre des influences destructives toujours croissantes. Nous allons voir quelles immenses ressources réparatrices et curatives, quelle puissance régénératrice va déployer l'arsenic aux prises avec de pareilles difficultés.

Son rôle est d'autant plus important ici que désormais la matière médicale, réduite à elle seule, n'offre plus de bases certaines à la thérapeutique : les toniques généraux, le fer et le quinquina, sont frappés d'infériorité ; les agents plus franchement spécifiques, ceux même qui avaient une action élective autrefois, à une période moins avancée de la maladie, le sulfate de quinine, le mercure, l'iode, l'huile de foie de morue, le soufre, etc., ont perdu leur valeur. Aussi mérite-t-il d'être placé à la tête des médicaments proprement dits, et d'être regardé comme le médicament des cachexies par ses propriétés intimes, profondes, obscures, par son action plus complète et plus durable, par son efficacité exceptionnelle, qui déjà le rapproche des eaux minérales.

Voici maintenant dans quel ordre se succèdent ses effets dans les cachexies en général :

Les troubles du système nerveux cérébro-spinal ou ganglionnaire s'apaisent les premiers. Ainsi, dans la cachexie nerveuse, les névropathies, l'éréthisme nerveux se dissipent d'abord; dans la cachexie palustre, ce sont les accès de fièvre. Dans les nosorganies, comme dans tout mouvement organique, les désordres nerveux sont nuls ou peu intenses ; ils sont enrayés par la lésion locale, qui leur sert en quelque sorte de dérivation ; mais alors le médicament s'adresse à la fièvre hectique et bientôt aux fonctions du tube digestif qui participent habituellement de l'atonie ou de l'éréthisme de tout l'organisme : en conséquence, les paroxysmes fébriles s'éloignent, s'atténuent et manquent; la chaleur de la peau et les sueurs se modèrent et disparaissent ; la diarrhée, la constipation et surtout les vomissements cessent de très-bonne heure; cette influence si prompte et si marquée de l'arsenic sur ces derniers est très-avantageuse, car l'estomac est un des organes qui entrent le plus facilement en éréthisme, et il manifeste son extrême susceptibilité par la fréquence des vomissements.

A mesure que le calme se rétablit, la nutrition se relève, l'appétit devient vif, énergique, insatiable, l'assimilation régulière et active. Le sommeil, les forces, l'embonpoint, la coloration des tissus, un bien-être insolite et l'espérance remplacent l'insomnie, la maigreur, l'anémie, la pâleur, la faiblesse, la souffrance et le découragement.

Enfin les plus graves lésions subissent à leur tour d'importants changements. L'œdème et les infiltrations se dissipent ; cet effet est remarquable dans la cachexie palustre. Les diverses productions pathologiques engendrées par la cachexie se modifient et disparaissent. Les éruptions cutanées, scrofulides, dartres, diminuent tous les jours ; le parasitisme est détruit ; la toux se modère ; l'expectoration et les diverses sécrétions purulentes se rapprochent de plus en plus de leurs propriétés normales et tarissent peu à peu à leur source ; les ulcères extérieurs ou profonds finissent eux-mêmes par se réparer et se cicatriser complétement.

Par son influence immédiate sur l'innervation tout entière, l'arsenic a donc pour résultat, dans les cachexies, de réveiller à la fois la force de résistance vitale et la force d'assimilation ; il les rétablit d'autant plus sûrement et rapidement que, dans leur régénération simultanée, toutes deux se prêtent un mutuel secours. Il replace, en des conditions de résistance plus favorables, l'organisme près de succomber ; il lui permet de s'opposer aux coups redoublés de la diathèse, de recommencer la lutte, de la continuer avec avantage. En somme, il imprime un mouvement rétrograde à la maladie ; il la fait remonter de sa période ultime à sa deuxième période, toujours moins grave ; et bien souvent, après avoir atténué indéfiniment et enrayé ses manifestations diverses, il la refoule jusqu'à l'état latent et détermine une intermittence plus ou moins prolongée. Ainsi, parvient il à éteindre, pendant un temps remarquable, et même pour toujours, le foyer des cachexies et diathèses palustre, nerveuse, chlorotique, syphilitique, scrofuleuse, tuberculeuse. Ce fait, incontestable pour toutes en général, est également vrai pour la dernière ; je le prouverai plus bas.

Depuis plusieurs années, j'étudie avec beaucoup de soins les effets de l'arsenic sur les cachexies ; je l'ai largement employé dans la cachexie nerveuse, dans celle qui accompagne la chlorose, dans la cachexie palustre, dans la cachexie scrofuleuse, et enfin dans la cachexie tuberculeuse.

Je n'ai pas à revenir sur les deux premières ; je renvoie aux chapitres premier et deuxième.

De même, j'ai fait ressortir, dans de précédents travaux (1), tous les avantages de la médication arsenicale contre la cachexie palustre, avec fièvre ancienne, récidivée et rebelle au quinquina : aucune autre cachexie, peut-être, n'est aussi radicalement guérie par elle ; je n'insiste donc pas de nouveau sur cette question.

Restent les cachexies scrofuleuse et tuberculeuse ; elles fixeront bientôt mon attention.

Quant aux cachexies syphilitique et cancéreuse, il ne m'a pas été permis, jusqu'à présent, de formuler une opinion personnelle sur le rôle que l'arsenic peut jouer vis-à-vis d'elles. Toutefois cette regrettable lacune est facile à combler, car l'expérience d'autrui confirme pleinement, pour ces deux cas particuliers, les résultats généraux que j'ai obtenus. Ainsi les préparations arsenicales sont utilisées depuis longtemps contre la vérole invétérée, devenue réfractaire au mercure et à l'iode. D'un autre côté, on sait qu'elles modifient réellement la cachexie cancéreuse : c'est

(1) Etude sur l'emploi thérapeutique de l'arsenic, 1860, *Union médicale*, tome VI, p. 552.

De l'acide arsénieux dans les fièvres pernicieuses, *Union médicale*, tome XV, pages 7 et suivantes.

prouvé par les travaux des médecins qui les ont appliquées dans le cancer, et spécialement par les recherches de M. le docteur Massart sur l'arséniate d'or (1).

II.

CACHEXIE SCROFULEUSE. — ACTION DE L'ARSENIC.

J'ai fait un fréquent usage de l'acide arsénieux dans les différentes formes superficielles et profondes de la scrofule avec cachexie plus ou moins avancée. Mes résultats ont confirmé ceux de M. Bouchut. Le médicament est capable de rendre de véritables services dans cette grave maladie. Il convient merveilleusement pour combattre ses attributs spéciaux : l'atonie générale, la langueur de la nutrition et de toutes les fonctions, le lymphatisme, l'anémie, l'apathie, la faiblesse musculaire. Son action tonique est surtout remarquable lorsque tous ces accidents se trouvent exagérés par la cachexie.

N'ayant pas ici à mettre en relief des faits essentiellement nouveaux, je me bornerai à citer un petit nombre d'observations. Les deux suivantes représentent la cachexie scrofuleuse unie à la forme superficielle de la maladie.

Observation LXXVII.— Cachexie scrofuleuse avec scrofulide pustuleuse de la tête. — Arsenic. — Guérison des accidents locaux et généraux.

Garçon de 3 ans, affecté de scrofules. La maladie se perpétue héréditairement dans la famille depuis plusieurs générations.

L'enfant est atteint à la fois de cachexie scrofuleuse et de scrofulide pustuleuse (*impetigo figurata*, Willan).

(1) Revue de thérapeutique médico-chirurgicale, 1860, 1er novembre, p. 564.

Toujours chétif et très-souvent malade, sa santé s'est profondément détériorée dans ces derniers mois : nutrition languissante, anémie, teint pâle et terreux; pas d'appétit; vomissements fréquents, diarrhée habituelle; fièvre; maigreur excessive, dépérissement.

Arrêt de développement et déformation du système osseux ; rachitisme ; gonflement des extrémités articulaires et innervation des diaphyses, aux avant-bras et aux jambes.

Eruption impétigineuse chronique. Les pustules et les croûtes sont agglomérées sur le cuir chevelu, les joues, le front, les sourcils, les paupières et les oreilles. Engorgement des ganglions du cou et de la nuque.

1er *janvier* 1862. — Traitement : tous les jours, solution avec 2 milligrammes d'acide arsénieux, en deux fois, matin et soir.

17 *janvier*.— Amélioration générale considérable. Appétit vorace. Il n'y a plus ni vomissements, ni diarrhée, ni fièvre. La nutrition se rétablit.

En même temps l'éruption est en voie de guérison. La figure, devenue naturelle, a perdu son aspect triste et dégoûtant. A part quelques croûtes au front, déjà sèches et sur le point de tomber, la peau est partout nettoyée et cicatrisée.

20 *février*.— L'état constitutionnel est très-bon. Toutes les fonctions sont normales. Teint frais et coloré, sans bouffissure; vigueur; embonpoint.

Il ne reste plus de trace de scrofulide. Les engorgements ganglionnaires eux-mêmes ont disparu.

La médication arsenicale, interrompue à la fin de février pour vingt jours, est ensuite reprise pendant un mois. Rétablissement de la santé.

OBSERVATION LXXVIII. — Cachexie scrofuleuse. — Scrofulide pustuleuse généralisée. — Parasitisme. — Arsenic.

Petite fille de 10 ans, scrofuleuse; sujette aux engorgements des ganglions cervicaux. Constitution actuellement très-altérée et sous l'influence d'une cachexie manifeste. Pâleur, anémie, tristesse, maigreur, atonie générale, anéantissement des forces. Perte d'appétit, diarrhée. Fièvre lente continue, avec redoublements réguliers tous les soirs, de 1 heure à 6 heures.

Scrofulide pustuleuse généralisée, disséminée sur la face, le tronc, les membres, et très-confluente, au contraire, sur la peau du crânc. Les cheveux, véritable fourmilière de poux depuis l'appauvrissement de l'organisme, maintenant agglutinés par une suppuration abondante et par d'épaisses croûtes, forment une masse inextricable, nauséabonde et dégoûtante.

28 *juillet* 1863. — Traitement général : l'arsenic sera pris tous les matins de bonne heure, à la dose de un centigramme, pour faire disparaître les accès fébriles, puis réduit à 6 milligrammes seulement.

Le traitement local sera borné aux lotions savonneuses et aux autres soins de propreté.

Dès le premier jour, l'accès est retardé de trois heures ; il est très-court et très-faible. Le lendemain, il s'est encore beaucoup atténué, et manque définitivement le troisième jour.

7 *août*. — Réveil de l'appétit ; digestions bonnes ; pas de diarrhée. La fièvre s'est complétement éteinte.

20 *août*. — Etat général très-satisfaisant. Appétit énergique ; embonpoint ; coloration des tissus ; fraîcheur ; gaîté.

L'éruption impétigineuse a disparu de la surface du corps, ainsi que le parasitisme de la tête. Sur le cuir chevelu, les pustules se détergent et se cicatrisent partout. Des débris de croûtes anciennes et desséchées adhèrent encore çà et là aux cheveux, mais ne vont pas tarder de tomber à l'aide de quelques nouveaux soins de propreté.

La médication arsenicale est continuée jusqu'au 15 septembre. Rétablissement complet.

L'observation qu'on va lire intéressera à plus d'un titre ; elle est à la fois un exemple de cachexie grave parvenue au marasme ; de lésion scrofuleuse profonde ayant envahi les articulations ; et enfin de réparation osseuse due à la reconstitution générale de l'organisme, opérée elle-même par le traitement arsenical.

Observation LXXIX. — Cachexie scrofuleuse. — Fièvre; marasme. — Arthrites suppurées. — Parasitisme. — Etat très-grave. Arsenic. — Rétablissement rapide.
Réflexions sur le parasitisme et sa thérapeutique.

N..., petite fille de 7 ans; scrofuleuse comme sa famille. Elle a souvent présenté sur la peau et les muqueuses des formes caractéristiques de la diathèse. Depuis plusieurs mois, elle est atteinte d'arthrite suppurée aux deux articulations métatarso-phalangiennes des gros orteils. La maladie a toujours empiré, malgré l'usage de l'iodure de potassium, de l'huile de morue et des feuilles de noyer.

Le 28 octobre 1861, la situation est devenue très-grave : cachexie scrofuleuse arrivée au dernier degré du marasme; maigreur squelettique; fièvre hectique avec redoublements le soir; petite toux sèche, continuelle; pas d'appétit; diarrhée atonique abondante; intolérance de l'estomac pour tout aliment ou boisson, vomissements très-fréquents. L'enfant garde le lit; sa figure, pâle et altérée, exprime l'abattement et la souffrance.

Les deux articulations malades, tuméfiées et envahies par une suppuration sanieuse, sont recouvertes de deux larges ulcères blafards et languissants, avec bords décollés.

Traitement : tous les jours, 3 milligrammes d'acide arsénieux en solution, à prendre en deux fois, le matin et le soir. Régime approprié aux aptitudes digestives et rendu aussi reconstituant que possible. — Moyens topiques à peu près nuls ; les ulcères des pieds sont simplement pansés avec du vin aromatique.

30 *octobre*. — Les vomissements diminuent. Il y en a eu un seul aujourd'hui, avec deux selles.

Pas de vomissement le 1er novembre. Le lendemain, une quinte de toux en provoque encore un. Deux selles. La petite malade, plus contente, demande à jouer.

7 *novembre*. — Transformation véritable. L'état actuel contraste avec ce qu'il était encore il y a dix jours. L'amélioration est très-remarquable. La nutrition se relève. Depuis plusieurs jours, les vomissements ont définitivement cessé. L'appétit est régulier et soutenu. La diarrhée persiste encore; mais le nombre des selles

est très-réduit. La fièvre a cédé; le pouls n'est que faible. La peau a repris sa fraîcheur et sa souplesse.

L'enfant a retrouvé son animation et sa gaîté. Elle se lève et demande à sortir. Toute la physionomie respire le bien-être.

15 *novembre.* — Fonctions digestives en bon état. Appétit vif. Une selle normale par jour. Retour de l'embonpoint et des forces; teint frais; état général très-satisfaisant.

23 *novembre.* — Les ulcères des articulations sont en voie de réparation. Ils ont perdu leur aspect atonique et grisâtre, pour se raviver, se couvrir de bourgeons vermeils, et fournir une suppuration de bonne nature.

La médication arsenicale a été interrompue le 20 décembre.

janvier 1862. — Les ulcères se sont peu à peu cicatrisés; le gonflement des articulations, devenu tout à fait indolent, s'est presque entièrement dissipé, et, sur les surfaces osseuses, la peau, au lieu d'être rouge et violacée, a repris sa teinte normale.

L'état général s'est maintenu excellent. Toutes les fonctions s'accomplissent bien. Forces, embonpoint et coloration des tissus. Les signes de la diathèse scrofuleuse ont disparu et sont remplacés par les apparences de la plus parfaite santé.

L'enfant n'a cessé de se bien porter depuis cette époque.

Un dernier trait va compléter cette observation. L'ayant fréquemment rencontré en d'autres circonstances, je le signalerai une fois pour toutes, parce qu'il implique une remarque importante de pathologie et de thérapeutique générales, à laquelle se rattache intimement la médication arsenicale.

On sait avec quelle facilité le parasitisme animal et végétal se développe sur les organisations débilitées.

Depuis plusieurs mois, avec les progrès de la cachexie, les poux s'étaient multipliés, chez notre jeune malade, avec une incroyable fécondité. A l'époque où je commençai à la traiter, ils pullulaient tellement, que ses cheveux, ses vêtements et son lit en étaient couverts, malgré les soins maternels journellement prodigués.

A la suite du traitement arsenical et du régime, la reproduction de ces parasites diminua et cessa promptement, et cela sans applications topiques, au grand étonnement de la mère. Leur destruction suivit la transformation opérée elle-même si rapidement dans l'état général.

Réflexions sur le parasitisme et sa thérapeutique. — Comment expliquer ce dernier fait?

Faut-il invoquer directement les propriétés parasiticides spéciales de l'arsenic?

Ou bien doit-on regarder la disparition de la maladie pédiculaire comme une conséquence de l'action générale du médicament, si puissante sur l'économie tout entière?

Sans doute les arguments ne manquent pas pour appuyer la première opinion. Ainsi :

L'arsenic est un poison pour tous les êtres de l'échelle organique. Son efficacité contre les parasites du tube digestif est connue et mise à profit depuis longtemps; je l'ai constatée moi-même, et j'ai vu des enfants rendre des paquets de lombrics sous l'influence du traitement arsenical prescrit pour diverses maladies. Enfin la chimie, avec MM. L. Orfila et Chatin, nous apprend que l'élimination de l'arsenic a lieu à la fois par la muqueuse intestinale, par l'urine et par la peau (1).

A la rigueur, on peut trouver là tous les éléments d'une démonstration, et par conséquent admettre l'action parasiticide immédiate et isolée.

Mais la preuve en est-elle décisive?

Chez notre jeune malade, par exemple, la quantité d'arsenic éliminée était-elle suffisamment toxique? Cette élimination, relativement lente dans ce cas particulier, puisqu'elle exige probablement un mois (2), était-elle en rapport avec la rapidité des effets obtenus? De pareilles explications ne sont-elles pas, du reste, la mutilation même des faits? L'esprit en est-il pleinement satisfait? Au contraire, n'est-il pas frappé de la succession et de la solidarité des divers phénomènes pathologiques d'une part, et, de l'autre, de la succession et de la solidarité non moins évidentes des résultats thérapeutiques?

(1) *Voir* plus bas, chapitre septième, V.

(2) Idem.

Pour moi, j'attribue donc, sans hésitation, la disparition du parasitisme, en pareille circonstance, à l'influence générale de l'arsenic sur la constitution. Je n'y vois que la conséquence de cette double loi : tout s'enchaîne en pathologie, comme tout s'enchaîne en thérapeutique. Ce fait ainsi compris, aussitôt son interprétation va se dégager lumineuse et féconde.

Le parasitisme est l'attribut de la maladie ; presque toujours il résulte d'un état pathologique général préexistant. Il est fréquent dans les longues convalescences et les cachexies. Il affecte surtout les constitutions appauvries par la maladie et la misère, cette source de tant de dégradations organiques et morales (1). Dans chaque espèce, dans chaque

(1) Il me serait facile de multiplier les exemples ; je n'aurais qu'à rappeler ce que l'on voit tous les jours dans les maladies chroniques, et même les maladies aiguës graves et prolongées. Pour ne pas sortir du cadre imposé à ce travail, je ne citerai qu'un seul fait ; il a bien sa signification :

Je connais un malheureux paysan, voué toute sa vie à la misère, à un travail ingrat, à une alimentation insuffisante, presque exclusivement végétale. Quoique jeune encore (35 ans), il est maigre, débilité, usé, a un teint cachectique et jaunâtre. Depuis son enfance, il est tourmenté par des oxyures vermiculaires qui pullulent à certaines époques. Inutile de le dire, tous les vermicides connus n'ont jamais eu sur lui qu'une action palliative éphémère, absolument nulle contre la reproduction de ces parasites. Mieux que personne, il sait très-bien à quel prix il guérirait : un changement complet d'hygiène et d'alimentation suffirait ; car, chez lui, le parasitisme a toujours été en rapport avec les conditions où il a vécu : il a augmenté quand elles se sont aggravées ; il a diminué, au contraire, lorsqu'elles se sont améliorées. Cet homme, dans le cours de sa vie, a eu une véritable période de trêve à ses souffrances ; elle a été tranchée et complète ; elle a duré sept années, juste le temps passé au service militaire. Habitué alors à manger de la viande, soumis à des exercices modérés, il devint frais et bien portant ; jamais il n'eut d'oxyures. Rentré dans ses foyers, il retrouve, plus développées que jamais, les conditions de sa fâcheuse existence. Il se marie, a des enfants ;

individu, sa vigueur est en raison inverse de l'énergie vitale. A mesure que la vie se retire d'un organisme, elle cède la place aux parasites. Ce fait est général : tous les jours, il se vérifie sous nos yeux, dans la série des êtres, soit animaux, soit végétaux. Dès qu'un individu s'affaiblit, dès que la force de résistance l'abandonne, dès qu'il meurt, aussitôt il est envahi et débordé par les êtres infimes.

Le parasitisme est aussi le fâcheux privilége des organisations inférieures. C'est encore là, assurément, l'expression de la même loi. Il est d'autant plus nombreux et plus envahissant qu'on descend plus bas les degrés de l'échelle vivante, depuis l'homme jusqu'aux carnivores, aux omnivores, aux herbivores, aux poissons et aux plantes (1). Pour la même raison, il frappe spécialement encore les deux âges extrêmes de la vie, l'enfance débile et la vieillesse décrépie.

Si la maladie est la décentralisation de l'unité de notre organisme, la dégradation de l'homme, ou mieux sa rétrogradation vers les espèces animales inférieures, le parasitisme est bien plus encore le signe éclatant de cette déchéance, puisqu'il atteint essentiellement les êtres naturellement ou pathologiquement marqués d'infériorité. Double manifestation morbide lui-même, il vient s'ajouter au autres symptômes des cachexies et en grossir le cortége.

Or, quel est le rôle de l'arsenic contre ces états pathologiques complexes, mais pourtant resserrés par les liens d'une si étroite unité ?

En relevant la constitution, en rétablissant les attributs

constamment, la maladie s'appesantit sur sa famille. La misère redouble, et, avec elle, les privations, les chagrins, le travail sans relâche. Plus que jamais, sa santé languit, frappée d'infériorité; plus que jamais aussi, les parasites foisonnent chez lui, et sont rendus par masses énormes, avec d'intolérables douleurs.

(1) Cette loi importante a été énoncée par M. Marchal (de Calvi) : Idée de la bio-pathologie; *Union médicale*, 1859, tome 1er, 2me série, p. 260.

de la santé, en faisant disparaître les signes de la cachexie, il détruit aussi le parasitisme engendré par elle. Il le détruit d'une manière réelle et radicale, parce qu'il change complétement son milieu ambiant et rend impropre à sa reproduction le terrain où il végétait.

Et cette influence, l'arsenic ne l'exerce par seulement sur le parasitisme, il l'étend d'une manière générale sur tous les produits morbides vivant ou non d'une vie propre, sur tous les résultats, sur tous les effets des diathèses avancées. Ainsi parvient-il à détruire certaines maladies de la peau invétérées. Ainsi l'avons-nous vu provoquer la disparition des scrofulides superficielles et des ulcères scrofuleux profonds et anciens. Ainsi le verrons-nous, plus bas, modifier avantageusement les résultats de la tuberculisation elle-même, améliorer les surfaces sécrétantes, les ulcères, les cavernes et la sécrétion purulente des bronches et des poumons.

III.

CACHEXIE TUBERCULEUSE.

§ Ier. — *Action reconstituante de l'arsenic.*

J'ai appliqué l'arsenic dans toutes les phases de la cachexie tuberculeuse. Je l'ai expérimenté sur une grande échelle, depuis l'époque où la constitution générale commence à être altérée, jusqu'au moment où elle a atteint le dernier degré du marasme.

Mes tentatives ont eu un double but : d'abord j'ai voulu m'assurer si le médicament conservait, dans cette funeste cachexie, toute son action reconstituante habituelle. Cela prouvé, j'ai recherché quel parti on en pourrait retirer au point de vue de la curabilité de la phthisie.

Ces deux questions vont m'occuper successivement.

La médication arsenicale donne des résultats vraiment extraordinaires, par leur rapidité et leur constance, dans la période ultime de la phthisie pulmonaire, avec fièvre hectique, consomption, tubercules ramollis ou suppurés, et cavernes.

D'abord, les redoublements fébriles sont affaiblis, abrégés, suspendus : cet effet est immédiat ; il a lieu dès les premiers jours du traitement. La fièvre diminue et cesse à son tour. Les sueurs nocturnes, l'éréthisme général et l'insomnie suivent la même progression décroissante. La peau, de sèche et brûlante qu'elle était, ne tarde pas à devenir fraîche et naturelle, malgré une certaine fréquence du pouls, d'ailleurs particulière à la convalescence des graves maladies. Ces résultats attestent à un haut degré, dans la fièvre hectique, la supériorité de l'arsenic sur le sulfate de quinine, dont l'action, inconstante et fugace, exige souvent des doses élevées (80, 100 centigrammes), se trouve bientôt arrêtée par les limites de la tolérance, et ne s'étend pas, du reste, au delà des paroxysmes fébriles, sur les autres symptômes de la maladie.

A mesure que la fièvre cède, l'appétit, les fonctions digestives, la nutrition se réveillent avec une surprenante énergie; les vomissements, la diarrhée ou la constipation disparaissent, comme dans les autres cachexies ; la fraîcheur, la coloration des tissus, les forces, l'embonpoint renaissent ; toute la physionomie se transforme. Ces effets commencent à se produire dès la fin de la première semaine, et se prononcent chaque jour davantage. Bientôt la reconstitution générale de l'organisme rejaillit sur les lésions locales, et amène les plus remarquables résultats : la toux, l'oppression et l'expectoration se modèrent ; les crachats, en se réduisant, perdent de plus en plus le caractère purulent, pour devenir simplement muqueux ; tout enfin révèle le travail de réparation qui s'effectue dans les bronches et les cavernes pulmonaires.

Cette transformation générale s'opère dans le courant du deuxième mois ; elle se continue ensuite et dure plus ou moins longtemps, généralement plusieurs mois : les individus semblent alors revenus à la vie. Mais, le plus souvent, ce bien-être n'est que temporaire. Plus tard, la phthisie reprend sa marche fatale, après avoir donné, toutefois, une période de trêve d'autant plus précieuse que les malades étaient auparavant voués à une mort prochaine.

Quelques exemples feront ressortir toute l'évidence des faits précédents. Je les limiterai à un petit nombre, afin d'éviter d'inutiles répétitions. Seulement, pour mieux démontrer la puissance régénératrice de l'arsenic sur l'organisme, je choisirai toutes mes observations parmi les cas de cachexies très-avancées, avec tubercules en suppuration, cavernes et marasme. Le soin que je mettrai à indiquer les signes locaux et généraux, et d'ailleurs la facilité du diagnostic, ne laisseront, j'espère, aucun doute sur la nature et le degré de la maladie, sur l'étendue et la gravité du travail désorganisateur. Ces dernières remarques s'adressent à toutes les observations renfermées dans la présente section et la suivante.

Observation LXXX. — Phthisie pulmonaire à sa dernière période. — Tubercules ramollis. — Cachexie. — Marasme. — Fièvre hectique. — Arsenic.

C... B..., 31 ans, en juin 1862. Dès l'âge de 15 ans, il est atteint d'asthme dont les accès ont été généralement forts et fréquents. La maladie disparaît tout d'un coup, il y a douze ou quatorze mois, et se trouve aussitôt remplacée par la tuberculisation pulmonaire : on peut voir là un exemple manifeste de l'antagonisme réciproque entre une névrose et un mouvement organique intercurrent, et surtout entre l'asthme et la phthisie. Depuis cette époque, celle-ci fait des progrès incessants chez B..., et, le 19 juin, à ma première visite, elle se présente dans l'état suivant :

Elle est arrivée à sa dernière période. Les poumons sont remplis de tubercules à divers degrés ; on constate çà et là des râles sibilants et muqueux, des craquements humides et du gargouillement, une oppression considérable, une expectoration purulente très-abondante et de la toux. La voix éteinte et la douleur révèlent l'existence d'ulcérations dans le larynx. Dégoût insurmontable; la moindre nourriture augmente la dyspnée. Constipation ancienne, opiniâtre et pénible ; amaigrissement extrême ; marasme ; anéantissement des forces ; le malade est obligé de garder le lit. Fièvre hectique, redoublements quotidiens depuis 3 ou 4 heures du soir jusqu'au matin ; sueurs nocturnes ; insomnie fatigante.

19 *juin*. — 13 milligrammes arsenic dès le début et pendant dix jours ; puis un centigramme seulement, jusqu'à la fin de juillet.

Le lendemain, le paroxysme commence plus tard, vers le milieu de la nuit ; en somme, il est réduit de moitié. Il s'affaiblit de plus en plus les jours suivants, et manque totalement à la fin de la première semaine.

28 *juin*. — Plus d'accès ni de sueurs nocturnes. Au lieu d'être agitées, les nuits sont calmes et bonnes. Le pouls conserve encore une certaine fréquence habituelle aux phthisiques avancés, mais la peau est fraîche et souple. La dyspnée, la toux et les crachats ont diminué. L'appétit, excité depuis quelques jours, commence à devenir vif. Les repas n'exercent presque plus leur influence aggravante sur l'oppression. La constipation est détruite ; une selle quotidienne normale. Les forces reviennent ; le malade s'est déjà levé plusieurs fois, et aujourd'hui il a pu faire quelques pas hors de sa maison.

En juillet, les symptômes locaux, oppression, toux et surtout expectoration, s'améliorent encore. Les grandes fonctions, l'innervation et la nutrition se relèvent davantage. B... reprend, à un degré notable, les forces, l'embonpoint et la fraîcheur. Il fait tous les jours aisément des promenades de deux kilomètres et même davantage. La maladie a rétrogradé visiblement. Après quatre mois de santé relativement très-satisfaisante, elle reprend sa marche vers la fin d'octobre, et aboutit, deux mois plus tard, à son terme fatal.

Observation LXXXI. — Phthisie pulmonaire au dernier degré. — Tubercules ramollis; cavernes. — Cachexie. — Marasme. — Fièvre hectique. — Arsenic.

Femme J..., 45 ans, épuisée par un travail habituellement excessif et par l'allaitement exagéré de ses nombreux enfants, du dernier en particulier. Depuis trois ou quatre ans, elle est atteinte de phthisie pulmonaire à évolution lente.

Le 15 juin 1862, voici dans quel état elle se trouve :

La maladie est arrivée à sa période ultime. Très-nombreux tubercules en suppuration dans les deux poumons; cavernes; toux pénible presque continuelle; expectoration purulente très-abondante; dyspnée considérable; fièvre hectique, avec redoublements le soir et sueurs nocturnes; dégoût complet; amaigrissement extrême; marasme; anéantissement des forces; nécessité de garder le lit. Ancienne hypertrophie du cœur.

A partir de ce jour, traitement arsenical, continué pendant un mois seulement; dose quotidienne, un centigramme d'acide arsénieux.

Dès le 20 juin, l'appétit se réveille, et la malade ne tarde pas à manger de la viande, même avec plaisir.

26 *juin*. — L'expectoration a diminué; rare le jour et la nuit, elle est encore prononcée le matin; en ce moment, la toux augmente aussi; mais elle est à peu près nulle le reste du temps. Il y a beaucoup moins de dyspnée. L'appétit est vif. Les forces reviennent. La malade a pu sortir aujourd'hui devant sa maison.

10 *juillet*. — L'amélioration locale et générale fait toujours des progrès. La toux, la gêne de la respiration et les crachats se réduisent de plus en plus; ceux-ci sont beaucoup moins purulents. Le pouls a perdu sa fréquence, la peau est fraîche : il n'y a plus de fièvre, même la nuit. L'appétit se maintient très-énergique. L'assimilation se fait bien. Retour de l'embonpoint. Accroissement des forces. Exercice quotidien. Tout l'organisme enfin semble renaître à la vie.

Cet état de bien-être dure jusqu'à la fin de septembre.

A cette époque, recrudescence des symptômes de la phthisie. Aucune médication spéciale n'est employée. L'organisme marche vers sa ruine définitive. La mort a lieu dans le mois de novembre suivant.

Observation LXXXII.—Phthisie pulmonaire à la dernière période. — Tubercules ramollis et cavernes. — Cachexie. — Consomption. — Fièvre hectique. — Arsenic.

Femme D..., 43 ans. Phthisie pulmonaire depuis quinze mois. Différentes médications ont été employées avec persévérance et sans résultat : huile de foie de morue ; iodure de potassium ; iodure de fer ; tolu ; goudron , etc., etc.

La maladie a fatalement suivi son cours, et, aujourd'hui 24 avril 1863 , elle est parvenue au degré suivant :

Tubercules ramollis et cavernes. Le sommet du poumon gauche, mais surtout le sommet et le milieu du poumon droit révèlent à l'auscultation un gargouillement étendu avec un souffle caverneux très-prononcé. Toux opiniâtre et fatigante ; expectoration purulente très-abondante ; dyspnée ; pas d'appétit ; amaigrissement ; perte des forces ; fièvre hectique, avec paroxysmes et sueurs nocturnes ; consomption.

Traitement : 1 centigramme d'acide arsénieux pendant quarante jours.

15 *mai*. — Mieux. Réveil de l'appétit ; fièvre modérée, sans redoublements ; sueurs presque nulles ; nuit meilleure ; toux et expectoration moindres, ayant conservé de la fréquence seulement le matin.

Au commencement de juin, nouveaux progrès vers la santé. L'appétit est vif et régulier ; la nutrition et les forces s'affermissent ; exercice modéré tous les jours ; pas d'oppression, si ce n'est pendant les moments de fatigue exagérée ; pas de fièvre, peau fraîche ; pas de sueurs la nuit ; toux légère ; expectoration considérablement réduite, ordinairement muqueuse et très-rarement purulente.

Ce bien-être se maintient jusqu'à la fin de septembre. Dès lors, la tuberculisation reprend sa marche lentement envahissante, caractérisée par le retour et l'aggravation continue des symptômes locaux et généraux. La médication arsenicale n'a plus été renouvelée. La mort a lieu le 10 décembre.

L'observation suivante représente une phthisie à sa fin, une constitution usée et ruinée sans ressources, une vie près de s'éteindre. Dans une situation aussi désespérée, pour peu que l'organisme ait conservé quelques vestiges d'aptitude réactive, on le verra obéir encore à l'impulsion salutaire du médicament et déployer, au dernier moment, un suprême effort de résistance dont il semblait incapable.

OBSERVATION LXXXIII.— Phthisie pulmonaire à sa fin.—Marasme. — Fièvre hectique. — Arsenic.

Femme de 50 ans ; phthisique depuis un an environ ; ses deux poumons sont actuellement remplis de tubercules ramollis et de cavernes. Elle a atteint le dernier degré de la consomption et du marasme. La fièvre hectique achève de l'épuiser; tous les jours, à partir de 11 heures du matin, elle est en proie à un long paroxysme, avec frissons, chaleur et sueurs nocturnes, partielles, très-abondantes. Depuis une dizaine de jours, elle n'a plus la force de quitter le lit.

Cette femme, étrangère au pays, sans famille, indigente, dénuée de tout, est hors d'état d'être transportée à l'hôpital, de subir le trajet, trop long pour elle, qui la sépare de Marseille.

Sans illusion sur une position pareille, je me propose simplement de rendre à cette malheureuse, près de s'éteindre, assez de vigueur pour lui permettre d'arriver jusqu'à l'asile où elle trouvera, au moins, les soins destinés à adoucir l'amertume de ses derniers moments.

En conséquence, le 29 mars 1862, je prescris 150 grammes de solution contenant 3 centigrammes d'acide arsénieux, pour trois jours. La dose quotidienne sera donc de 50 grammes (1 centigramme arsenic), prise, en trois fois, à 3, 5 et 7 heures du matin.

Le redoublement ne revient pas dans la journée. A peine se fait-il sentir très-légèrement la nuit. Il ne se renouvelle plus sous l'influence continuée de l'arsenic.

La malade peut être levée dès le lendemain et être envoyée à l'hôpital, où, du reste, elle n'a pas tardé de succomber.

§ II. — *Curabilité de la phthisie par l'arsenic.*

Un premier fait est prouvé par l'étude précédente : c'est l'action éminemment reconstituante de l'arsenic dans la cachexie tuberculeuse. J'ajouterai, pour lui donner une certitude complète, qu'il a été également constaté par d'autres médecins. Ainsi MM. Trousseau (1), Moutard-Martin (2), Millet de Tours (3) et Massart (4) ont obtenu, les trois premiers, avec l'acide arsénieux, le quatrième avec l'arséniate d'or, une notable amélioration de la phthisie, manifestée par le retour de l'appétit, de l'embonpoint et des forces, et par l'amendement des symptômes locaux.

Jusqu'à présent, on n'a pas signalé d'autres avantages à la médication arsenicale. Les médecins que je viens de citer n'ont jamais vu la maladie suspendre définitivement sa marche funeste. En somme, on a enregistré des résultats palliatifs nombreux, des insuccès d'une grande valeur sans doute, mais les résultats curatifs sont encore nuls, ou bien très-rares, et alors contestés.

Je veux maintenant démontrer la curabilité de la phthisie par cette action régénératrice de l'arsenic ; le rôle décisif que peut prendre le médicament dans la guérison de cette grave maladie. J'appuierai ma proposition sur les principes de la pathologie générale et sur trois faits cliniques positifs.

Cette question n'est que le corollaire de la précédente. Ainsi posée, elle n'est plus étrangère à mon sujet ; d'ailleurs, le fût-elle, sa haute importance pratique excuserait bien une courte digression en sa faveur.

(1) Traité de thérapeutique et de matière médicale, par Trousseau et Pidoux, tom. 1er, Arsenic.

(2) Union médicale 1861, tome IX, page 473.

(3) Bulletin médical du nord de la France, avril 1864, page 170.

(4) Revue de thérapeutique médico-chirurgicale, 1er novembre 1860, page 567.

Quand on cherche à résoudre le difficile problème de la curabilité de la phthisie, trop souvent on se place à un point de vue faux, celui de la spécificité absolue. On part ainsi d'une erreur en pathologie, ou du moins d'une vérité incomplète, et on aboutit à la fatalité en thérapeutique, à une médecine déplorable, à la préoccupation exclusive et à la recherche, probablement chimérique, d'un spécifique de la maladie.

Les affections les plus franchement spécifiques elles-mêmes ont toujours un côté par où elles échappent à la spécificité. Elles ne sont jamais des êtres abstraits, des parasites doués d'une existence isolée, indépendante; elles sont une déviation spéciale de la santé, et subissent constamment les lois de l'organisme vivant. Chacune d'elles a trois faces : l'élément déterminé, spécifique, qui donne l'unité au cortége des symptômes ; l'élément commun, physiologique, indéterminé, non spécifique ; enfin l'organisme, son état, son fonctionnement, son énergie vitale, son degré de résistance à l'envahissement des éléments morbides. L'élément commun est tour à tour la fièvre, l'inflammation, la suppuration, l'anémie, la cachexie; résultat et support de la spécificité, il tient à la fois à celle-ci et à l'organisme, et devient le trait d'union de l'un et de l'autre.

Dans chaque maladie distincte, soit sur le même individu, soit sur des individus différents, la spécificité, loin d'être immuable et toujours identique à elle-même, se transforme, au contraire, a ses degrés, ses périodes de concentration et d'atténuation. En d'autres termes, l'élément spécifique et l'élément commun se combinent en proportions très-variées : il y a un moment où le premier l'emporte de beaucoup, comme il y a un moment où le second et l'état de l'organisme doivent fixer à peu près toute l'attention. Cette vue de pathologie, essentiellement vraie, est tous les jours confirmée par la thérapeutique : ainsi elle justifie les succès et les revers de la médication substitutive ou de la médication physiologique, suivant l'époque où elles sont employées dans les phlegmasies spécifiques ; elle explique comment le mercure, l'iode, le quinquina, le fer, ces véritables spécifiques de la matière médicale, héroïques et presque infaillibles dans les premières phases de la syphilis, de l'infection palustre, de la chlorose, deviennent infidèles et échouent même dans la période de cachexie ; comment enfin l'arsenic, par son action moins spécifique, plus générale et plus complète, prend alors sur eux une si incontestable supériorité.

Il n'y a de réellement spécifique, dans la phthisie, que son produit, le tubercule envisagé dans son ensemble et son évolution ; la maladie n'est pas constamment identique à elle-même, malgré le caractère d'unité que la diathèse tuberculeuse imprime à toutes ses manifestations. Elle offre de nombreuses différences dans sa marche, dans sa pathogénie et dans ses rapports avec les divers états pathologiques qui l'ont engendrée, ou qui l'accompagnent. De là des variétés infinies.

La tuberculisation est le résultat ordinaire d'une infériorité avec perversion particulière de la nutrition. Tant de circonstances peuvent faire naître cette condition essentielle de son développement ! Toutes les causes d'épuisement, la misère, les maladies y aboutissent. Parmi celles-ci, les maladies chroniques tiennent le premier rang, et la phthisie n'est le plus souvent que leur produit dégénéré. Ces influences multiples apportent nécessairement à la maladie des éléments divers, capables d'accélérer ou de retarder le mouvement destructeur. L'observation a prouvé depuis longtemps l'antagonisme de certains états morbides avec la tuberculisation. M. Pidoux (1) a récemment éclairé ce point important de pathologie ; parmi les affec-

(1) Union médicale 1862, tome XIII, pages 435 et suivantes; — 1864, tome XXII, pages 124 et 125.

tions susceptibles de tenir en échec la phthisie, de la modifier, de l'enrayer, il signale avec raison l'arthritisme, les dartres, l'asthme, la plupart des autres névroses, celles du tube digestif, les dyspepsies, les gastro-entéralgies, la chlorose, la cachexie palustre, la cachexie saturnine, etc. Elles sont d'autant plus antipathiques à la diathèse tuberculeuse, qu'elles constituent elles-mêmes une autre diathèse plus franche, plus vigoureuse, moins abâtardie, moins dégénérée.

Le moment où la phthisie s'éloigne le plus de la spécificité, où, par conséquent, elle se prête le mieux aux indications thérapeutiques générales, est sans contredit la période de cachexie. Ce moment est grave sans doute, puisqu'il annonce toujours la ruine avancée de l'organisme ; mais il n'implique pas nécessairement une issue funeste. L'état de cachexie n'est pas, en lui-même, un arrêt de mort irrévocable pour un phthisique. Ce qui constitue le danger, ce n'est, à proprement parler, ni la consomption, ni un certain nombre de tubercules suppurés ou de cavernes, pourvu que l'étendue des lésions pulmonaires ne soit pas incompatible avec la vie. En effet, ne voit-on pas quelquefois, surtout dans l'âge adulte et la vieillesse, des individus succomber lentement, après plusieurs éruptions intermittentes de tubercules signalées par des alternatives de santé et de dépérissement, avec fièvre hectique, recrudescence de la toux et de l'expectoration purulente ? La véritable gravité de la phthisie réside essentiellement dans ses progrès sans cesse envahissants, dans la rapidité de sa marche, dans l'absence d'éléments pathologiques antagonistes à la tuberculisation, dans l'insuffisance des éléments sains et régénérateurs offerts par l'organisme, dans l'impuissance de la résistance vitale individuelle. Voilà surtout où il faudra s'appuyer pour établir le pronostic et le degré de curabilité de la phthisie.

Malgré son côté fâcheux, la période cachectique de la maladie est, sous un rapport, très-favorable à la thérapeutique. Souvent alors l'évolution du tubercule est arrivée à sa fin ; la cause qui a épuisé l'organisme s'est épuisée elle-même ; le moment de la décadence, on peut le dire ici avec vérité, est le moment le plus voisin de la régénération. A cette époque, beaucoup de phthisiques meurent non plus de tuberculisation proprement dite, mais bien de ses conséquences ; ils sont emportés par les progrès de la cachexie, les bornes de la lésion pulmonaire n'étant, chez eux, nullement en rapport avec le degré avancé de la consomption ; ils succombent épuisés par une lutte au-dessus de leurs forces, incapables de se relever au moment même où ils allaient entrer dans une période de trêve plus ou moins longue, avant une nouvelle éruption de tubercules. En cet instant, la thérapeutique, loin de désespérer, a un rôle nettement tracé : elle doit s'efforcer d'arrêter une chute imminente. Or, par son efficacité exceptionnelle et merveilleusement appropriée à la situation, l'intervention de l'arsenic est impérieusement commandée et peut devenir décisive. Et si alors la phthisie est entourée de certaines conditions de curabilité, si la ruine n'est pas consommée, irrémédiable, si l'organisme renferme encore des éléments convenables de réparation, certainement on peut espérer de véritables succès, non plus seulement des effets palliatifs et temporaires, mais des résultats curatifs complets, indéfiniment prolongés et permanents.

La reconstitution de l'organisme est la plus sûre barrière à opposer aux envahissements de la phthisie. L'expérience de tous les jours confirme cette vérité. Un malade qui engraisse est en voie de guérison : telle est la croyance depuis longtemps, et avec raison, professée par la médecine. L'huile de foie de morue doit à ses propriétés analeptiques une grande partie de la faveur dont elle jouit. L'arsenic, entre tous les agents de la matière médicale, possède la même action à un très-haut degré. C'est par là qu'il devient capable d'exercer une influence curative réelle sur la marche de la tuberculisation. Or, voici comment il la manifeste :

Un double effet est produit sur les lésions pulmonaires, dans la période de cachexie.

Le premier, et le plus incontestable, est la cicatrisation des cavernes. Il est attesté par les modifications survenues dans la toux et l'oppression ; par la diminution de la sécrétion des bronches et de la membrane pyogénique des cavernes ; par l'amélioration et la suppression des crachats et par le retour des râles sonores succédant promptement aux râles muqueux. Du reste, on peut avoir une idée exacte du mode de guérison des cavernes des poumons, en se rappelant ce qui se passe sous les yeux lors de la cicatrisation des ulcères scrofuleux de la peau ou des autres tissus (1) : que les ulcères soient superficiels ou profonds, dans tous les cas, les procédés de réparation sont les mêmes.

Le second effet n'est pas moins important. Pour moi, il est également démontré. La régénération de l'économie ne se borne pas à favoriser la réparation des surfaces suppurantes, elle peut retarder et enrayer l'évolution de tubercules non ramollis, empêcher l'éclosion de ceux qui allaient se former. Si le développement de ces derniers provoque la cachexie, celle-ci, à son tour, précipite leur marche ; la lésion locale et l'appauvrissement général se prêtent un mutuel et fatal concours pour accélérer l'œuvre de destruction. Reconstituer l'organisme, c'est donc rendre le terrain impropre à la tuberculisation ; c'est mettre un obstacle aux progrès de la phthisie. Beaucoup de tubercules, j'en suis persuadé, avortent ainsi, ou restent à l'état latent, ou bien ne franchissent pas leur période de crudité.

En résumé :

L'arsenic manifeste ses propriétés reconstituantes dans

(1) J'ai signalé plus haut ce phénomène ; *voir* l'observation LXXIX.

toutes les phases de la cachexie tuberculeuse, même jusqu'au moment où la ruine de l'organisme semble consommée.

Ses effets sont prompts et décisifs. Le plus souvent temporaires et palliatifs, ils peuvent devenir permanents et curatifs.

Son usage, complétement inoffensif, doit être appliqué à tous les cas, pendant la dernière période de la phthisie.

Il relève les grandes fonctions essentielles à la vie, l'innervation générale et la nutrition ; il maintient leur intégrité. Pendant tout le temps nécessaire à l'épuisement spontané de l'évolution tuberculeuse, il met l'organisme en mesure de s'opposer aux envahissements de celle-ci, et lui permet de rester, à la fin, maître du terrain.

Il n'attaque pas spécifiquement, empiriquement, le tubercule ; il lui résiste, en interposant l'énergie vitale régénérée par lui.

Il fait valoir et augmente les conditions de curabilité de la phthisie, et multiplie ses chances de guérison.

Ainsi posé, le problème, susceptible d'une solution logique, mérite de fixer l'attention. Chaque donnée y trouve sa valeur exacte : l'organisme humain n'est plus un champ de bataille où le remède et la maladie se livrent des assauts réciproques; il n'est plus simple spectateur de la lutte; il en devient, avec raison, l'acteur prépondérant; il est réhabilité dans son véritable rôle; ses rapports avec la maladie sont nettement définis ; dès lors, la thérapeutique reprend toute son importance, et la médecine double sa force comme elle relève sa dignité.

Les trois observations qu'on va lire serviront de preuves cliniques aux considérations précédentes.

Observation LXXXIV. — Phthisie pulmonaire. — Tubercules ramollis dans les deux poumons; lésions plus étendues à gauche. — Cachexie. — Consomption. — Fièvre hectique. — Arsenic. — Guérison.

S....., âgé de 45 ans ; phthisie pulmonaire depuis plusieurs mois. On retrouve ici l'influence du travail excessif, des privations, de la misère enfin, sur la marche accélérée de la maladie, et surtout le rôle important de l'hérédité sur sa production : en effet, plusieurs membres de la famille, entre autres la mère de cet homme, sont morts phthisiques.

Premier examen du malade le 27 août 1862 :

Les deux côtés de la poitrine sont inégalement envahis par les tubercules : à gauche, ils occupent toute la moitié supérieure du poumon ; à droite, ils sont limités au sommet. Ils sont ramollis dans une grande étendue. La percussion signale l'obscurité du son ou la matité complète ; l'auscultation, des craquements humides en plusieurs points, surtout à gauche, où l'on constate en outre un énorme gargouillement. Toux presque continuelle ; crachats purulents et très-abondants ; dyspnée. Pas d'appétit ; pas de forces ; amaigrissement considérable ; consomption ; fièvre hectique, avec redoublements le soir et sueurs nocturnes.

Traitement : 1 centigramme d'acide arsénieux.

En huit ou dix jours, amélioration très-marquée, portant d'abord sur les symptômes généraux, fièvre, paroxysmes et sueurs nocturnes, qui se dissipent peu à peu ; sur l'appétit et les forces, qui se réveillent ; puis sur les symptômes locaux, toux, expectoration, qui se modèrent.

20 *septembre*. — La situation a gagné encore. Seulement, malgré un appétit énergique et de bonnes digestions, les forces reviennent lentement ; oppression à la moindre fatigue. La matité persiste dans les deux poumons.

Vers le milieu d'octobre, la santé est très-satisfaisante. Appétit ; forces ; embonpoint et coloration de la peau. Il n'y a plus de toux ; les crachats, simplement muqueux, sont à peu près nuls, et tarissent ensuite. Il reste encore une légère oppression pendant les exercices forcés.

L'arsenic est suspendu.

Le malade ne tarde pas à reprendre son travail.

Depuis cette époque jusqu'à aujourd'hui (1864), il n'a cessé de se bien porter.

Observation LXXXV. — Phthisie pulmonaire au dernier degré. — Tubercules ramollis dans les deux poumons. — Cachexie. — Marasme. — Fièvre hectique. — Arsenic. — Guérison.

M... G..... a 19 ans (1863); elle est délicate et lymphatique; sa mère est morte phthisique récemment. Elle est mariée depuis un an; accouche heureusement le 23 mars; entreprend de nourrir son enfant; mais les symptômes suivants : amaigrissement rapide, épuisement, toux et perte des forces, l'obligent, un mois après, d'interrompre un allaitement déjà trop longtemps continué.

Dans quel état se trouvait la poitrine de cette jeune femme pendant sa grossesse ? Je ne l'ai pas vue alors, je ne puis donc rien affirmer; mais très-probablement elle portait, au moins à l'état latent, des tubercules dont l'évolution s'est faite rapidement après l'accouchement et sous l'influence de l'allaitement.

Quoi qu'il en soit, le 30 avril, à ma première visite, je trouve une phthisie déjà très-avancée. Les deux poumons offrent de nombreux tubercules à différents degrés et, çà et là, en voie de ramollissement. Matité; craquements humides; râles muqueux à grosses bulles. Toux presque continuelle; crachats purulents très-abondants; oppression. Perte de l'appétit et des forces; diarrhée; anémie; pâleur excessive; maigreur; marasme; insomnie; fièvre hectique, redoublements et sueurs nocturnes.

Traitement : 1 centigramme d'acide arsénieux continué jusqu'aux derniers jours de juin.

10 *mai.* — La maladie suspend sa marche. La fièvre a perdu son caractère continu; la peau est souple et fraîche le matin; l'accès du soir et les sueurs nocturnes ont beaucoup diminué. Sommeil. Retour de l'appétit. La diarrhée a cessé. Moins de toux et d'expectoration.

A partir de ce moment, chaque jour voit réaliser un nouveau progrès, qui conduit lentement, mais sûrement vers la santé. La nutrition s'affermit; l'expectoration se modifie et se supprime, ainsi que la toux et l'oppression ; les forces renaissent ; toutes les fonctions reprennent leur jeu naturel et, vers la fin de juin, cette jeune femme touche à son rétablissement complet, après avoir eu l'existence, un moment, si gravement compromise.

Aujourd'hui (juin 1864) elle continue d'être très bien ; embonpoint ; vigueur et fraîcheur.

Observation LXXXVI. — Phthisie pulmonaire gauche. — Forme aiguë.— Tubercules ramollis; caverne.— Cachexie.— Marasme. — Pleuro-pneumonie intercurrente. — Épanchement pleurétique considérable ; ses conséquences sur le poumon et le cœur. — Arsenic. — Guérison.
Réflexions.

T...., 21 ans. Deux maladies chroniques, la tuberculose et le rhumatisme, dominent à la fois dans la famille.

Sa mère, après avoir perdu deux sœurs de phthisie pulmonaire, est en proie aujourd'hui à la même affection.

Son père a été rhumatisant toute sa vie. Il est maigre, étiolé, cachectique. Presque toutes ses articulations sont restées déformées.

Jusque dans ces derniers temps, T...., fort et bien développé, a offert les apparences d'une bonne santé. Seulement, l'hiver, il était sujet à des catarrhes pulmonaires tenaces.

Dans le premier semestre de l'année 1861, la tuberculisation envahit la partie supérieure du poumon gauche. On constate successivement des hémoptysies répétées ; une toux d'abord sèche, puis muqueuse et purulente ; de l'oppression ; en haut et sur le côté du thorax, des douleurs et l'obscurité du murmure vésiculaire; au sommet principalement, la matité, la respiration rude et bronchique, des râles muqueux ; un peu plus bas, de gros craquements humides; enfin le souffle caverneux, indiquant à la fois le ramollissement de tubercules et la formation de cavernes.

La base du paumon gauche et tout le poumon droit sont complétement sains ; partout, avec la sonorité et l'élasticité naturelles des parois, existe un murmure vésiculaire parfait.

Traitement : vésicatoire volant ; belladone ; digitale ; huile de foie de morue ; iodure de potassium.

Vers le milieu de juillet, l'état local et général s'améliore; la toux et l'expectoration diminuent, mais l'oppression persiste; il en est de même de la maigreur et de la faiblesse, malgré le retour de l'appétit.

20 *septembre*. — La phthisie, ayant toujours pour limites exclusives le poumon gauche, prend soudain une forme aiguë. Nouvelle éruption de tubercules, cette fois plus étendue que les précédentes; et, probablement aussi, évolution de tubercules anciens qui, dans ces derniers mois, restés latents, soit à l'état de granulations grises, soit à l'état de tubercules crus, se démasquent tout à coup et se ramollissent simultanément.

Douleurs thoraciques subites et violentes à gauche; toux opiniâtre et très-fatigante; expectoration muqueuse modérée; mais surtout respiration courte, oppression extrême; réaction forte, céphalalgie et fièvre intense, pouls à 120 pulsations.

Du reste, à en juger par l'intensité des troubles respiratoires, par l'absence de bruit vésiculaire, par le défaut d'élasticité, par l'obscurité du son et même la matité, signes généralisés de la base au sommet du poumon, évidemment toutes les portions du tissu pulmonaire épargnées par les tubercules sont atteintes par l'hépatisation. Ce fait confirme la règle : on sait, en effet, combien la pneumonie est fréquente dans la phthisie aiguë, et combien surtout elle est étendue, lorsqu'elle occupe un seul poumon.

Mais là n'est pas la seule complication; nous allons voir s'en développer bientôt une nouvelle, tout autrement grave et remarquable : je veux parler de l'épanchement pleurétique, consécutif à la pleurésie, affection elle-même si fréquente dans la phthisie. Nullement apparent encore, cet accident ne va pas tarder de se manifester par les signes les plus accusés.

Traitement : vésicatoire volant; oxyde blanc d'antimoine, 10 grammes en potion; belladone.

26 *septembre*. — Les symptômes ont pris peu à peu la forme rémittente. Très-modérés le jour, ils acquièrent une intensité extrême depuis 3 heures du soir jusqu'au matin.

La toux devient alors quinteuse, convulsive et presque continuelle, l'expectoration plus abondante; il y a des frissons, puis un redoublement de chaleur, suivi de sueurs nocturnes excessives, partielles, limitées au cou, à la poitrine et aux mains. L'amaigrissement a fait de très-rapides progrès. Mais le symptôme véritablement dominant et dangereux est la gêne toujours croissante de la respiration.

A partir du 26, tous les matins, entre 3 et 10 heures, administration de 2 centigrammes d'acide arsénieux, à doses fractionnées.

La rémittence se modifie bientôt et cesse le quatrième jour. Il n'y a plus de paroxysmes le soir. Tous les accidents sont réduits, excepté la fréquence du pouls (115 pulsations) et la dyspnée, qui seules ne sont pas en rapport avec l'amendement général.

A l'arsenic succède alors la teinture de digitale à haute dose. Elle ne tarde pas à ramener les mouvements du cœur à leur rhythme naturel, et à modérer ainsi l'action exagérée des poumons.

9 *octobre*. — D'importants changements sont survenus. La phthisie a ralenti sa marche après une recrudescence à la fois si brusque et si menaçante. En un mot, la forme chronique s'est substituée à la forme aiguë.

Toux, expectoration abondante et purulente ; l'oppression persiste au même degré ; sueurs nocturnes ; dépérissement rapide ; maigreur excessive ; marasme ; face pâle et languissante ; yeux caves ; pouls faible et lent ; pas d'appétit ; anéantissement complet des forces ; atonie générale ; état cachectique.

Je reviens à l'arsenic, à la dose de 1 centigramme par jour, dans le but de relever progressivement l'innervation et la nutrition.

13 *octobre*.— Déjà l'appétit se réveille, et le malade peut se lever.

Le 16, son état actuel contraste avec son état antérieur. L'appétit est vif ; les forces reviennent ; la physionomie se ranime.

19 *octobre*. — Etat satisfaisant. La plupart des fonctions s'accomplissent bien ; appétit vorace ; digestions bonnes ; retour vers les forces et l'embonpoint ; sommeil. Dix jours ont suffi pour transformer l'innervation et opérer ce rapide résultat.

25 *octobre*. — La constitution se raffermit de plus en plus.

Les signes locaux et généraux de la tuberculisation du poumon, en s'effaçant, laissent chaque jour plus évidents ceux de l'épanchement pleurétique, qu'ils avaient jusqu'alors dominés et obscurcis. Ces derniers, maintenant plus accusés, vont désormais absorber toute l'attention et masquer, à leur tour, les signes physiques des lésions pulmonaires.

Ainsi, matité absolue de tout le côté gauche de la poitrine ; absence presque complète de bruit respiratoire ; pas d'égophonie ;

seulement, dans les fortes inspirations, on entend obscurément un gros craquement humide à la partie moyenne et postérieure du poumon. La toux et l'expectoration ont beaucoup diminué. La respiration, plus fréquente, donne 25 inspirations à la minute. Pas d'oppression, si ce n'est dans les moments de fatigue et d'ascension. Le pouls, depuis la suspension de la digitale, est remonté peu à peu à 100 et 115 pulsations. Néanmoins la peau est souple et fraîche. Pas de chaleur ni de sueurs, le jour ou la nuit.

Le poumon droit est toujours sain.

Traitement : je reviens à la digitale.

L'arsenic, continué jusqu'à ce jour, sera interrompu à la fin d'octobre.

30 *novembre*. — La santé générale est dans toute sa plénitude. C'est un fait acquis pour l'avenir. Nutrition régulière ; appétit ; embonpoint ; fraîcheur et coloration de la peau ; sommeil ; vigueur musculaire. Le malade peut faire des courses de plus de dix kilomètres sans fatigue, tant qu'il marche sur un terrain horizontal.

Le côté gauche de la poitrine est dans le même état. La toux et l'expectoration ont tout à fait disparu. Essoufflement pendant l'effort ou lorsqu'il faut gravir une pente. C'est la seule souffrance dont se plaint le malade ; sans cela, il éprouve un sentiment de bien-être complet. La respiration et le pouls ont toujours la même fréquence ; ils la conserveront irrévocablement. Ce résultat est produit par l'annulation même des fonctions du poumon gauche. Le droit, étant désormais chargé seul de l'hématose, reçoit nécessairement, dans un temps donné, deux fois plus de sang qu'à l'ordinaire : de là, l'accélération de la respiration et de la circulation, si étroitement unies l'une à l'autre.

J'abandonne la digitale, puisque évidemment il n'y a plus à compter sur elle.

J'administre de nouveau l'arsenic à la dose d'un centigramme.

Vers le milieu de décembre, ce dernier médicament, jusqu'alors bien supporté, commence à produire des signes d'intolérance, manifestés par une légère diarrhée. Je l'interromps aussitôt, pour le reprendre vingt jours après. Mais alors il provoque des nausées, et cette saveur métallique particulière, si détestable aux malades, malgré l'entière insipidité de la solution aqueuse. Ce phénomène est, pour moi, un symptôme assuré de saturation arsenicale ;

aussi me commande-t-il de suspendre définitivement le remède, qui, du reste, est maintenant inutile, puisqu'il a donné depuis longtemps, comme tonique névrosthénique et reconstituant, les résultats thérapeutiques désirés.

15 *avril* 1862. — L'état général n'a cessé de se maintenir excellent.

L'épanchement pleurétique gauche, déjà considérable, a encore augmenté. La gêne respiratoire est plus forte. A peine marquée au repos, elle devient très-accusée au moindre exercice.

Le côté gauche du thorax, plus développé, est bombé en avant; les espaces intercostaux offrent un écartement plus grand. Le malade est obligé de porter sa tête à droite et en arrière.

Le cœur est dévié à droite, refoulé par l'excès du liquide. En empiétant sur le poumon correspondant et le comprimant, il devient ainsi une cause nouvelle de dyspnée. Du reste, de ce côté, en avant et en bas, ses battements, normaux, mais beaucoup plus fréquents, sont nets et superficiels; et à la place occupée par l'organe, on constate de la matité, avec absence de murmure respiratoire. A gauche, au contraire, les mouvements cardiaques manquent totalement, là où ils se faisaient autrefois sentir.

Le poumon droit est sain partout : sonorité et expansion vésiculaire parfaite, de la base au sommet, excepté au point actuellement envahi par le cœur.

Les fonctions du poumon gauche sont abolies. A peu près partout, il est imperméable à l'air. Aussi les signes fournis par l'auscultation sont-ils nuls; ce fait reconnaît pour causes à la fois : 1° l'altération et la désorganisation du tissu pulmonaire par la phthisie et la pneumonie; 2° son atrophie due à la compression exercée par le liquide épanché; 3° l'abondance même de ce dernier, et conséquemment l'épaisseur de la couche interposée entre les poumons et les parois thoraciques.

Du reste, voici les signes révélés par l'examen du côté gauche de la poitrine :

Matité absolue; aucune résonnance, aucune élasticité à la percussion.

Absence de bruits naturels ou morbides, de la base au sommet. Seulement, au niveau de l'angle inférieur de l'omoplate, on entend un léger bruit de souffle; encore est-il très-obscur et très-limité.

L'auscultation de la voix signale les phénomènes suivants : en appliquant l'oreille ou simplement la main sur les deux côtés du thorax, pendant que le malade parle, on perçoit une vibration très-nette à droite; à gauche, au contraire, il y a absence de frémissement vibratoire et immobilité de la cage thoracique.

La résonnance de la voix est naturelle à droite, c'est-à-dire faible et diffuse. A gauche, elle est complétement nulle partout, en quelque point qu'on place l'oreille ou le stéthoscope. Aucun son, ni au sommet, ni à la base, ni en avant, ni en arrière; pas d'égophonie, pas de bronchophonie; silence absolu. Cependant, à l'angle de l'omoplate, de même qu'on y perçoit un bruit de souffle léger et obscur, de même aussi la voix retentit encore, mais faiblement et obscurément.

22 *mai* 1863. — Rien de saillant n'est survenu depuis l'année dernière. Le souffle bronchique est plus marqué dans la fosse sous-épineuse gauche.

Le pouls est resté à 120 pulsations; la respiration, à 22 inspirations par minute.

Hypertrophie du cœur. Impulsion forte et étendue. L'activité exagérée et permanente de l'organe a fini par amener l'excès de nutrition. Telle est la conséquence pathologique la plus importante à signaler.

20 *novembre* 1863. — Le rôle du poumon gauche continue d'être nul. Matité. Le souffle tubaire est plus développé à l'angle de l'omoplate. C'est le seul point où l'on constate un bruit respiratoire.

L'épanchement pleurétique, toujours considérable, a un peu diminué, à en juger par les signes révélateurs.

L'ampliation du côté gauche de la poitrine, comparé au droit, a peu varié. Conséquemment l'attitude penchée de la tête est restée la même.

A l'auscultation de la voix, rien ne se trouve changé depuis le 15 avril 1862. Seulement la bronchophonie sous-épineuse est plus distincte.

Le cœur est toujours refoulé à droite, mais moins comprimé. Son hypertrophie persiste. Impulsion superficielle et étendue;

matité plus complète à la place qu'il occupe. Palpitations faciles pendant la fatigue.

Le pouls ne donne plus que 100 pulsations, et la respiration 20 inspirations.

La gêne respiratoire a diminué. Il n'y a pas d'oppression habituelle, il y en a moins qu'autrefois dans l'exercice forcé. T... ne craint pas la marche; il redoute beaucoup moins l'ascension d'un terrain en pente. Il a repris depuis longtemps son métier de tonnelier, et accomplit son travail de la journée avec autant d'aisance et d'activité que ses autres camarades.

Il n'y a ni toux ni expectoration. Le poumon droit n'a cessé de bien fonctionner.

Appétit, digestions, nutrition, embonpoint, coloration de la peau, forces, sommeil, en parfait état.

La santé générale est excellente.

Mai 1864. — Même état très-satisfaisant. L'épanchement s'est encore réduit.

Réflexions. — L'observation précédente offre un double intérêt pathologique et thérapeutique.

En effet, sous le rapport pathologique, nous avons vu deux éruptions successives de tubercules, chez un individu où la phthisie était franchement héréditaire et bien confirmée. Elles sont constamment restées limitées au seul poumon gauche. La dernière, sous une forme aiguë très-grave, a abouti rapidement au ramollissement, à la formation de cavernes et à un état général menaçant, avec suffocation, fièvre hectique, cachexie, dépérissement, marasme.

Deux complications, presque constantes dans la phthisie aiguë, ont apparu : je veux parler de la pneumonie et surtout de la pleurésie. L'épanchement consécutif a produit, par son abondance et sa durée, des phénomènes très-remarquables : il a consommé l'œuvre de désorganisation déjà opérée par la tuberculisation et l'inflammation ; il a achevé ainsi d'abolir les fonctions du poumon malade. De là des modifications profondes dans la respiration et la circulation, dont l'accélération exagérée et permanente a amené finalement l'hypertrophie du cœur.

D'un autre côté, les résultats thérapeutiques ont été d'autant plus importants que la phthisie, arrivée à sa dernière période, s'est aggravée de la pleurésie, dont l'influence est généralement fatale sur sa marche.

L'action tonique névrosthénique et reconstituante de l'arsenic a été incontestable. Elle s'est révélée deux fois, avec sa netteté et sa rapidité ordinaires, soit contre les symptômes de la fièvre hectique, soit contre ceux de la cachexie.

Le médicament a rendu assez de puissance aux éléments sains encore survivants, pour résister à la ruine générale et pour se substituer peu à peu aux éléments morbides partout envahissants. En un mot, il a régénéré un organisme près de succomber.

A la vérité, dans un résultat aussi heureux, il faut tenir compte de l'espèce de phthisie. Comme produit d'hérédité, celle dont je m'occupe ici est assurément une phthisie arthritique. Or, cette variété renfermant un principe réparateur en vertu de l'antagonisme de ses deux facteurs, l'arthritisme et la tuberculose, est précisément une des plus accessibles aux ressources curatives. Ce fait, mis en lumière par M. Pidoux (1), est démontré par mon observation.

(1) De l'expérimentation des eaux minérales sur l'homme sain. *Voir* Union médicale, 1862, tome XIII, pages 435 et suivantes.

CHAPITRE VII.

ADMINISTRATION ET DOSES DE L'ARSENIC.—TOLÉRANCE CHEZ L'ADULTE.—TOLÉRANCE CHEZ L'ENFANT.—ACCIDENTS.—ACCUMULATION.—ÉLIMINATION.

Je ne m'étendrai pas longuement sur ces questions, déjà traitées, par d'autres médecins et par moi-même (1), à des points de vue différents ; je me bornerai à les envisager ici comme le complément de mon travail.

I.

ADMINISTRATION ET DOSES.

J'ai toujours employé l'acide arsénieux dissous dans l'eau en proportions variables ; j'adopte ordinairement la formule suivante :

Acide arsénieux,	20 centigrammes.
Eau distillée,	1 litre.

Faire bouillir dans un ballon en verre, pendant trente minutes, environ cent grammes d'eau avec l'arsenic. La dissolution opérée, ajouter le reste du liquide; agiter vivement de manière à obtenir un mélange complet.

Le médicament réunit ainsi tous les avantages possibles : préparation simple, pouvant, au besoin, être mêlée à du vin, du sucre ou toute autre substance ; administration commode par son absence de couleur, d'odeur et de saveur ; gradua-

(1) Union médicale, 1860, tome VI, page 535, et 1862, tome XV, page 132.

tion facile ; solution convenablement étendue ; absorption et action rapides ; tolérance parfaite.

Le dosage et le mode d'administration de l'arsenic sont subordonnés aux états pathologiques à combattre, aux effets à obtenir.

Or les lésions de l'innervation générale peuvent se présenter sous trois aspects principaux :

1° Tantôt on a affaire à un état franchement chronique, par sa durée et ses allures ; les accidents ont alors plus de profondeur que de violence ; l'atonie générale domine ; elle est seule ou bien associée à divers troubles du système nerveux. A cette première forme se rattache le groupe des maladies nerveuses envisagées comme diathèse ; le nervosisme et la chlorose lui appartiennent souvent ; beaucoup de névralgies et de névroses viscérales, l'adynamie et toutes les cachexies s'y rapportent encore.

2° Tantôt les désordres sont essentiellement aigus par leur intensité et la rapidité de leur marche. Tels sont : certaines névralgies, certaines névroses ; l'infection palustre récente avec toutes ses formes bénignes ou pernicieuses ; l'intermittence fébrile ou non fébrile surajoutée aux maladies aiguës, l'ataxie, qui les aggrave si souvent.

3° Tantôt enfin, et ce cas est le plus commun, on a devant soi un état pathologique mixte, des symptômes aigus entés sur la chronicité. Telles sont, dans la diathèse nerveuse, comme dans toute maladie chronique, ces explosions subites, ces recrudescences, ces manifestations aiguës qui éclatent au milieu d'une période de progrès lents, ou bien après une époque de calme et d'incubation ; tels sont encore ces accidents fébriles, douloureux, spasmodiques, etc., à type intermittent ou rémittent, qui apparaissent si fréquemment dans l'adynamie et les cachexies.

De ce triple point de vue pathologique découle toute la pratique de l'administration de l'arsenic.

Dans le premier cas, il faut traiter lentement, chroniquement la maladie, c'est-à-dire à faibles doses longtemps continuées. En conséquence, on prescrira, chez l'adulte, en deux ou trois fois dans la journée, cinquante grammes de solution, renfermant un centigramme d'acide arsénieux. Cette dose, essentiellement tonique et reconstituante, régularise l'action du système nerveux, stimule la nutrition et relève les forces générales. Ordinairement suffisante et bien tolérée, elle sera prise d'emblée et continuée sans augmentation. Quelquefois cependant j'ai dû tâtonner et commencer par 2 milligrammes, pour arriver à 6, 8 milligrammes au maximum. Mais je n'ai appliqué cette mesure exceptionnelle que sur des individus doués d'une sensibilité extrême, ou mal organisés pour la thérapeutique. Chez eux surtout, on se rappellera qu'il n'y a pas de dose absolue; que la meilleure est celle qui est le mieux supportée; que les doses minimes, comme les doses élevées, loin d'être proscrites ou employées arbitrairement, ont chacune leur opportunité. Ainsi ai-je vu de très-petites quantités d'acide arsénieux produire souvent des effets curatifs considérables, inattendus et pour ainsi dire disproportionnés.

Dans le second cas, on doit agir avec vigueur et promptitude; les doses s'élèveront à 15 milligrammes, 2, 3, 4, 5... centigrammes par jour. En général, 2 centigrammes me suffisent; exceptionnellement je monte à 3, plus rarement à 4 ou 5 centigrammes. Ces doses seront prises en trois ou quatre fois au moins, de façon que la dernière, s'il y a intermittence ou rémittence régulière, soit avalée cinq, quatre, trois heures avant l'accès à venir; si la périodicité fait défaut, cette dernière règle n'est pas applicable; seulement on y viendra dès que l'arsenic aura régularisé le retour des paroxysmes. Le moment de la plus grande intensité des symptômes étant le plus favorable à l'administration des doses élevées, on commencera d'emblée par les quantités nécessaires, ou bien on pourra tâter d'abord la susceptibilité du malade avec des doses moyennes, que l'on augmentera rapidement. Si le danger presse, dans un accès pernicieux, par exemple, on débutera par 4, 5 centigrammes; on agira sans hésitation, dût-on s'exposer à quelques phénomènes d'intolérance légers et bien secondaires, à côté des redoutables accidents que l'on a à combattre. Bien entendu, en forçant la dose, on insistera sur le fractionnement; c'est de rigueur. La décroissance des symptômes sera immédiatement suivie de la décroissance des doses élevées, celles-ci devenant inutiles et bientôt mal tolérées.

Dans le troisième cas, on combine les deux méthodes précédentes : ainsi on attaque d'abord les accidents aigus par l'administration de 15 milligrammes, 2, 3, 4, 5... centigrammes, et dès qu'ils sont dissipés, on tombe à un centigramme, dose appropriée à la chronicité.

Ces règles générales comportent quelques variations. Tel est, par exemple, le cas où la maladie a pour caractères simultanés l'intensité, la durée et une résistance naturelle aux efforts de la thérapeutique : ici, j'ai surtout en vue la chorée, certaines névroses viscérales, l'ataxie locomotrice progressive, une forme d'hystéro-épilepsie à accès rapprochés et longtemps répétés, etc. On commence alors par une faible dose, 5 milligrammes ou un centigramme, et tous les quatre, six, huit... jours, suivant les effets obtenus, on augmente progressivement d'une semblable quantité. De cette manière, on se ménage tous les avantages d'un long traitement, et l'on peut arriver au maximum des doses thérapeutiques sans jamais forcer la tolérance, ni atteindre à l'accoutumance. Si, au contraire, on hésite, si on s'arrête à un dosage insuffisant, la maladie, simplement améliorée, reste stationnaire, bénéficiant incomplétement de la médication arsenicale.

La durée du traitement est soumise à la nature, à l'ancienneté et la ténacité de la maladie.

Ainsi, dans une fièvre ou une névralgie récentes et périodiques, les accès étant supprimés de bonne heure, souvent à la première dose, le traitement sera très-court et durera quelques jours après.

Au contraire, il devra se prolonger longtemps, pendant une série de semaines ou de mois, si l'on a à combattre un état pathologique invétéré et rebelle, comme la diathèse nerveuse, le nervosisme, la chlorose, certaines névralgies, beaucoup de névroses viscérales, l'asthme, l'angine de poitrine, l'hystérie, l'épilepsie, les cachexies, etc. Dans ce cas, je procède de la manière suivante : j'ordonne l'arsenic d'abord pendant un mois et demi ou deux mois ; puis j'interromps quinze, vingt, trente jours, pour revenir au médicament pendant un ou deux mois ; j'alterne ainsi jusqu'à ce que les symptômes soient suffisamment modifiés ou éteints.

Entre ces situations extrêmes, il y a, on le comprend, des degrés infinis, imprimant au traitement des variations elles-mêmes très-nombreuses.

Quand la maladie est irrégulière dans sa marche, ses intermittences et ses retours, il est impossible de fixer d'avance le moment convenable pour interrompre ou reprendre l'arsenic : cela dépend de l'accoutumance et des résultats thérapeutiques déjà obtenus.

Quand la périodicité est tranchée, on tiendra compte de ce caractère important. J'ai vu, en effet, des accès de névralgie, de migraine, de fièvre nerveuse, des attaques d'asthme, d'angine de poitrine, de gastralgie, se renouveler régulièrement tous les huit, quinze, vingt, trente jours, tous les six mois, toutes les années à époques, à peu près fixes. En pareille circonstance, j'agis de deux manières différentes : 1° si les accès ont une ancienneté et une durée moyenne, je fais prendre le maximum de la dose thérapeutique, c'est-à-dire 15 milligrammes, 2, 3, 4, 5... centigrammes peu de jours avant le paroxysme attendu et peu de jours après. Pendant l'intermission, je suspends complétement le remède, ou bien je le réduis à un centigramme, en cas de mobilité nerveuse habituelle, d'atonie générale, d'anémie, d'adynamie, de cachexie. En approchant de l'époque paroxystique suivante, je reviens aux doses élevées, puis j'interromps de nouveau, et ainsi de suite jusqu'à extinction des accidents. — 2° Si les attaques sont anciennes, rebelles et prolongées, si l'intermission dure plusieurs mois, je commence le traitement quinze, vingt, trente jours avant le retour présumé des accès, et je continue pendant un, deux ou trois mois. Après cela, j'arrête et reprends encore la médication jusqu'à ce qu'elle ait donné tous les résultats curatifs possibles.

Telles sont les règles générales qui doivent diriger l'administration de l'arsenic dans la forme aiguë et surtout dans la forme chronique des maladies. Qu'on s'en pénètre bien; qu'on s'habitue à combiner les doses avec intelligence, à les interrompre et les ménager avec sagacité; qu'on sache tout le parti qu'on peut tirer des traitements successifs et convenablement gradués, et, dans un groupe considérable d'affections récentes ou invétérées et rebelles, la médication arsenicale deviendra une ressource de premier ordre, un levier tout-puissant pour le médecin.

II.

TOLÉRANCE CHEZ L'ADULTE.

Mais si l'on veut administrer l'arsenic avec sûreté, il faut suivre rigoureusement les lois de la tolérance ; le médecin doit les avoir toujours présentes à l'esprit ; je les rappellerai en deux mots :

1° La tolérance de l'organisme pour l'arsenic est proportionnelle à l'intensité de la maladie. Elle décroît avec la diminution et la disparition de celle-ci. D'où cette conséquence : commencer le traitement par les plus fortes doses et diminuer progressivement ;

2° Employer une solution arsenicale suffisamment étendue d'eau ;

3° L'économie tolère des doses d'autant plus élevées qu'on insiste davantage sur le fractionnement ;

4° Celui-ci peut s'effectuer de deux manières, soit en prescrivant chaque fois de très-petites quantités d'arsenic, soit, comme je l'ai prouvé, en donnant des quantités plus grandes, mais alors en étendant d'autant plus la solution que l'on concentre davantage les doses du médicament (1). Très-utile en cas d'urgence, ce dernier procédé permet d'administrer, toutes les heures, 10, 12 et même 13 milligrammes d'acide arsénieux, jusqu'à concurrence de 5 centigrammes au moins.

A quelles doses s'arrête la tolérance? Leurs limites sont assujetties à la nature, à l'intensité, à l'ancienneté de la maladie, aux aptitudes et aux susceptibilités individuelles. Ici donc rien d'absolu.

La tolérance pour l'arsenic s'établit facilement, d'emblée ; bien dirigée, elle dure longtemps, des mois entiers à peu près indéfiniment.

Cette précieuse qualité en fait un médicament des plus commodes et des plus innocents. Et si on le compare à une foule d'agents d'un usage plus vulgaire, l'avantage est, sous ce rapport, tout entier de son côté : en d'autres termes, il est beaucoup mieux supporté que la plupart d'entre eux. Ainsi l'opium, la belladone, l'aconit, la digitale, les antispasmodiques, le mercure, l'iode, l'huile de foie de morue, le fer, le quinquina, le sulfate de quinine, etc., etc., sont bien plus fréquemment accompagnés de ces phénomènes d'intolérance qui, sans être dangereux, exigent la suspension momentanée ou définitive du traitement et gênent, dans tous les cas, l'action du médecin. En général, ces derniers remèdes s'adaptent moins bien à tous les tempéraments et à toutes les idiosyncrasies : on en a surtout la preuve chez ces personnes irritables, ces femmes nerveuses.

(1) Union médicale 1862, tome XV, p. 136 et 137.

toujours si mal abordées par la thérapeutique. Tandis qu'elles ne manquent pas de recevoir les fâcheux effets de presque tous les médicaments, l'arsenic, au contraire, a seul l'avantage d'être longtemps toléré, de produire des résultats satisfaisants, de rester même comme unique ressource entre les mains du médecin.

J'ai employé l'acide arsénieux un nombre infini de fois sur des individus de tout âge, depuis deux mois jusqu'à soixante-dix ans, de tout sexe, de tout tempérament, de toute constitution; sur des sujets nerveux, lymphatiques, bilieux, sanguins, pléthoriques, faibles ou vigoureux ; dans toutes les conditions physiologiques ou pathologiques possibles, pendant la dentition, la puberté, l'âge adulte, à toutes les périodes de la grossesse, de la puerpéralité, de l'allaitement, de la ménopause; dans les maladies nerveuses de toute espèce, récentes ou anciennes, dans les névralgies, les névroses, la névrose palustre régulière ou larvée, fébrile ou non fébrile, simple ou pernicieuse ; dans les maladies aiguës, fièvres ou phlegmasies, dans la fièvre typhoïde, les fièvres éruptives, la fièvre bilieuse ; le rhumatisme articulaire aigu ; la grippe ; la coqueluche ; la bronchite ; la pneumonie, la méningite, la péritonite, l'érysipèle ; dans les maladies chroniques, à diverses périodes, dans les cachexies avec fièvre hectique, consomption, marasme ; dans les affections cutanées, etc. Or voici à quelles conclusions je suis arrivé: non-seulement l'arsenic n'est pas nuisible et ne cause pas des accidents d'intolérance insolite, mais, au contraire, il est parfaitement supporté, sinon dans l'universalité, du moins dans l'immense majorité des cas. Loin de le redouter, loin de le rejeter, on doit, dès qu'il est indiqué, l'appliquer sans hésiter et sans craindre l'intolérance qui, toujours exempte d'inconvénients sérieux, est bien plus rare avec lui qu'avec tout autre médicament. Telle est ma conviction : appuyée sur une sévère observation, sur une expérimentation très-étendue, elle est d'autant plus ferme que mon attention, toujours vigilante, était encore excitée par la recherche des dangers si complaisamment signalés par beaucoup de médecins.

Je n'ai jamais vu d'accidents réels après l'administration de l'arsenic ; je n'ai rencontré que des phénomènes d'intolérance bien rares, à côté des nombreux traitements que j'ai prescrits. Toujours bénins et éphémères, ils cessaient dès qu'on diminuait les doses ou qu'on interrompait la médication. Je dois même le dire, le plus souvent ils ont été causés par la négligence des malades, par la transgression des lois de la tolérance. Ils ont été constitués par des nausées, des vomissements, des cuissons, des tiraillements épigastriques, des coliques, de la diarrhée, par la conjonctivite et la saveur métallique.

Les nausées ont été beaucoup plus fréquentes que les autres accidents. Très-souvent isolées, elles sont toujours un signe préliminaire très-utile, indiquant la nécessité de diminuer ou d'interrompre bientôt le dosage ; sans cela, elles deviendraient de plus en plus fatigantes, et finiraient par amener le dégoût, les vomissements, la diarrhée, etc. Je dois rappeler qu'en général on avalera la solution arsenicale loin des repas, à moins de doses inférieures à un centigramme ; au-dessus de cette quantité, le précepte sera rigoureusement appliqué, sous peine de troubler les digestions. Cette précaution élémentaire est indispensable pour assurer la tolérance.

J'ai observé deux fois la conjonctivite arsenicale sur des malades depuis longtemps atteints, l'un d'herpétisme et l'autre de cachexie nerveuse. Dans les deux cas, les symptômes de la phlegmasie oculaire, légers et rapidement dissipés, n'eurent pour tout inconvénient que de nécessiter l'interruption momentanée de la médication.

J'ai rencontré quatre fois le dernier phénomène. (*Voir* obs. X, XV, XXII et LXXXVI.) Il consiste dans une saveur métallique cuivrée que les malades finissent par trouver à la solution arsenicale si complétement insipide. Ce symptôme, dès qu'il apparaît, va en augmentant à chaque nouvelle dose du remède, au point de déterminer une répugnance invincible; et, si on continue l'arsenic, il est bientôt suivi de nausées, puis de vomissements et de diarrhée. La saveur métallique ne s'est guère montrée que sur des personnes très-nerveuses, à la suite d'un traitement prolongé et après la manifestation des effets curatifs. Je la regarde comme un signe d'intolérance tardive, tandis que la conjonctivite et surtout les troubles digestifs sont plutôt des signes d'intolérance primitive, apparaissant de bonne heure, ou pendant l'administration des doses élevées. La saveur métallique cesse dès qu'on suspend l'acide arsénieux ; d'ailleurs elle n'empêche pas les individus de devenir aptes à recommencer le traitement au bout de dix, vingt, trente, quarante jours. Dans un seul cas pourtant (obs. XXII), j'ai vu ce signe d'intolérance se renouveler deux ans après, lorsqu'on essayait de reprendre l'arsenic.

III.

TOLÉRANCE CHEZ L'ENFANT.

L'enfance a le privilége de supporter l'arsenic mieux encore que l'âge adulte. Ce fait m'avait frappé dès mes premiers essais ; depuis, il s'est toujours confirmé sous mes yeux.

La question de la tolérance arsenicale, dans le jeune âge, m'a beaucoup occupé. J'ai pu la juger définitivement par le long usage que j'ai fait de la médication dans la première et dans la seconde enfance.

Depuis plusieurs années j'emploie à peu près exclusivement l'arsenic dans les fièvres intermittentes simples ou graves ; trois fois je l'ai prescrit contre des accès pernicieux sur des enfants de cinq à dix ans (1); je l'ai ordonné dans le cours ou la convalescence des fièvres typhoïdes, de la rougeole, de la scarlatine, dans les convulsions de la méningite cérébrale, dans les paroxysmes fébriles de la grippe, dans la coqueluche, dans l'éclampsie essentielle, dans la chorée, dans quelques autres affections spasmodiques de l'enfance, dans la cachexie scrofuleuse, etc., etc.; eh bien! jamais, quels que fussent l'âge et la constitution des sujets, je n'ai vu survenir d'intolérance, sauf une seule fois, chez un garçon de dix ans, atteint de fièvre intermittente quotidienne : l'enfant, par la faute des parents, avala 2 centigrammes d'acide arsénieux, au lieu de 1 centigramme que j'avais ordonné ; il y eut un vomissement ; la fièvre ne reparut plus.

Cette aptitude qu'ont les enfants de tout âge pour la médication arsenicale est très-utile dans la pratique. Elle est si certaine et si constante, qu'il n'y a pas d'inconvénient, la maladie étant la même, de prescrire chez eux des quantités de médicament relativement plus élevées que celles de l'adulte : c'est ainsi que je puis habituellement leur faire prendre, sans le moindre effet toxique, des doses proportionnelles plus fortes de un quart, un tiers, un demi, trois quarts.

Je pourrais appuyer cette opinion sur de très-nombreux faits cliniques tirés de mes notes. Pour ne citer que des exemples déjà connus du lecteur, je me bornerai à renvoyer aux observations LIII, LVIII, LIX, LX, LXI, LXXVII, LXXVIII, LXXIX. Dans presque tous ces cas, l'arsenic a été administré à plus hautes doses que je ne l'aurais fait chez l'adulte, et toujours il a été bien supporté.

Maintenant, si, outre le bénéfice d'une tolérance parfaite, on se rappelle que la solution arsenicale est absorbée et agit plus promptement chez les jeunes sujets ; si on joint à cela l'absence de couleur, d'odeur et de saveur, la commodité

(1) *Voir* plus haut la note de la page 199.

d'administration, l'efficacité naturelle du médicament, on verra combien j'ai raison, toutes les fois que l'occasion se présente, d'insister sur les avantages de l'arsenic, et de chercher à vulgariser son usage dans la médecine de l'enfance (1).

IV.

ACCIDENTS.

Presque toujours mal jugée, la question des accidents produits par l'arsenic a été souvent tranchée par des hommes qui n'avaient jamais expérimenté le médicament ou qui l'avaient essayé à peine. Tout le monde connaît les injustes déclamations, les attaques violentes dont il a été l'objet, dans le courant du siècle dernier et au commencement de celui-ci : l'animosité de ses détracteurs n'a-t-elle pas été jusqu'à le faire proscrire de l'usage médical sous des peines sévères ! Aujourd'hui la prévention est loin de revêtir ce caractère passionné, mais trop souvent encore elle se traduit par de timides hésitations et des craintes chimériques.

A la vérité, les effets toxiques de l'arsenic, soit aigus, soit chroniques, sont très-nombreux et ont fréquemment une gravité extrême. On va en juger. Ainsi : gastro-entérite légère ou violente, passagère ou permanente, nausées, vomissements, douleurs d'estomac, diarrhée, coliques ; coryza ; saveur métallique ; stomatite, salivation, angine, toux, oppression, dyspnée ; bronchite, pneumonie ; démangeaisons, éruptions cutanées diverses, ulcères de la peau, chute des cheveux et des ongles ; sidération du système nerveux, céphalalgie, névralgies, douleurs rhumatismales, raideurs musculaires, tremblement, convulsions, paralysies des membres, paraplégie, émaciation, faiblesse, cachexie, fiè-

(1) Union médicale, 1860, tome VI, page 566, et 1862, tome XV, page 70.

vre hectique ; consomption, et peut-être phthisie, d'après M. Imbert Gourbeyre (1) : tel est le tableau nullement chargé de l'intoxication arsenicale.

Mais, dans cette longue énumération, il y a tout d'abord une distinction capitale à établir : c'est que presque toujours les accidents ont été le résultat d'un empoisonnement. En effet, dans l'immense majorité des cas, on les a observés à la suite de tentatives criminelles, ou bien sur des personnes habitant des chambres peintes au vert arsenical, sur des individus occupés à la fabrication des papiers peints et des fleurs artificielles, enfin, et plus souvent, sur les ouvriers employés aux mines arsenifères : aussi leur étude appartient-elle moins à la pathologie ordinaire qu'à la toxicologie, l'hygiène publique et la médecine professionnelle.

Cette élimination réduit considérablement la liste des accidents produits par la médication arsenicale. Et non-seulement ils sont très-rares, mais ils sont encore remarquables par leur bénignité et leur courte durée. Caractérisés simplement par les signes d'intolérance dont j'ai parlé tantôt, et de plus par le coryza, la salivation, l'oppression, la bronchite, le prurit, quelques éruptions cutanées, la céphalalgie, ces symptômes ont toujours été légers, très-fugaces et se sont rapidement dissipés dès que le traitement a été interrompu. Au contraire, les accidents graves, persistants, dangereux, mortels, n'ont jamais été observés que sur des gens empoisonnés, ou des individus habituellement exposés aux émanations arsenicales ; tels sont : les vomissements et la diarrhée intenses ou chroniques, les éruptions et les ulcères cutanés rebelles, les douleurs rhumatismales, les névralgies, et en particulier les bronchites généralisées, les pneumonies, la sidération nerveuse, les

(1) Études sur quelques symptômes de l'arsenic, page 29. Mémoire extrait de la Gazette médicale de Paris, 1862. On y trouvera de très-intéressantes recherches sur les accidents arsenicaux.

raideurs, le tremblement, les convulsions, les paralysies, la cachexie, la consomption, la fièvre hectique, et enfin la phthisie arsenicale, si elle existe réellement.

V.

ACCUMULATION. — ÉLIMINATION.

On a reproché à l'arsenic employé curativement « son élimination très-lente, son accumulation dans les organes parenchymateux, le foie, les poumons, etc., » et, conséquemment, on lui a attribué la production « d'accidents formidables. » Cette accusation dont j'ai cherché en vain les preuves, formulée par deux esprits très-distingués, Aran (1) et M. Moutard-Martin (2), semble reposer plutôt sur des affirmations générales que sur des faits précis.

Quoique M. Sistach (3), appuyé sur les données de la chimie et de la clinique, ait déjà victorieusement réfuté cette opinion, on me permettra d'ajouter ici quelques réflexions et de donner mon témoignage personnel.

MM. Chatin et L. Orfila, dans leurs savantes recherches sur l'élimination des poisons en général, et de l'arsenic en particulier, sont parvenus à résoudre à peu près complétement le problème. J'extrais de leurs travaux les principales conclusions qui touchent directement à mon sujet.

Parmi les substances dont l'élimination a été spécialement étudiée, l'arsenic seul avec le mercure est assez promptement éliminé. Les autres, l'émétique, le plomb, le

(1) Union médicale, 1859, tome II, page 20.

(2) Union médicale, 1859, tome II, page 351.

(3) Sistach, Emploi des préparations arsenicales dans le traitement des fièvres intermittentes, page 57; Mémoire extrait de la Gazette médicale de Paris, 1861.

cuivre, l'argent, s'éliminent au contraire très-lentement (1).

Ainsi, chez les chiens, l'élimination de l'arsenic est complétement terminée, douze jours après l'administration de l'acide arsénieux.

Le mercure, après l'administration du sublimé corrosif, ne reste pas un mois.

L'antimoine, donné à l'état d'émétique, séjourne dans les tissus plus de quatre mois.

L'argent a été trouvé cinq mois après l'administration de l'azotate d'argent; mais il n'a pu être décelé au bout de sept mois.

Le plomb et le cuivre introduits, le premier à l'état d'acétate, le second à l'état de sulfate, existent encore dans les organes au bout de huit mois.

Un composé vénéneux peut exister dans les organes d'un animal sans aucun trouble apparent de la santé.

Chez l'homme, l'époque de l'élimination définitive de l'arsenic n'est pas encore rigoureusement fixée, parce qu'on n'est pas libre, chez lui, comme chez les animaux, de rechercher à volonté, à quelque moment que ce soit, la trace des poisons ou des médicaments dans les organes.

Toutefois on est arrivé sur ce point à des probabilités à peu près égales à la certitude. Voici comment M. L. Orfila a résolu la question :

La promptitude de l'élimination est, chez les divers animaux, en raison inverse de la faculté de résister au poison (Chatin).

Or il est admis en toxicologie : 1° que cette faculté diffère peu chez l'homme et chez le chien (2) ; 2° que l'action exercée par les substances toxiques est semblable sur l'un et sur l'autre (3).

(1) L. Orfila, Leçons de toxicologie professées à la faculté de médecine de Paris; Gazette des hôpitaux, 1857, page 150.

(2) L. Orfila, Leçons de toxicologie, idem, page 150.

(3) Idem, page 215.

L'élimination de l'arsenic devrait donc s'opérer en douze jours, chez le premier, comme chez le second. Mais telle n'est pas la conséquence qu'a voulu tirer M. L. Orfila. Admettant au contraire que cette élimination s'effectue, chez le chien, trois fois plus vite que chez l'homme, écartant même, par ce calcul exagéré, toute chance d'erreur, il arrive à cette conclusion que l'acide arsénieux doit être éliminé, chez ce dernier, du trentième au trente-cinquième jour.

Maintenant, si on ajoute à ce résultat que l'arsenic s'élimine, chez l'homme, à la fois par la peau, la muqueuse intestinale (Chatin) et surtout par les urines (L. Orfila), on aura des notions aussi exactes que possible sur son élimination : on aura la preuve qu'il est rapidement éliminé, et qu'en attendant il peut séjourner sans danger dans nos organes.

Enfin, je terminerai par cette déclaration, à laquelle on ne refusera pas, j'espère, une certaine valeur : j'ai administré l'acide arsénieux à toutes les doses thérapeutiques possibles, dans les conditions individuelles, physiologiques ou pathologiques les plus variées; très-souvent j'ai fait subir des traitements de deux et trois mois consécutifs, renouvelés plusieurs fois dans l'espace d'un ou deux ans; j'ai tous les jours sous les yeux les nombreux malades soumis par moi à la médication arsenicale depuis quatre, six et huit ans ; j'ai apporté le plus grand soin à vérifier la question que j'examine en ce moment : or, malgré toute mon attention, malgré une impartialité scrupuleuse, je n'ai jamais vu ces accidents redoutables attribués, trop gratuitement sans doute, à la lente élimination de l'arsenic et à son accumulation dans nos organes. A part les signes d'intolérance que j'ai indiqués précédemment, phénomènes bénins et tout à fait éphémères survenus au moment du traitement, jamais, soit primitivement, soit consécutivement, je n'ai rencontré la moindre altération organique imputable à la médication; toujours au contraire s'est confirmée la preuve de ses bons effets. L'innocuité de l'arsenic, en thérapeutique, est donc un fait parfaitement démontré ; pour moi, je n'ai plus de doutes à cet égard, heureux si ma conviction est partagée, et si mes efforts contribuent à répandre l'usage d'un moyen curatif si puissant !

FIN.

TABLE

DES MATIÈRES.

INTRODUCTION.

Pages.

CHAPITRE PREMIER.

ARSENIC DANS L'ÉTAT NERVEUX.

CHAPITRE II.

ARSENIC DANS LA CHLOROSE.

Pages.

Pages.

CHAPITRE III.

ARSENIC DANS LES NÉVRALGIES ET LES NÉVROSES PARTICULIÈRES.

CHAPITRE IV.

ARSENIC DANS L'ADYNAMIE LIÉE A LA CONVALESCENCE DES MALADIES AIGUES.

CHAPITRE V.

ARSENIC DANS L'ATAXIE SURVENANT PENDANT LE COURS DES MALADIES AIGUES FÉBRILES.

Pages.

CHAPITRE VI.

ARSENIC DANS LA CACHEXIE DES MALADIES CHRONIQUES.

CHAPITRE VII.

FIN DE LA TABLE DES MATIÈRES.

Poitiers. — Typ. de A. Dupré.

www.ingramcontent.com/pod-product-compliance
Ingram Content Group UK Ltd.
Pitfield, Milton Keynes, MK11 3LW, UK
UKHW020111200726
13856UKWH00002B/483

9 782011 782335